KB267288

당신이 놓친
**하루 192번의
다이어트 기회를**
찾아드립니다

이연의 **꿀바디** 프로젝트

세계적인 피트니스 대회에서 1위를 휩쓴 바디스타일리스트의 제안
눈뜨면서부터 잠들 때까지, **생활이 곧 다이어트다!**

이연 지음

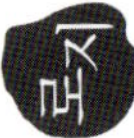

C O N T E N T S

매분이 다이어트의 기회
오늘, 나는 무엇을 했을까?

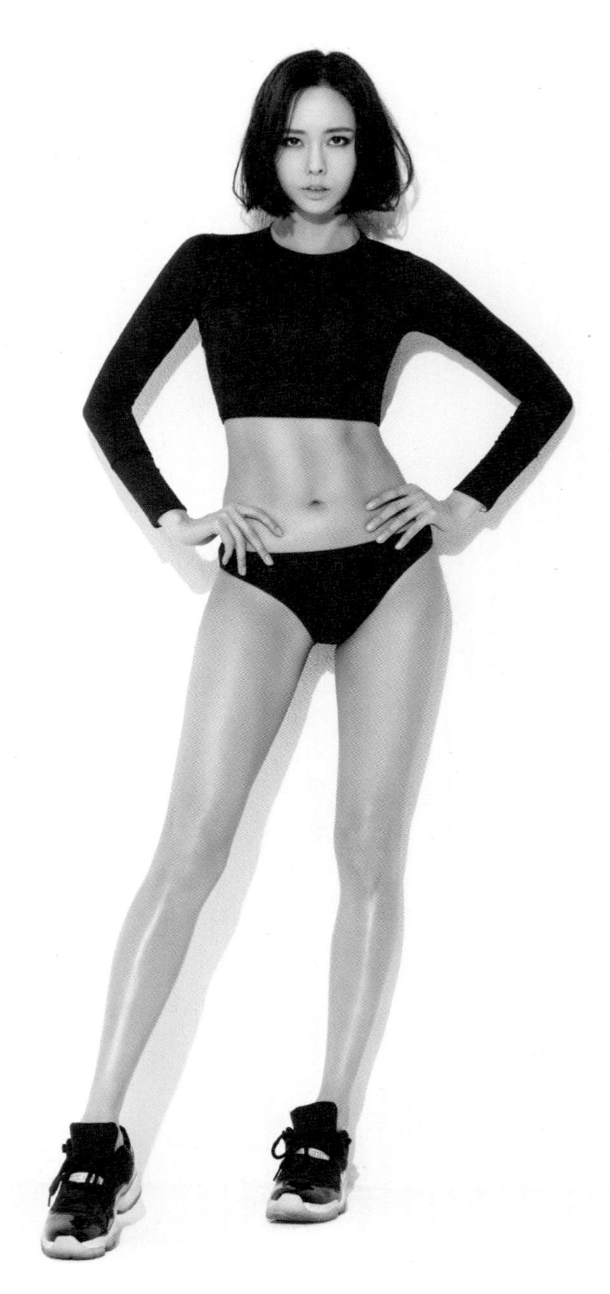

"내일부턴 운동을 시작해서 한 달 안에 꼭 5kg를 빼겠어."

몇 달 전부터 미뤄오던 각오가 다시금 흔들릴까, 굳게 다짐합니다. 하지만 다음날, 회사에서 갑자기 회식이 잡혔어요(친구가 불러내서, 엄마가 요리를 해서, 야식을 하게 돼서, 이유는 얼마든지 차고 넘칩니다). 어쩔 수 없이 내일은 다시 다음날이 됩니다. 다음날은 또 그 다음날이 되죠. 내가 다짐했던, 다짐한 내일은 결코 오지 않아요.

많은 사람들이 제게 묻습니다.

"살은 어떻게 뺄 수 있나요?"
"식단은 어떻게 짜야 하나요?"
"운동은 어떻게 해야 되죠?"
"이연 씨처럼 그런 몸매는 어떻게 만들 수 있나요?"

이 질문을 모두 모아 하나로 만든다면 다음과 같지 않을까요?

"어떻게 하면 쉽고, 편안하게 살을 뺄 수 있을까요?"

사실 굳이 답하지 않아도 정답은 모두가 알고 있을 거예요. 혹시나 쉬운 방법은 없는지, 빨리 가는 방법은 없는지, 편하게 할 수는 없는지 확인하고 싶어 물어보는 걸 거예요. 하지만 답은 '역시' 나입니다.

다이어트는 정상을 향해 오르는 '등산'과 같아요. 한 걸음 한 걸음 직접 걸어서 올라야 하죠. 모두가 에스컬레이터나 케이블, 차로 가는 방법을 원하지만, 그런 방법은 없습니다. 아니, 방법이 있다고 해도 반드시 부작용이 생기게 마련이에요. 그렇기 때문에 다이어트는 '일주일 안에 3kg을 뺄 거야', '한 달 동안 10kg을 빼고 말 거야'라는, 도달하기 힘든 미래의 목표보다는 오히려 오늘 하루를 어떻게 보냈는지에 초점을 맞추는 것이 더 적절합니다. 간식을 먹지는 않았는지, 물은 적당량 마셨는지, 식사 조절은 잘했는지, 얼마나 움직였는지, 푸드 다이어리는 썼는지 등등 거시적인 관점에서가 아니라 미시적인 관점에서 현미경을 들이대어 살펴보고, 반성하고, 다이어트 생활 행동 리스트에 적혀 있는 사항을 하나하나 체크하며 사는 거예요. 오늘 하루, 무엇을 했느냐에 따라 일주일 뒤, 한 달 뒤, 석 달 뒤 내 모습은 바뀌어져 있을 겁니다.

우리에겐 하루 동안에도 수많은 기회가 있습니다. 하루 5분마다 몸을 움직일 기회가 있고, 하루 활동시간을 16시간이라고 봤을 때 192번의 다이어트 기회가 있는 거죠. 그걸 모르고 계속 놓치고 있을 따름입니다.

밥을 먹고, 일을 하고, 친구를 만나고… 우리는 계속해서 움직입니다. 일상생활에서 생기는 그 틈과 틈 사이를 그냥 지나치지 마세요. 아침에 눈을 떠서 밤에 잠이 들 때까지 시간이 날 때마다, 생각이 날 때마다, 기회가 있을 때마다 끊임없이 움직이며 몸을 괴롭(?)혀보세요.

《이연의 꿀바디 프로젝트》에서는 오늘 하루, 나 자신에게 주어진 수많은 기회를 놓치지 않고 포착하는 방법을 알려드립니다. 시간이 없다, 돈이 없다, 어렵다, 모르겠다, 이 모든 변명이 한방에 날아갈 거라고 믿어요.

열정이 없으면 결코 연애도 할 수 없는 것처럼 자신의 몸도 사랑하지 않으면 스스로 컨트롤할 수 없는 상태로 변해버리고 말아요. 결국 다이어트란 몸에 대한 열정을 끊임없이 되새기는 과정이에요. 다이어트에 성공하기 위해서는 먼저 나, 내 몸을 사랑해야 합니다. 그래야 힘들어도 과정을 즐길 수 있어요. 포기하지 않고 끝까지 나아갈 수 있습니다.

물론 처음에는 어떻게 해야 할지 난감할 수 있어요. 어디에 집중해야 할지, 어떤 것이 바른 방법인지 몰라 당황스러울 수 있어요. 하지만 중요한 것은 포기하지 않는 거예요.

건강함이 곧 멋이고, 섹시함입니다. 건강한 몸이 당당한 자신감과 아름다운 삶에 좀더 가깝게 다가가게 할 거예요. 그동안 멀리했던 일이라 두렵겠지만, 다시 시작하기 어렵겠지만, 제가 여러분 곁에서 차근차근 방법을 알려드릴게요. 응원하고 격려하겠습니다. 그러니 오늘 약간 실수했더라도 포기하지 말고, 좌절하지 말고, 오뚝이처럼 발딱 일어나세요. 다시 시작하는 힘, 그것이 여러분을 아름다움으로 인도할 것입니다.

이연

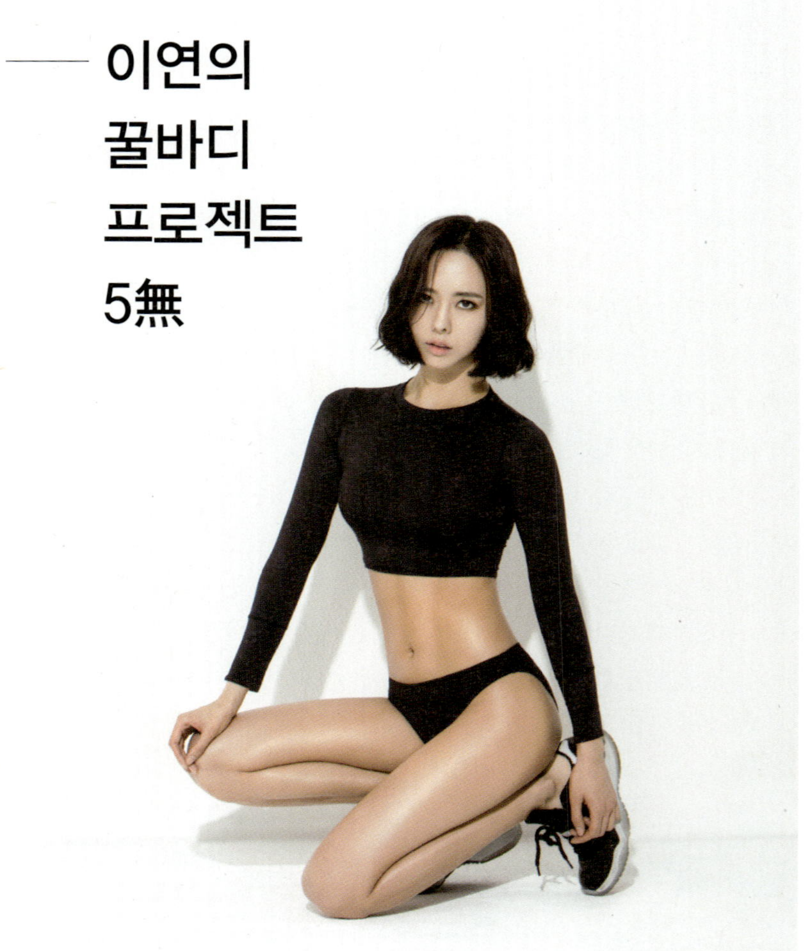
─── 이연의
꿀바디
프로젝트
5無

운동 도구, 필요 **없다**

덤벨, 러닝머신…. 이런 전문 운동 도구는 준비하지 않아도 좋습니다. 도구 준비하느라 시간 낭비, 돈 낭비할 필요 없어요.

시간, 따로 낼 필요가 **없다**

아침 운동이 좋아요? 저녁 운동이 좋아요? 따질 필요 없어요. 시간을 따로 낼 필요도 없어요. 길을 오가며, 멍 때리고 있을 때, 누군가를 기다릴 때, 사이사이 남는 자투리 시간을 이용하면 됩니다. 1~2분이면 충분해요.

어려운 동작, **없다**

생활하면서 틈틈이 하는 운동이라 큰 동작이 없어요. 어려운 동작도 없어요. 태어나서 운동이 처음이라고 하는 초보도, 체력이 평균 바닥을 헤매는 사람도 충분히 따라 할 수 있어요.

칼로리 고민, 필요 **없다**

식단은 어떻게 하나요? 당연히 물어볼 거라고 생각했어요. 정말 쉽게 식단 짜는 법을 알려드릴게요. 너무 쉬워 피식 웃음이 나올지도 몰라요.

다이어트 실패, 있을 수 **없다**

'정말 이렇게 해도 돼?' 하고 의심할 수 있지만 정신 건강에 좋지 않아요. 이대로만 한다면 다이어트 실패란 결코 있을 수 없어요. 수많은 성공 사례를 직접 보고 경험했거든요. '믿음=다이어트 성공'을 보장합니다.

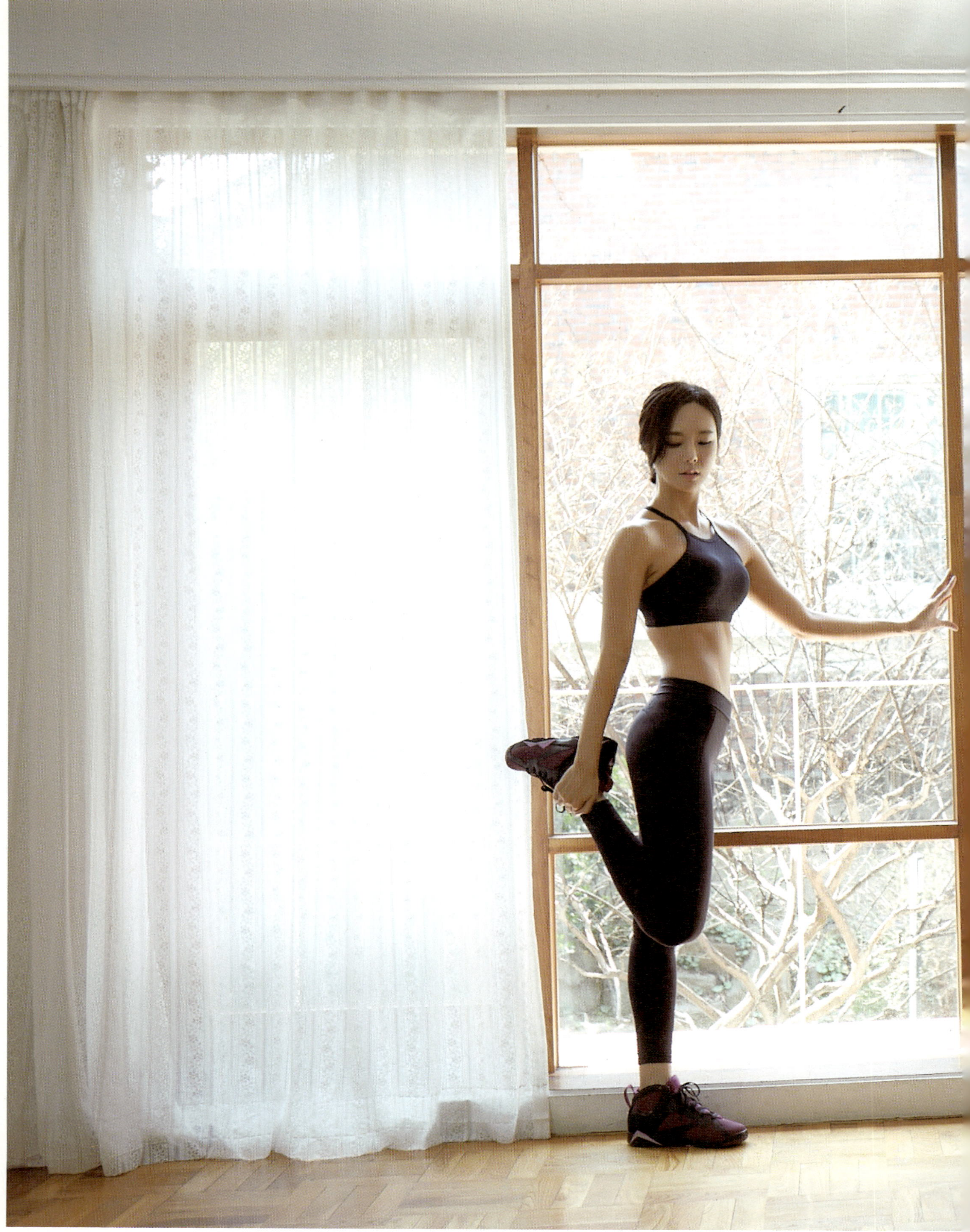

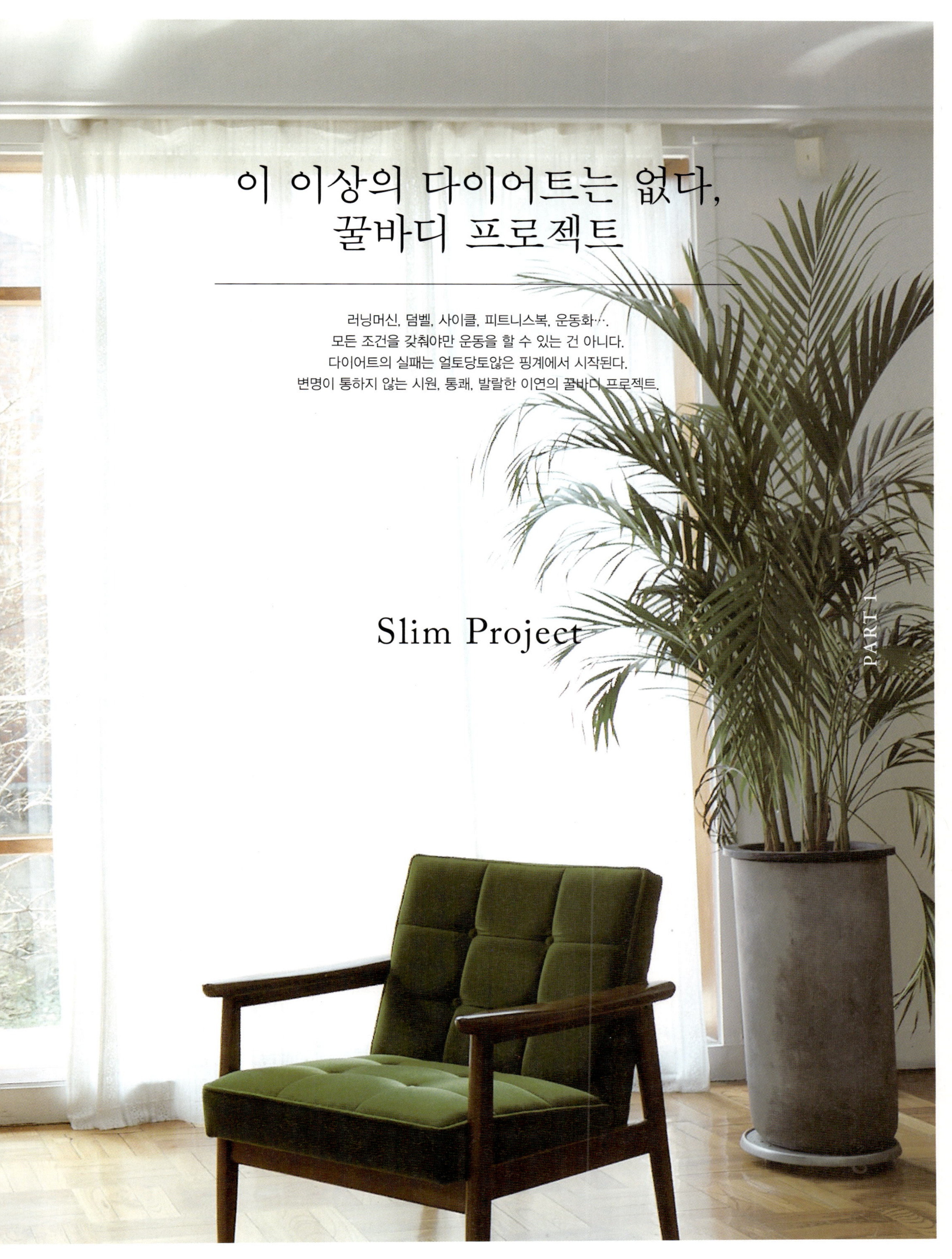
이 이상의 다이어트는 없다,
꿀바디 프로젝트

러닝머신, 덤벨, 사이클, 피트니스복, 운동화….
모든 조건을 갖춰야만 운동을 할 수 있는 건 아니다.
다이어트의 실패는 얼토당토않은 핑계에서 시작된다.
변명이 통하지 않는 시원, 통쾌, 발랄한 이연의 꿀바디 프로젝트.

Slim Project

PART 1

다이어트와의 밀당은 그만

'저주받은 몸', '저주받은 하체', '저주받은 허리살'…

자신의 몸에 저주를 퍼붓는 사람이 정말 많죠? 보통은 우스갯소리로 웃어넘기지만, 곱씹어보면 섬뜩하고 불편한 농담이에요. 솔직히 조각상처럼 완벽한 몸매를 갖고 태어나는 사람이 얼마나 될까요? 맑은 날, 서울의 밤하늘에서 볼 수 있는 별만큼일까요? 남들이 보기엔 충분히 부러움의 대상인 사람조차도 발목이 굵다, 허벅지가 두껍다, 똥배가 나온다, 엉덩이가 처졌다, 볼륨감이 없다 등등 서로 불만을 경쟁하잖아요.

몸은 스스로 만들어가는 거예요. 감나무 밑에 누워서 감이 떨어지길 기다려서는 아무것도 얻지 못해요. 군침 돌 정도로 탐스러운 감이라면 따러 가야죠. 움직여야죠. 그러나 대부분 나무에 오를 생각은 않고, "감도 안 떨어지는, 저 저주받은 감나무."라며 불평만 해댑니다. 로또 파는 곳도 모르면서 로또에 당첨되면 좋겠고, 남자를 만나지도 않으면서 연애하면 좋겠고, 옛 친구의 안부가 궁금하지만 전화 걸 생각은 없고….

현미경으로 들여다본 인생은 언제나 모순투성이인 것 같아요. 세상에는 공짜가 없어요. 번개 맞을 확률보다 낮다는 로또 당첨도 가만히 있는다고 일어나지는 않아요. 로또방에 들락날락하며 발품도 팔고, 탈모까지 겪으며 숫자 배열을 고민하는 등 로또를 맞히기 위해 시간과 돈, 노력을 들여야 하죠. 종이쪼가리 한 장에도 목숨을 걸면서 그보다 중요한 내 몸에는 어떤가요?

'연예인 ○○○ 하루에 스쿼트 1,000개!'

이런 기사는 너무 흔해서 감동이 덜해요. 하지만 하루에 스쿼트 1,000개라니, 30개도 못 채우고 100m 전력 질주한 것처럼 헉헉거리는 사람이 대부분일 텐데요. 많은 사람이 몸매를 유지하기 불가능할 것 같은 숫자에 도전하죠. 저 역시 마찬가지예요. 제 몸도 그냥 만들어진 건 결코 아니에요. 조금만 방심하면, 살이 찌기 때문에 나름의 원칙을 가지고 먹고 싶은 거 참고, 귀찮은 거 이겨내고, 힘들지만 운동하며 유지하려 해요. 믿기지 않는다고요? 정말이에요. 제게도 남들과 비슷한 흑역사가 있거든요. 다시는 그때로 돌아가고 싶지 않아 조심하고, 또 조심하는 중이에요.

수없이 많은 사람이 다이어트 성공을 꿈꾸지만, 왜 꿈만 꾸고 성공하지 못하는 걸까요?
나사의 과학자가 되는 것처럼 그 과정이 까다롭고 어렵기 때문일까요? 그건 아닐 거예
요. 화성과 지구의 중력 차이를 계산해 우주선을 띄우는 공식은 모르지만, 다이어트에
성공하는 답은 누구나 알고 있잖아요. 적게 먹고, 많이 움직이기. 하지만 이 쉬운 상식이
박사 학위 따는 것만큼 어려운 이유는 무엇일까요?
애니메이션 <슈렉>의 여주인공 피오나의 마지막 선택처럼 혹시 여러분도 스스로 피오
나이길 자청하고 있는 건 아닌가요? 마법이 풀리고, 다시 아름다운 몸으로 돌아갈 수 있
음에도 불구하고 먹고 싶은 대로 먹고, 아무 데서나 방귀를 뿡뿡 뀌고, 트림하는 자유로
움을 선택한 피오나처럼 마음 밑바닥에는 지금이 편하다는 생각이, 바뀌고 싶지 않다
는 생각이 똬리를 틀고 있는 건 아닐까요? 단지 그걸 인정하고 싶지 않은 건 아닌가요?

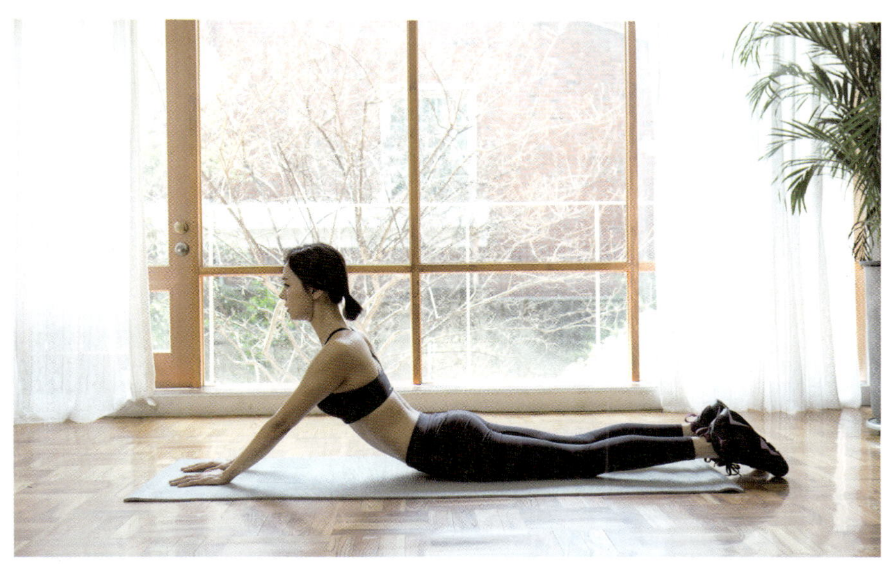

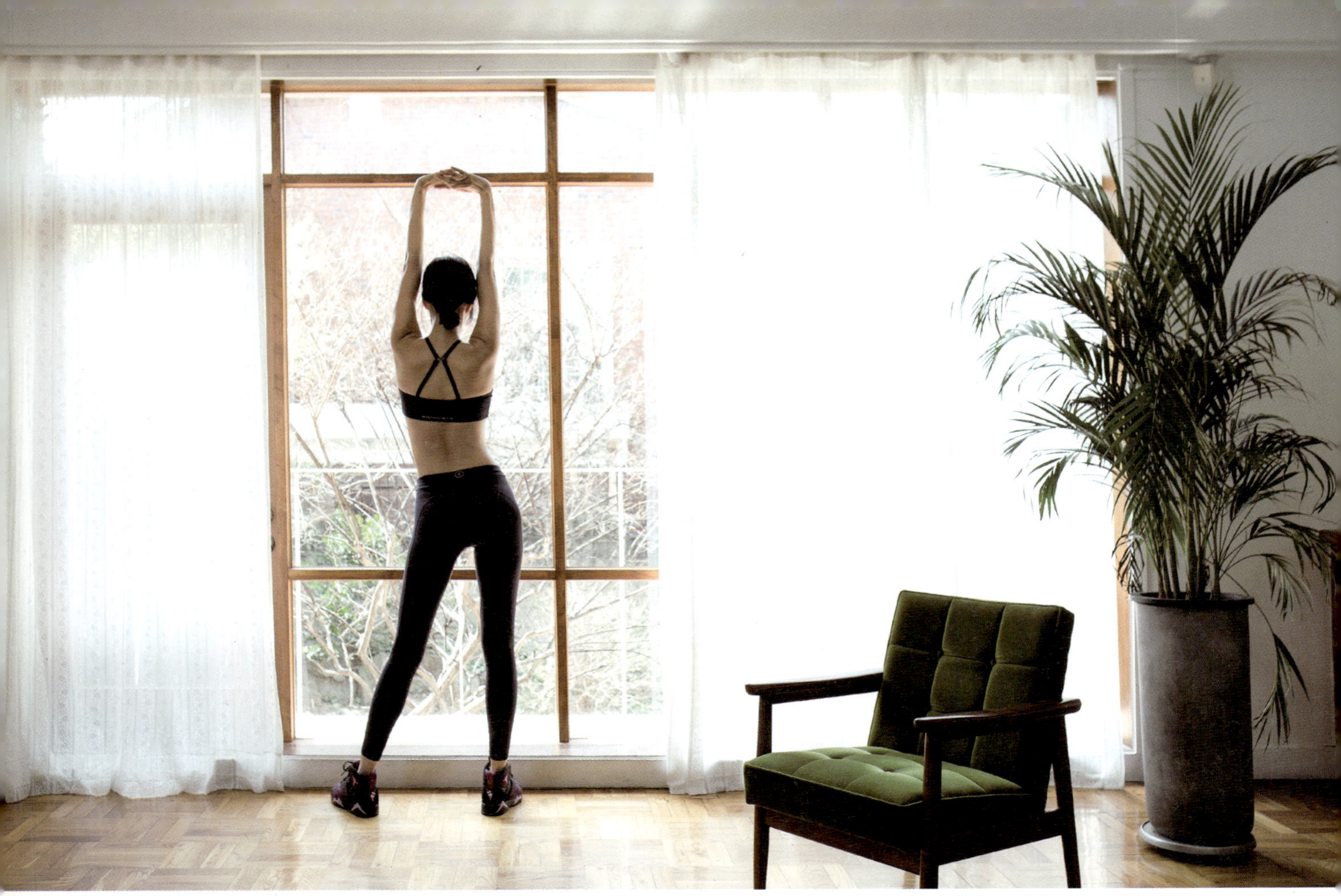

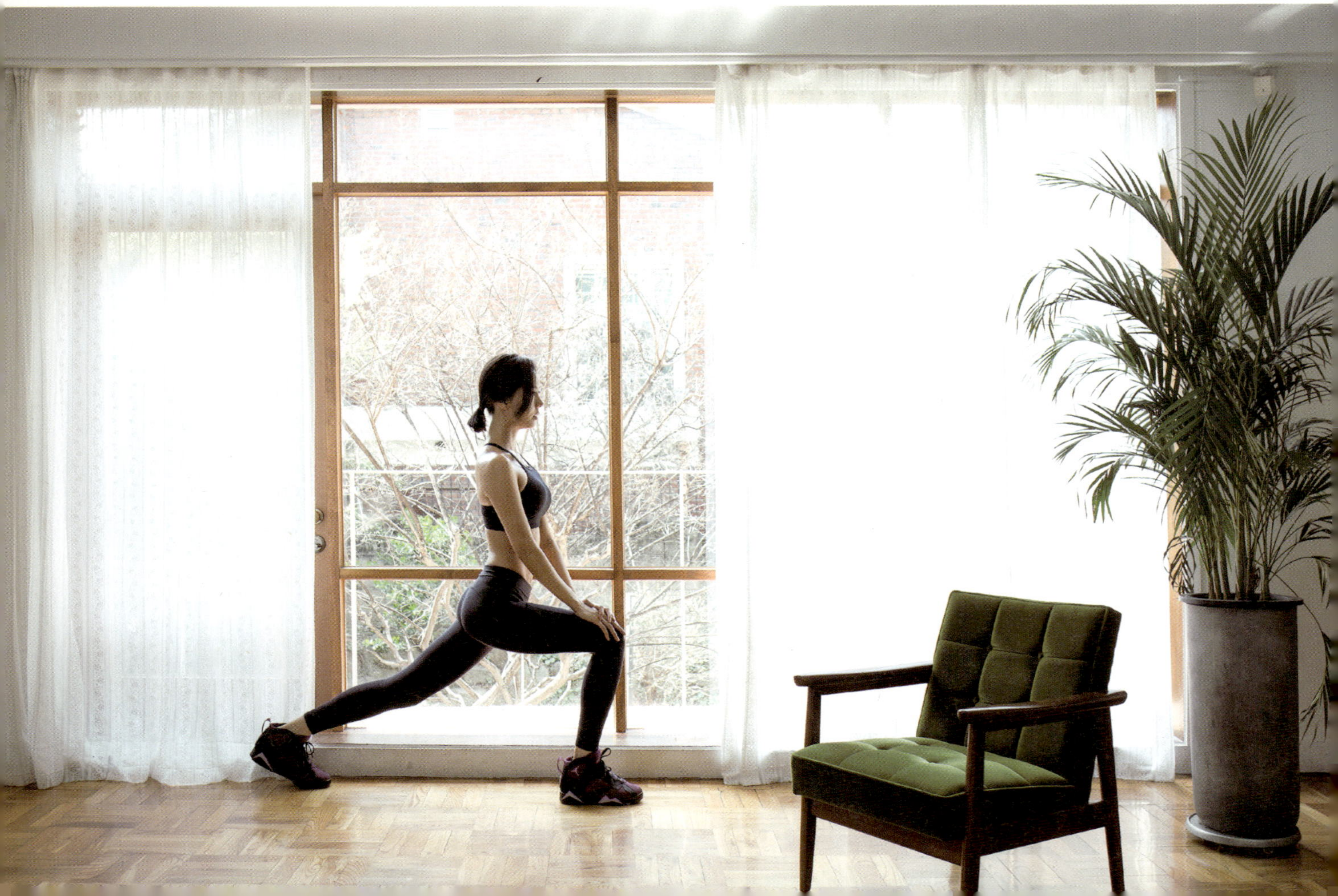

노력한 만큼, 움직인 만큼
몸은 주인을 배신하지 않는다

금수저니 흙수저니 운운하는 세상이에요. 1등만 기억하는 더러운 세상이라 한탄하는 사람 많죠. 하지만 세상이 날 등지더라도 몸은 날 절대 배신하지 않아요. 부지런히 스펙 쌓고, 봉사활동하고, 취직하기 위해 과외까지 받아도 제대로 풀리지 않는 게 인생이지만, 몸은 한 만큼 정직하게 노력한 만큼 그 결과를 보여주거든요.

언제까지 몸매 예쁜 사람들을 보며 부러운 표정만 지을 건가요? 언제까지 저주받은 몸이라며 농담 아닌 농담으로 현실을 회피할 건가요? 내겐 오지도 않을 봄날을 기다리며 자기 몸 망치는 줄 알면서도 계속해서 사흘 단식, 일주일 다이어트를 반복하며 지겹도록 요요현상을 겪을 건가요?

방법은 간단해요. 심플하고 깔끔하죠. 구구절절 책에서 말하지 않아도, 이미 여러분은 모두 알고 있을지도 몰라요. 전 단지 방향을 제시하고, 잘못된 부분을 바로잡고, 자극이 되어주고, 좀 더 쉬운 방법으로 목적지까지 갈 수 있도록 이끄는 역할만 할 뿐이에요.

아직 당신이 주인공인 <슈렉>의 결말은 내려지지 않았어요. 변신한 피오나의 모습 그대로 살 것인지, 본래의 모습으로 돌아가 공주의 신분을 되찾을 것인지 선택의 시간이에요. 이제 여러분의 선택은?

무조건적인 욕심 말고,
흔들림 없는 기준

지금 이 상태로 행복하다면 굳이 살을 뺄 필요가 없을 거예요. 누군가 "너, 살 찐 거 같아."라고 해도 무덤덤하고 현재의 상황이 만족스럽다면 그걸로 충분해요. 과욕을 부릴 필요는 없어요. 반대로 남친이 "네 뱃살이 사랑스러워."라고 말해도 내가 뱃살 때문에 스트레스로 제정신이 아니라면 다이어트를 해야죠.

남들도 하니까, 남들이 살쪘다고 하니까, 남친에게 사랑받으려고, 엄마에게 칭찬받기 위해 하는 다이어트는 동기부여는 되겠지만, 곧 흐지부지되고 말 거예요. 대상이 희미해지면 목표 의식도 사라질 테니까요.

인간은 사회적 동물이니까, 타인에게 확인받고 싶고, 인정받고 싶고, 기대고 싶은 건 당연해요. 하지만 "너 살찐 것 같아."라는 주변의 말 한마디에 온종일 지배당하는 사람이 있어요. 전혀 뚱뚱하지 않은데도 말이죠. 남의 시선을 지나치게 신경 쓰는 건 피곤하고 괴로운 일이에요. 남의 기준에 의해 흔들리는 갈대가 되지 않기 위해서는 결국 내 인생에서 중심을 잡고, '나의 기준'대로 살아야 해요.

사실 절 보고 말랐다는 사람도 많아요. 하지만 전 웃고 말아요. 울룩불룩 큰 근육이 싫어 잔근육으로 완성시킨 몸이고, 그런 몸매에 자신이 있거든요. 자존감과 자존심이 있다면 주변에서 뭐라고 떠들어도 당당할 수 있어요. 다른 사람이 어떤 평가를 내리든 자신에게 관대해져요. 타인을 무시하라는 것이 아니라 상대방의 관점, 주관적인 시선에 지나치게 영향을 받지 말라는 것뿐이에요. 스트레스는 남한테 받는 게 아니라 스스로 만드는 거예요.

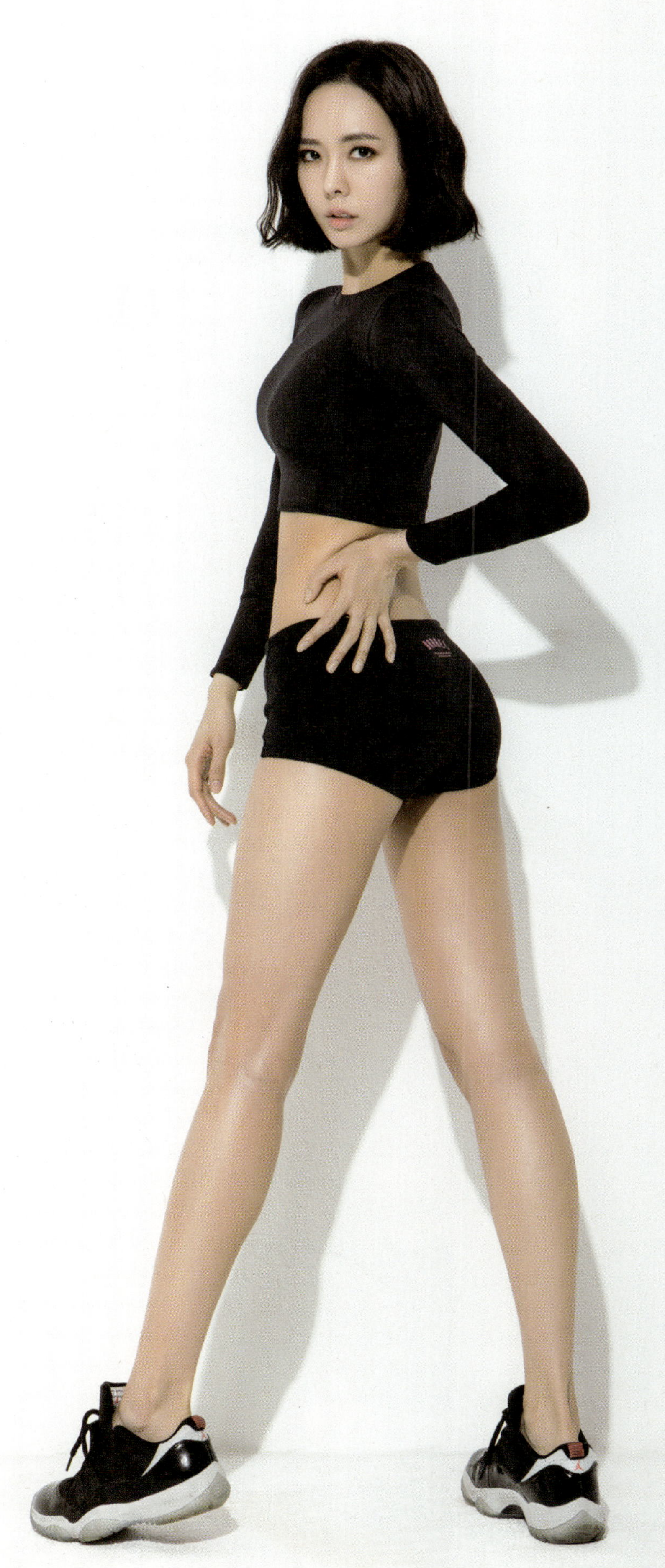

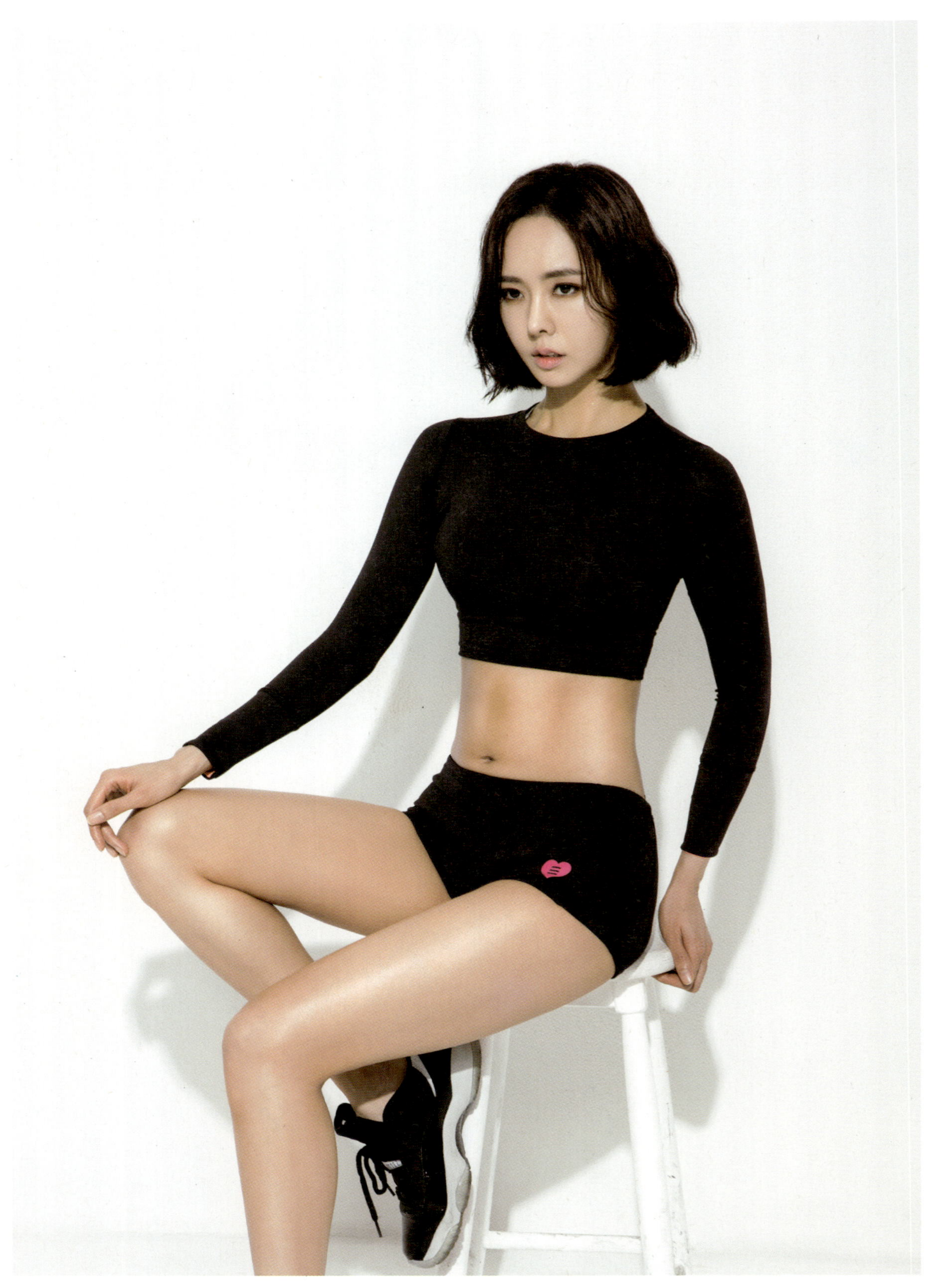

실패에서 탈출하는 비결, 반성과 자각

'나는 왜 매번 다이어트에 실패할까?' 철저하게 몰입해서 생각해보세요. 답을 얻기 위해 시간을 충분히 가지세요. 평소에는 외면했던 자신을 깊이, 정면으로, 객관적으로 관찰하세요. 건성으로 건너뛰어서는 곤란해요. 내가 지나치게 남의 시선에 의존하고 있는 것은 아닌지, 계속 핑계를 찾고 있는 것은 아닌지부터 생각해보아야 해요. 깨닫고, 의심하고, 반성해야죠. 핑계가 야금야금 인생을 갉아먹고 있다는 걸 알아야 해요. 이런 자기 검증이야말로 다이어트 무한도돌이표 감옥에서 탈출하는 출발선이 될 거예요.

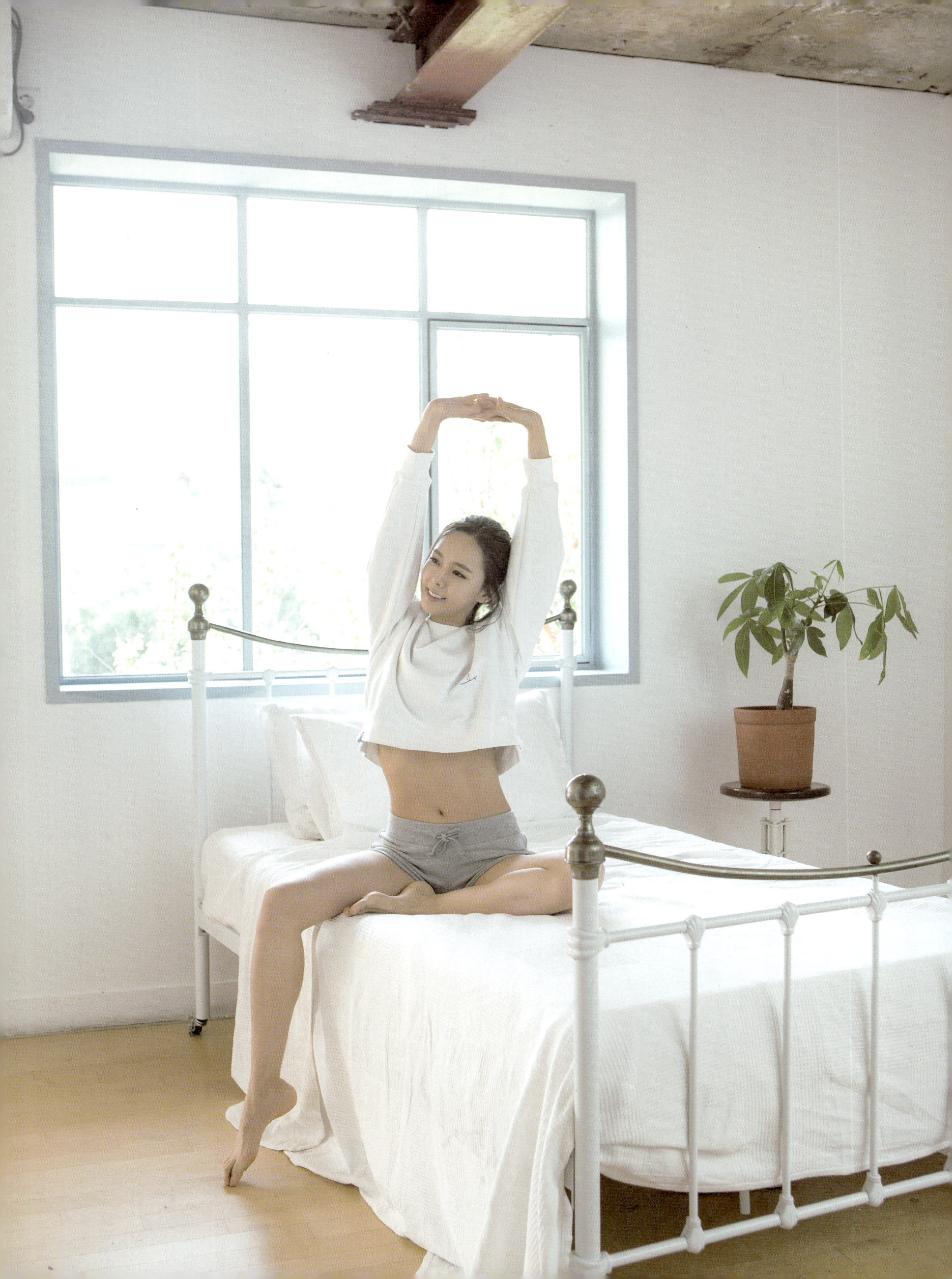

다이어트의 독, 내일로 미루는 습관

'하루 5분 나를 성장시키는', '반복되는 행동이 만드는 극적인 변화'….
그동안 많이 들어본 이런 말들은 '습관'을 논하는 책들의 부제예요. 성장, 기적, 변화, 극적… 모두 호기심을 바짝 곤두서게 하는 자극적인 단어죠. 습관은 정말 굉장해요. 지금의 내 모습도 '잘못된' 습관이 빚어낸 결과물이잖아요. 반대로 좋은 습관은 기적과도 같은 긍정적인 결과를 가져오죠. 문제는 나쁜 습관을 방심하는 순간, 화장지가 물을 흡수하듯 너무나도 쉽게 익숙해지지만, 좋은 습관은 열심히 다림질해도 금세 구겨지고 마는 마처럼 좀처럼 길들여지지 않는다는 거예요. 어쨌든 습관은 생활에서 일정한 방향성을 가지고 개인에 찰싹 달라붙어 있고, 우리는 그걸 잘 컨트롤해서 긍정의 방향으로 나아가도록 조정하는 수밖에 없어요.

다이어트에 독이 되는 가장 나쁜 습관이 무엇일까요? 식사 패턴? 게으름? 걱정? 서로 1등을 다툴 만한 나쁜 습관이긴 하지만, 전 가장 경계해야 할 것은 포기, 미루는 습관이라고 생각해요. 다이어트에 실패하는 이유는 대부분 '자기변명'에서 시작하잖아요. 시간이 없어서, 피곤해서, 돈이 없어서, 잠이 부족해서, 회사 다니느라, 남친 만나느라, 쉬는 날에는 집안일을 해야 해서, 스트레스를 받아서 운동할 맛이 안 나서…. 오늘 시작하겠다고 하고선 조금만 지나도 이런저런 핑계를 대며 포기하고 내일로 미루고 말죠.
365일 다이어트를 하겠다고 다짐'만' 하는 사람은 대부분 이런 정형화된 패턴을 가지고 있어요. 하지만 다음 날 "뭐하고 있어?"라고 물어보면 술을 마시고 있거나 삼겹살 파티를 하고 있어요. "다이어트한다고 하지 않았어?"라고 물어보면 "내일부터 해야지."라고 대답해요. 하지만 그 사람이 생각하는 내일은 영원히 오지 않을 거예요. 내일은 일주일이 될 테고, 일주일은 한 달, 한 달은 1년이 될 테니까요. 그사이 몸은 점점 불어나고, 실의는 커지고, 다이어트에 대한 의욕은 사라지겠죠. 실제 10년째 다이어트를 반복하고 있는 친구가 있어요. 그녀는 다이어트를 시작할 때마다 입버릇처럼 제게 물어봐요. "나 다이어트 다시 시작했어. 어떻게 뺄 수 있을까?" 그러면 제가 대답하죠. "너처럼만 안 하면 뺄 수 있어!"

다이어트의 약,
다시 시작하는 습관

반대로 좋은 습관은 오늘 실패해도 내일 다시 시작하는 힘이 아닐까 생각해요. '다시 시작하는 습관'은 '내일로 미루는 습관'과 정반대죠. 굳은 결심을 하고 잘 버티다가 어쩔 수 없는 상황, 회식이나 친구의 생일파티 등 개인적인 일 때문에 규칙을 지키지 못한 상황에서 실망스럽더라도 자책하지 않고, 다음 날 다시 기운차게 시작할 수 있는 긍정적인 마인드 말이에요.

'난 안 돼', '또 실패야', '지금까지 노력이 말짱 도루묵이네' 같은 부정적인 생각 대신 '어제는 즐겼으니 오늘부터 다시 시작해볼까' 하는 희망을 품어야 해요. '6일간 다이어트 식단 + 1일 자유 식단'이라는 방식을 고수하다가 한 번의 실수로 이 규칙을 깨트렸다고 해도 다음 날부터 리셋해서 다시 시작할 수 있다면 다이어트에 실패하려야 실패할 수 없어요.

습관에 가속도가 붙으면 거침없이 무한 질주할 수 있지만, 한번 브레이크가 밟히면 하기 싫어지는 게 사람 마음이에요. 이걸 극복할 수 있는 건 오랜 시간 몸에 밴 습관밖에 없어요. 평생 새벽 6시에 일어나던 사람은 밤샘을 해도 6시가 되면 저절로 눈이 떠지는 법이죠. 다이어트도 마찬가지예요. 다시 시작하는 습관이야말로 다이어트를 각오한 사람에게 꼭 필요한 전제 조건이에요. 운동을 못했다고 자책할 필요는 없어요. 다시 시작하면 되니까요. 많이 먹었다고 우울해할 필요도 없어요. 다시 하면 되니까요.

다이어트를 하지 않을 '핑계'보다는 다이어트를 시작해야 하는 '이유'를 찾고, '내일'보다는 '지금 당장'이 생활이 될 수 있도록 혹시 자신에게 고질적인 나쁜 습관이 없는지 확인해보세요. 절실한 마음이 있다면 분명 점점 나아질 거예요.

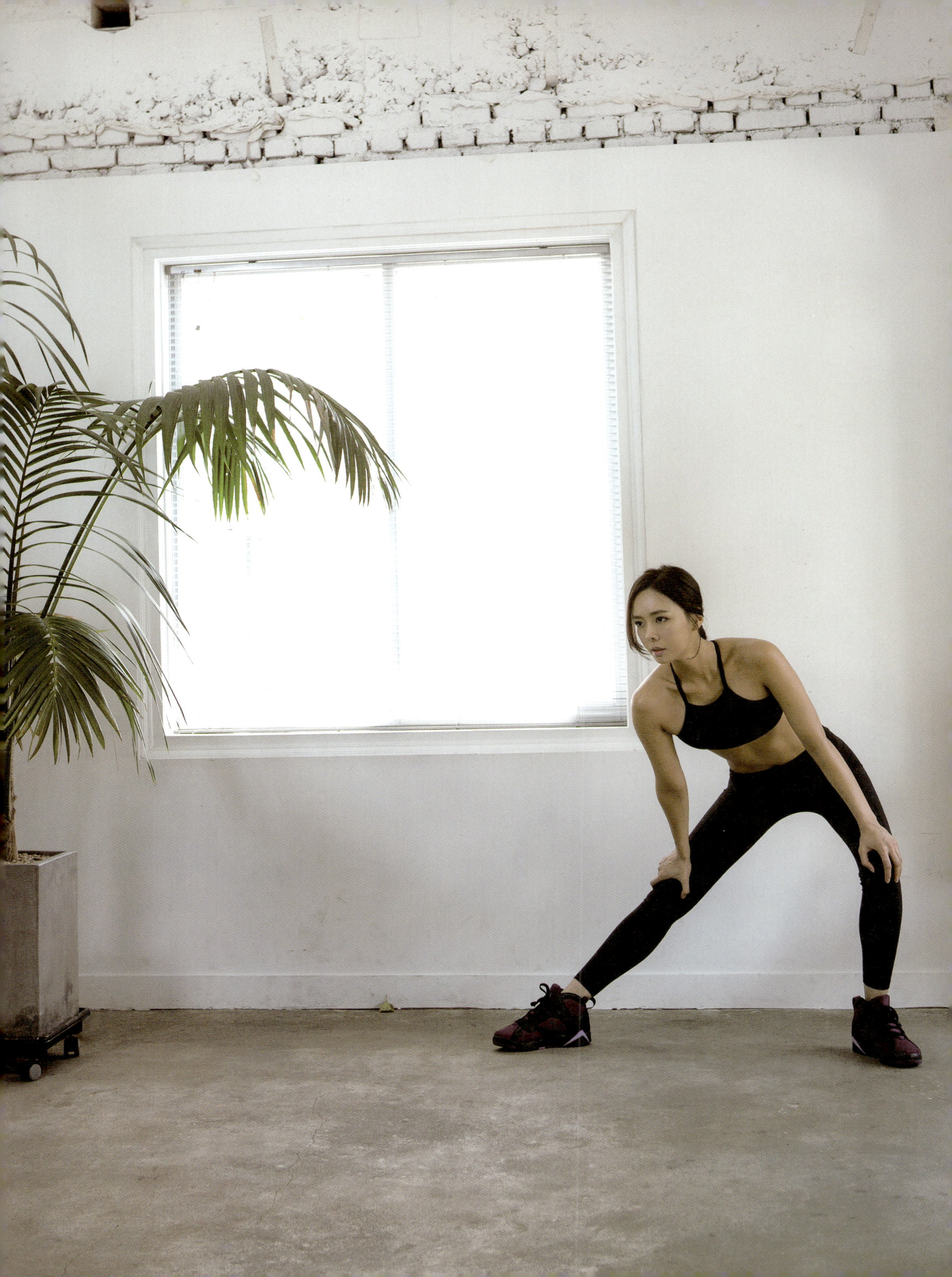

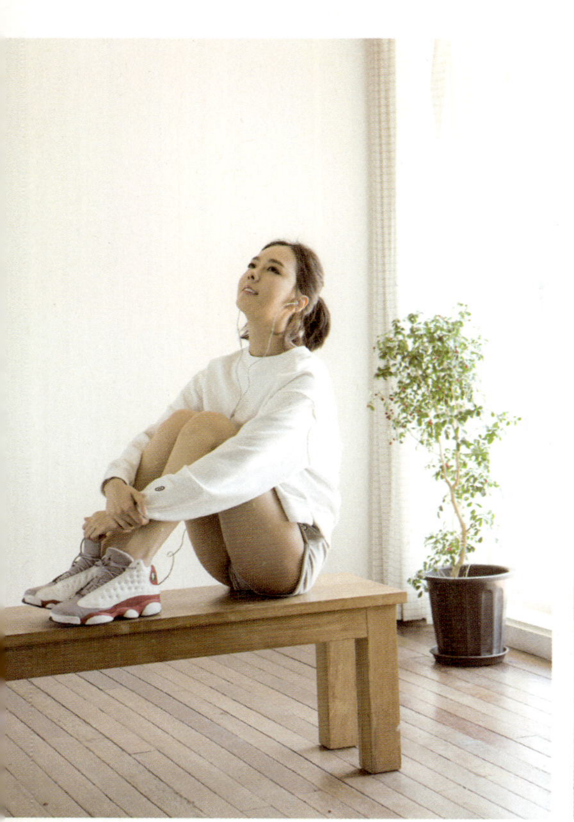
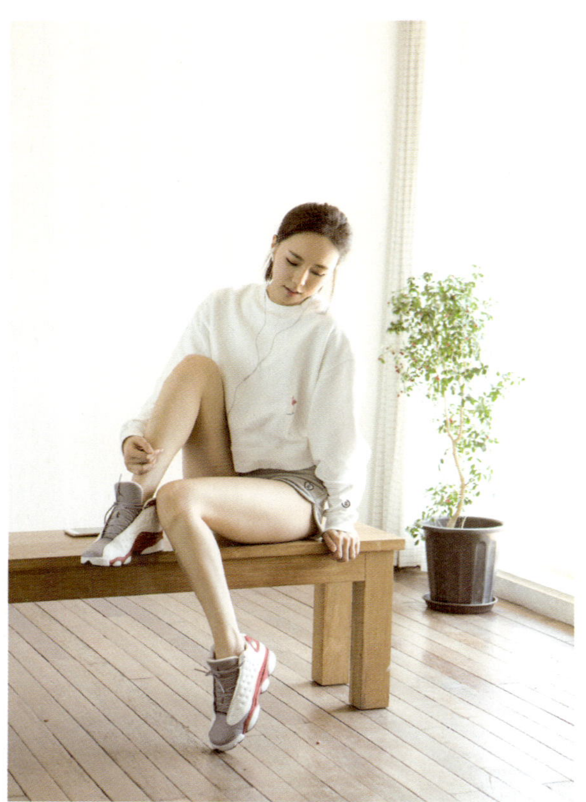
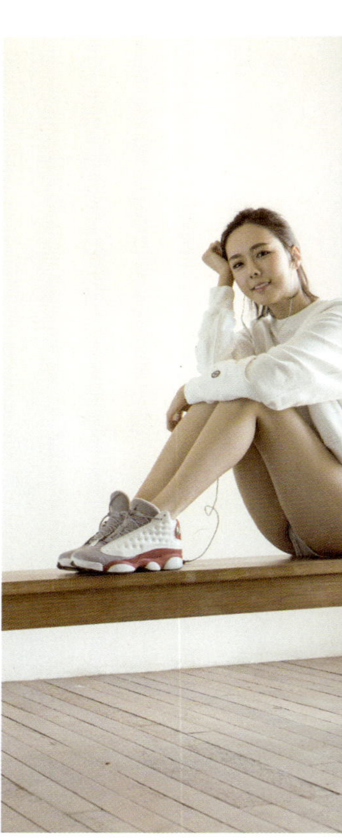

다이어트 성공 파트너, 여성호르몬

많은 사람이 다이어트 박사예요. 적게 먹고, 많이 움직이기. 가야 하는 방법도 알고, 어떻게 도착하는지도 알아요. 그런데 그 길이 힘들고 어려우니 편하게 가고 싶어 자꾸 지름길을 찾아요. 그래서 무모하게 빨리 가는 법, 굶기, 원푸드 다이어트, 보조 식품, 수술 같은 방법을 선택하죠.

안타깝게도 공부에 왕도가 없듯이 다이어트에도 편법은 없어요. 시간을 들이고, 정성을 들여 정상에 올라야 쉽게 내려오지 않는 법이에요. 식단과 운동으로 목적을 달성한 뒤 얻을 수 있는 짜릿함과 우월감은 스스로 자랑하지 않아도 저절로 빛이 나는 법이에요. 하지만 별거 아닌 것 같은(실제 습관이 되면 아무것도 아닌) 이 방법을 모두가 어려워해요.

식단과 운동, 이 두 가지 말고 다른 편법은 없지만, 다행스럽게 꼼수는 있어요. 여자임을 적극 활용하는 거예요. 철저하게 호르몬의 노예가 되어 자발적으로 복종하는 거예요. 여성은 신체적인 특성과 성격, 호르몬 등 여러 가지 요인으로 인해 남자보다 살이 잘 찌고, 반대로 살이 잘 빠지지 않아요. 하지만 여기에 허점이 하나 있어요. 바로 '생리'예요. 생리 기간 전후로 여자의 호르몬은 요동을 쳐요. 지혜롭게 이 기간을 이용해 역공격을 하는 거예요.

다이어트에 가장 적절한 시기는 '생리 직후 2주'예요. 이 기간 동안 몸속 노폐물은 쑥쑥 빠지고, 조금만 움직여도 지방이 활활 타면서 살이 쭉쭉 빠지죠. 진정한 다이어트의 황금기라 할 수 있죠. 반대로 황체호르몬의 영향으로 생리하기 2주 전 동안은 붓고, 살도 잘 안 빠지고, 몸이 느끼는 스트레스도 있어요. 현명한 사람이라면 선택은 당연히 전자겠죠.

생리 전 2주간은 시간 대비 효과가 철저하게 떨어지는 기간이에요. 이 기간 동안은 이 책에 나오는 기본적인 운동과 스트레칭, 식단을 유지하면서 여유롭게 지내세요. 무리할 이유가 없어요. 대신 생리가 끝난 직후 2주 동안 집중적으로 운동하는 거예요. 지방이 타고, 살이 빠지는 소리가 들릴지도 몰라요. 호르몬 전도사이기도 한 저만의 노하우가 아니라 똑똑한 박사들이 힘들게 연구해서 얻은 결과이니 충분히 믿을 만한 꼼수예요.

다이어트 중엔
착한 여자 말고 나쁜 여자

헛발질을 막는 또 하나의 방법은 '다이어트 선포'예요. '접근하지 마라'는 경고 사격 같은 거라고나 할까요. 의식적으로 평소 습관의 단절을 일으키는 것이죠. 아무리 나의 각오가 뜨거워도 그 다짐을 순식간에 무너뜨리는 게 주변 사람들이에요. 집에 들어가면 엄마가 냄새와 시청각 효과를 장치해두고 부르죠. "밥 먹어라." 친구들은 신대륙이라도 발견한 듯 최고의 맛집을 찾았다고 호들갑을 떨며 같이 가기를 종용해요. "다이어트? 내일부터 해." 훼방꾼은 언제나 가장 가까이에 있는 법이잖아요.

'착한 아이 콤플렉스'에 빠져 짜증 내며서 끌려가지 않기 위해서는 단호하게 선언할 필요가 있어요. 짜증내듯 웅얼거리지 말고, 선언문 읊듯 또박또박 이야기해야 해요. 화를 내거나 웅얼웅얼 흘리듯 이야기하는 건 '의지 약한 나를 대신해 제발 강하게 나를 유혹해줘'라는 무의식의 발현일지도 몰라요. 사전에 그런 나약함을 차단하기 위해서는 정중하게 그러나 강하게 어필할 필요가 있어요.

"엄마, 나 남자친구 만들고 싶어. 맛있는 요리해도 나한테 권하지 마. 다이어트에 성공해서 꼭 엄마가 해주는 거 먹을게. 나보고 자꾸 먹으라고 하지 마. 때가 되면 내가 먹을 거야. 나도 의지를 가지고 하고 싶어. 이번엔 꼭 성공하고 싶어. 엄마가 나를 도와줘야 해. 아빠도 나한테 구박하지 말아줘. 그 소리 듣기 싫어. 부탁이야."라고 말이죠.

인생은 아무도 대신 살아주지 않아요. 설령 그것이 엄마라고 해도 말이죠. 외로워도, 쓸쓸해도, 한걸음 한걸음 혼자서 걸어가야 해요. 걸어가는 길목에 동행자가 나타날 수도 있고, 의지하고 위로하는 사람도 있겠지만, 결국 목적지를 향해 앞으로 나아가야 하는 건 개인의 몫이죠. 질끈 두 눈을 감아버리고 싶은 마음도 십분 이해하지만, 그보다는 두 눈 부릅뜨고 세상의 아름다움에 시선을 고정하라고 이야기하고 싶어요. 회피만 해서는 세상의 아름다움을 모두 이해할 수 없으니까요. 순간순간 현명한 선택을 한다면 결국 최종 도착지는 다이어트 성공일 거예요.

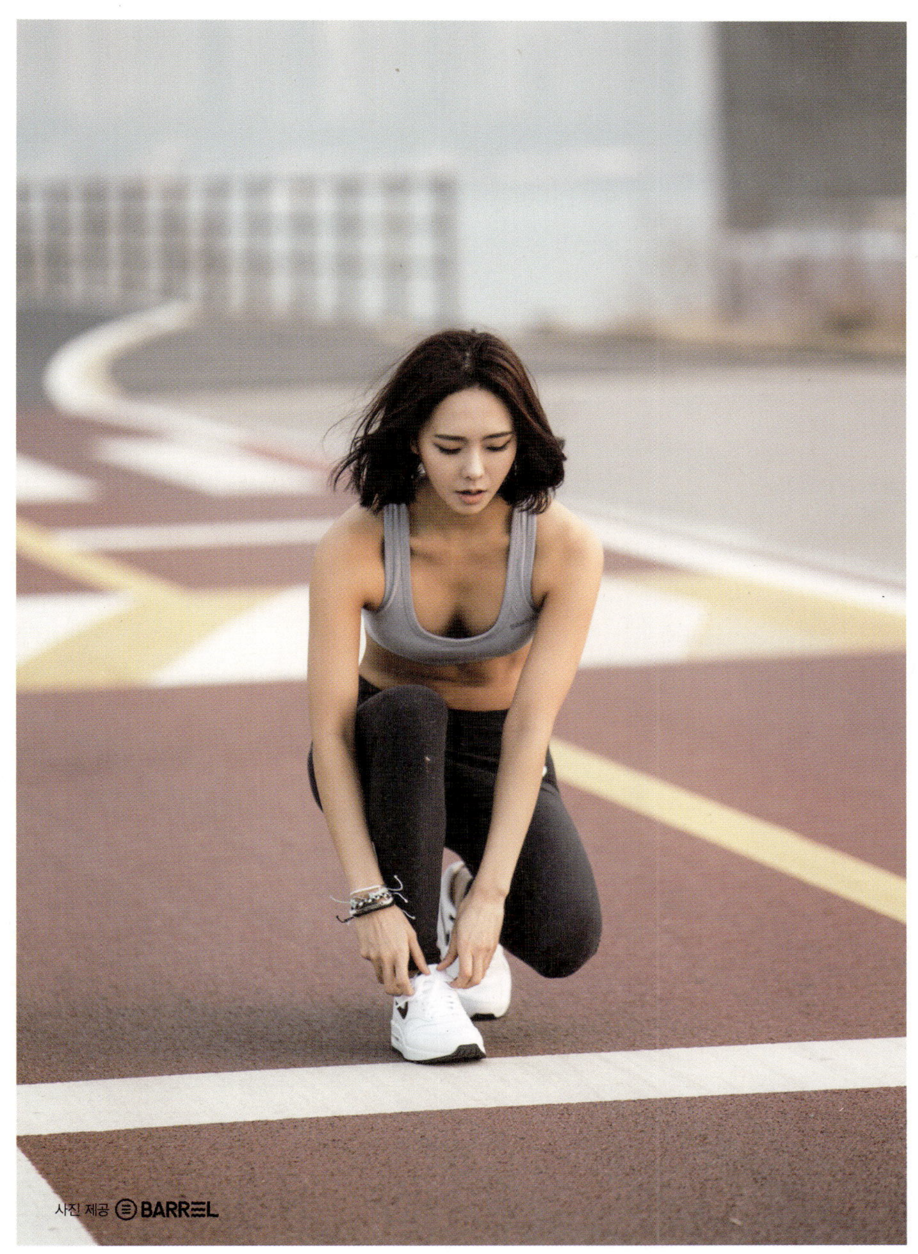
사진 제공 BARREL

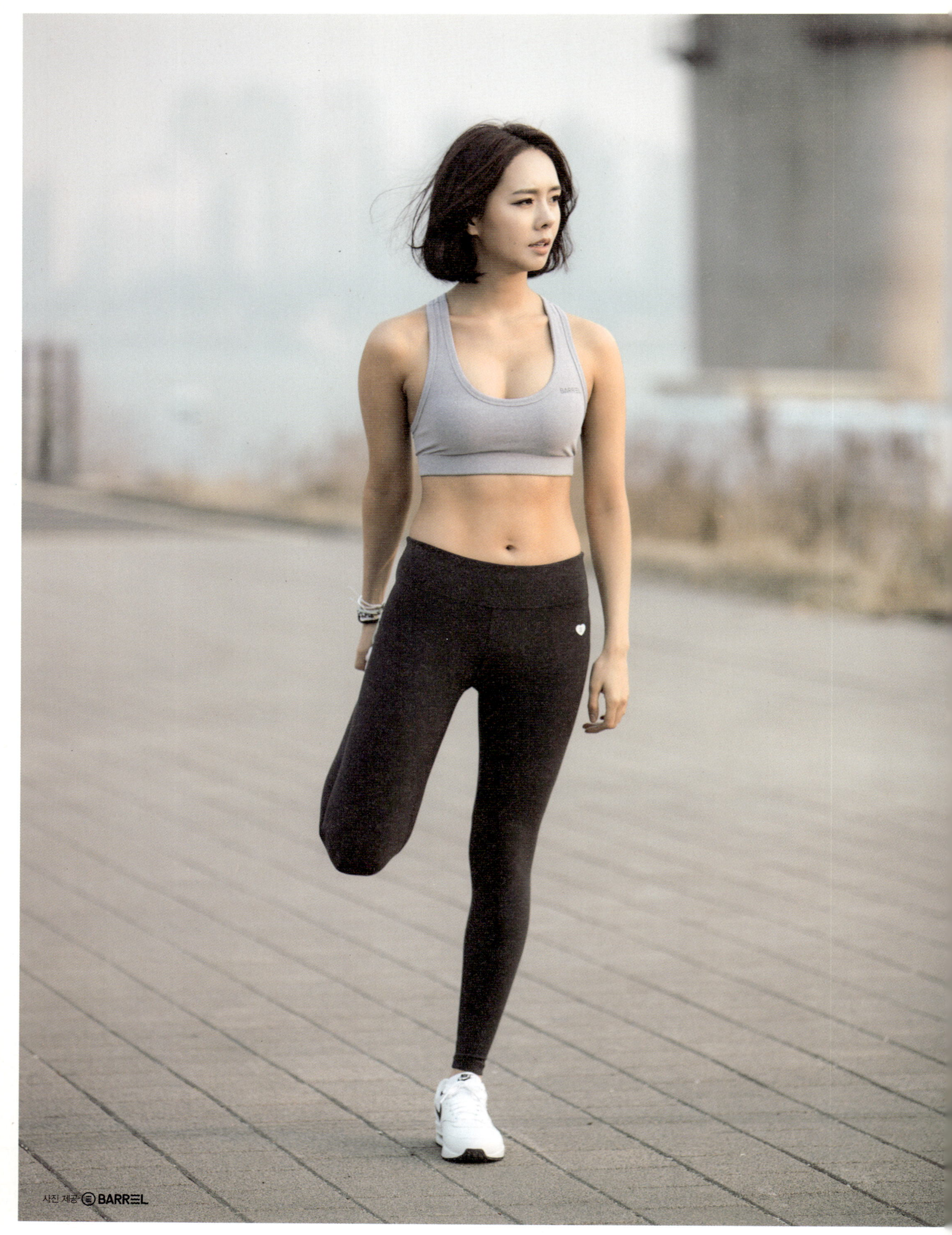
사진 제공 BARREL

전략적 접근, 사소한 집착이 필요해!

지고 싶어 하는 사람은 없죠. 실패가 두려운 것도 사실이에요. 하지만 승률 100%의 길은 있어요. 식사와 운동. 이 두 가지가 적절한 균형을 이루었을 때 효과는 폭발할 거예요. 하지만 둘 다 마음먹은 대로 되지 않는다는 게 함정이에요. 이 둘을 공략하기 위해서는 전략이 필요해요(식단은 다음 파트에서 다루기로 해요). 바로 '습관'이에요.

배고플 때 밥 먹는 걸 귀찮다고 생각하는 사람은 없어요(간혹 있기는 하지만). 휴대폰을 뒤적이며 기사를 찾고 SNS 하는 것도 공평하게 즐거워요. 밥 먹는 것처럼, 휴대폰 뒤적이는 것처럼, 물 마시는 것처럼 운동을 습관화해야 해요.

운동은 연애와 같아요. 처음 이성을 만날 땐 서로에게 호감이 있어도 낯설고 어색하죠. 서먹서먹해요. 하지만 한두 번 손을 잡고, 키스하고 사랑하면 금세 서로에 익숙해져요. 운동도 똑같아요. 해야 하는데 굴뚝같은 마음이지만, 처음엔 어렵고 낯설 거예요. 하지만 한 번 하고, 두 번 하고, 세 번 하면 금세 익숙해지고 편안하게 받아들여질 거예요.

습관이라고 해서 지레 겁부터 먹지 마세요. 어렵게 여기지도 마세요. 마음보다 몸이 먼저 받아들일 거예요. 효율성으로 따지면 일주일에 사흘씩, 2시간씩 시간 내는 것보다 훨씬 더 높죠. 거창하게 도전하기보다 '사소한' 습관에 집착해야 해요. 습관이야말로 게으름이 수시로 틈새를 비집고 들어오려고 해도 철통 방어를 하는 강력한 무기예요.

그동안 무시했던 작은 것부터 시작하세요. 예를 들면 '호흡' 같은 거예요. 얕은 호흡이 아니라 숨을 충분히 깊게 쉬면 근육에 더 많은 산소가 공급되어 거의 두 배 이상의 칼로리를 소모할 수 있어요. 호흡은 정말 좋은, 건강한 습관이죠. 그 외에도 서 있는 자세, 앉아 있는 자세, 걸어가는 자세 등 과소평가했지만, 다이어트에 결정적 영향을 미치는 자잘한 습관을 바로 잡으세요. 평소 생활습관이나 패턴이 잘못되어 있는 상태에서는 아무리 운동을 해도 효과가 크지 않아요.

저의 몸매에 엄청난 비결이 숨어 있는 건 아니에요. 기본에 충실하고, 그걸 꾸준히 지속시킬 뿐이에요. 평소 걷거나 앉아 있을 때 항상 턱을 당기고, 가슴과 어깨를 활짝 열어주는 동시에 등을 꼿꼿하게 세우고, 엉덩이에 힘을 꽉 주죠. 항상 긴장해야 하지만, 이런 습관이 살이 찌는 걸 막아줘요. 그리고 중간 중간 운동을 플러스하는 거예요.

1분 1초, 매순간이
다이어트 기회

시간이 없다는, 금세 탄로 날 허술한 핑계는 사양하겠어요. 우리는 아침 기상부터 저녁 취침까지 하루 24시간 중 16~18시간, 약 1,000분을 깨어 있어요. 그중 운동에 필요한 시간은 20~30분가량. 하루의 50분의 1에 해당하는 이 시간조차 내지 못한다면, 그것도 연속으로 20분이 아니라 중간 중간 1~2분씩 시간을 못 낸다는 얄팍한 핑계는 통하지 않아요.

평소 몸을 움직일 수 있는 기회는 정말 많아요. 양치질을 하면서, 지하철을 타고 가면서, 엘리베이터를 기다리면서, 커피를 주문하고 기다리면서, 친구와 수다를 떨면서, 요리를 하면서, 손이 바쁘면 다리가 쉬고, 다리가 바쁘면 손이 쉬는 경우가 많죠. 이런 비어 있는 시간을 이용하는 방법을 알려드릴 거예요. 군이 헬스클럽에 갈 이유도, 시간을 따로 낼 필요도 없다는 걸 증명해 보이겠어요.

물론 체계적으로 운동한다면 더 좋은 효과를 얻을 수 있겠지만, 습관 다이어트만으로도 충분히 살이 찌지 않는 몸, 살이 빠지는 효과를 얻을 수 있다는 것은 많은 사람을 통해 얻은 결과예요. 습관 다이어트는 생활에서 운동인 듯 운동 아닌 동작들로 이어져 액티브한 동작이 없어요. 정적이지만, 확실한 운동 효과를 얻을 수 있다는 게 포인트예요.

사진 제공 ⓔ BARREL

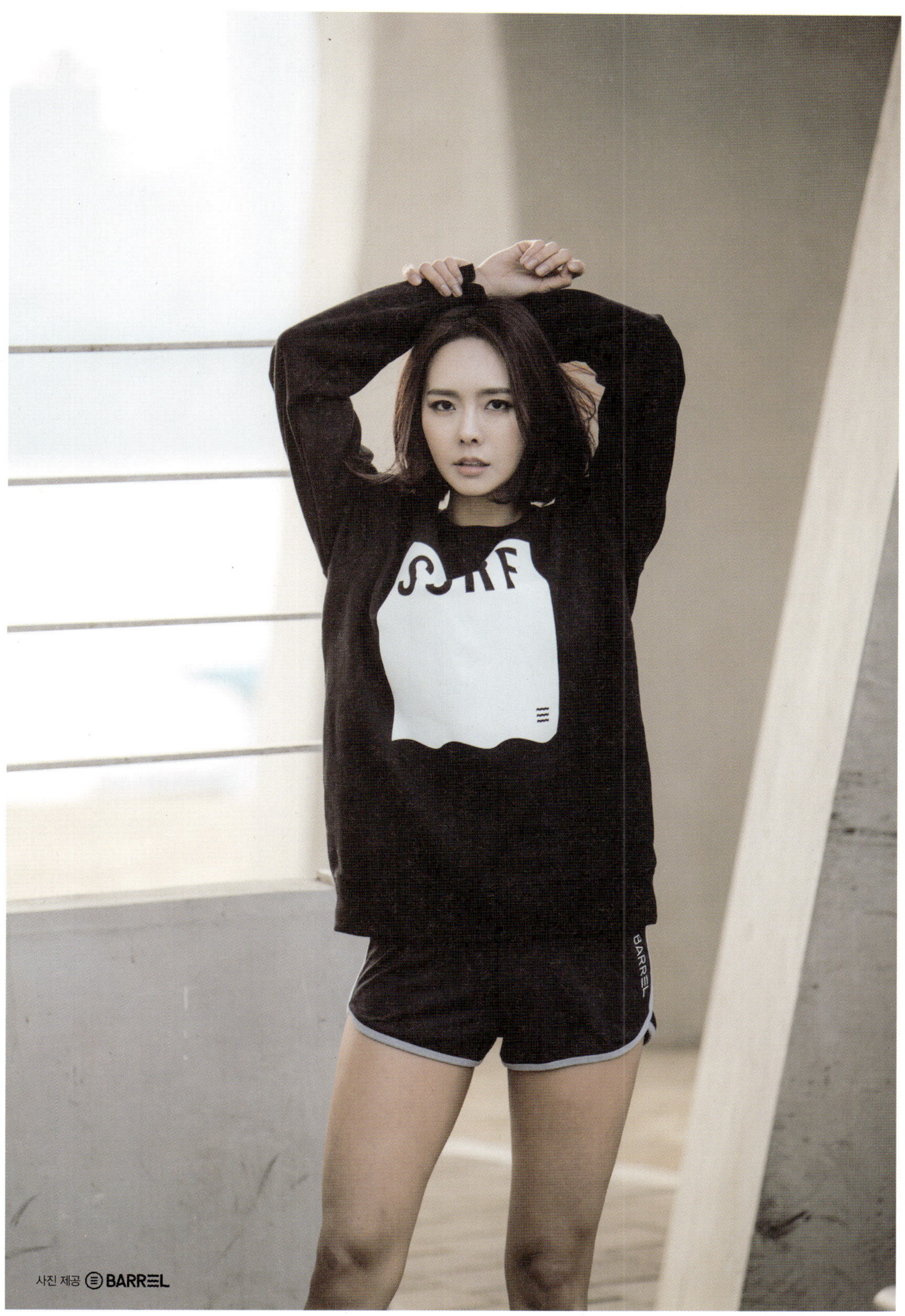
SURF
BARREL

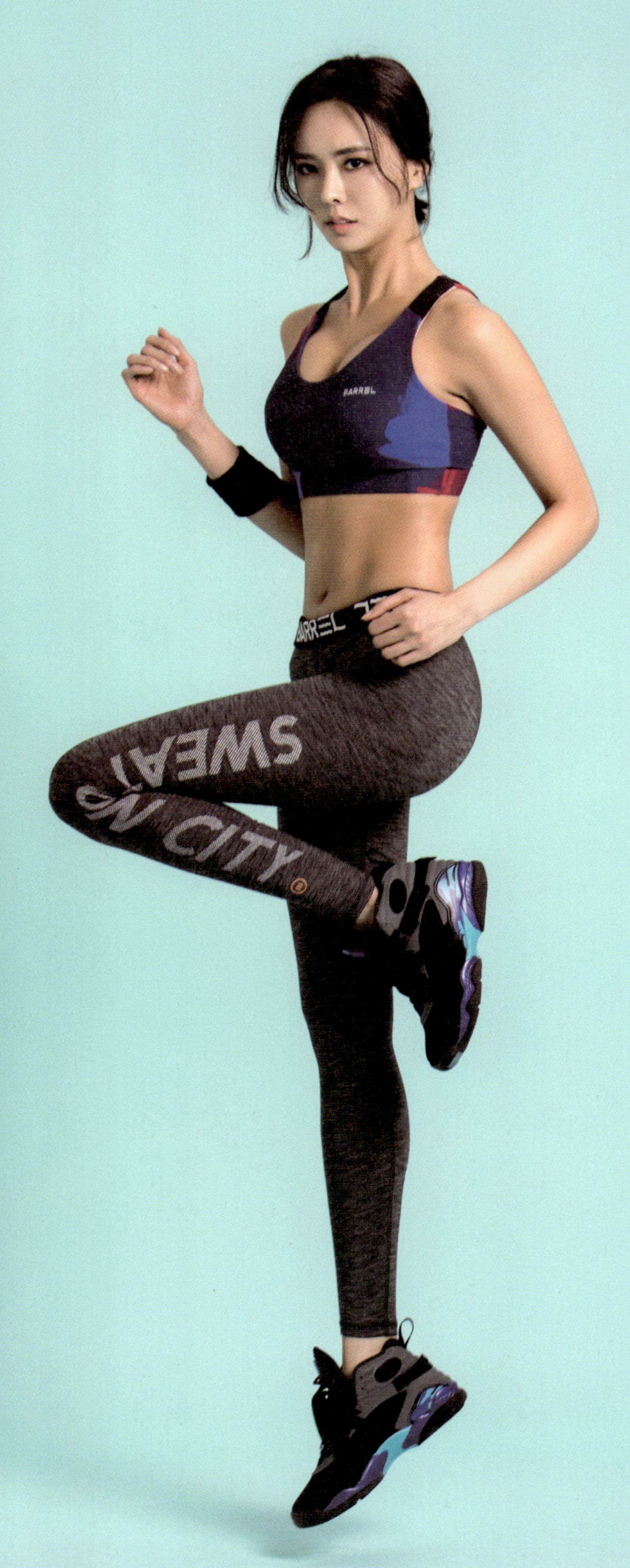

SWEAT
NO CITY
BARREL

습관 다이어트,
4주의 효과

속는 셈치고 2주간만 따라해 보세요. 어느새 몸에 붙어 있는 습관에 놀라고, 틈틈이 움직이는 자신을 뿌듯하게 여기게 될 거예요. 단, 동작이 몸에 익는 2주 동안은 하나하나 힘을 주어서 집중해야 해요. '이렇게 하니까 힘도 안 들고 더 편하고 잘되네?'가 아니라 더 힘들게, 더 어렵게 습관화해야 해요. 이렇게 습관화된 몸은 물론 더 당당하고, 더 활기가 넘칠 거예요.

약 2주가 지나면 체력도 좋아지고, 운동 기능도 늘어나 근육도 이전보다 똑똑해져 있을 거예요. 약 4주가 지나면 습관이 확실하게 자리 잡을 거예요. 그 이후에는 '추가 습관'을 들이는 과정이 필요해요. 이전보다 더 쉽게 예쁜 몸을 만들 수 있는 기초가 다져져 있으니 훨씬 더 힘이 들지 않고 쉽게 원하는 몸을 만들 수 있어요.

억지로 끌려가는 운동은 오래 가지 못해요. 결심하고, 운동하고, 확인하고, 만족하고, 다이어트의 기승전결은 스스로 써야죠. 결국 습관을 만드는 것도, 다이어트 성공 여부에 대한 책임도 모두 여러분의 몫이에요.

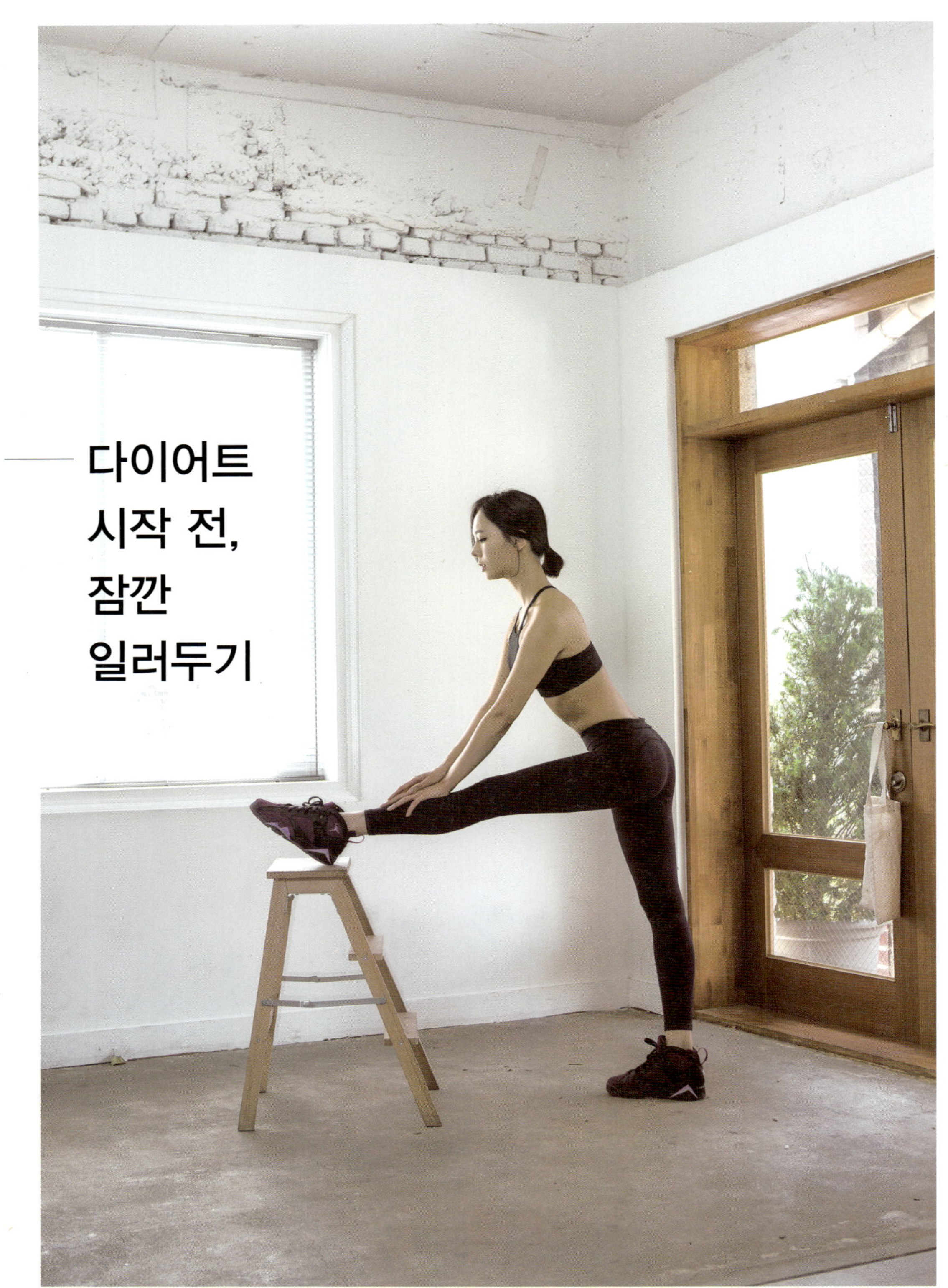
다이어트
시작 전,
잠깐
일러두기

01
편한 신발을 신어요

다이어트를 습관화하기 위해서는 편안한 신발이 필요해요. 물론 마음만 있다면 하이힐 신고도 운동을 할 수는 있어요. 하지만 정말 다이어트할 생각이 있다면 편한 신발을 준비해야죠. 꼭 운동화일 필요는 없어요. 요즘은 반으로 접히는 플랫 슈즈도 있잖아요.

02
남의 눈은 의식하지 마세요

출근길에서, 거리를 다니며 모두 한번 보고 말 사람들이잖아요. 굳이 신경 쓰지 않아도 돼요. 습관 다이어트는 기회가 있을 때, 시간이 빌 때 운동하는 거예요. 주변 사람들 신경 쓰다 보면 24시간 중 혼자 있는 시간 외에는 아무것도 할 수 없어요. 다른 사람이 날 대신 살아주지는 않잖아요.

03
상상하면서 운동하세요

실제 운동하지 않고 상상하는 것만으로도 뇌는 운동을 한다고 착각한다는 연구 결과가 있어요. 운동할 때 건성 혹은 관성에 의해서 하면 아무런 효과가 없어요. 어떤 부위가 자극받는지 정확하게 인식하면서 해야 운동 효과가 커져요. 불과 20~30초 정도밖에 되지 않는 짧은 시간이라도 말이죠. 멋진 몸매로 비키니를 입고 해변에서 남자들의 시선을 강탈하는 짜릿한 상상도 곁들여보세요.

04
부정 대신 긍정의 희망을 품어요

'안 될 거야', '이런 걸로 되겠어'라는 부정적인 생각은 쓰레기통에나 던져버리세요. 맹목적으로 '된다'는 확신에만 목을 매세요. 티끌 모아 태산도 만들고, 그 태산도 옮기는 게 사람이에요.

05
일부러라도 활동량을 늘리세요

요즘은 각 방마다 TV가 있고 가족끼리 혹은 건너편에 앉은 동료와도 SNS로 대화할 만큼 활동량이 줄었어요. 의식적으로라도 활동량을 늘려보세요. 평소보다 많이 움직이고, 이 책에 나오는 동작 외에도 더 많은 동작을 연구하다 보면 다이어트가 저절로 될 거예요.

06
힘이 드는 동작부터,
큰 근육부터 사용하세요

집중적으로 운동할 때는 힘이 드는 것부터 먼저 하세요. 아니면 나중에 힘 빠져서 다른 운동은 못하게 되거든요. 근육도 큰 것부터 먼저 사용하세요. 우리 몸에서 가장 넓은 근육은 등이에요. 그다음이 허벅지. 제일 강력한 근육은 엉덩이 그리고 가슴, 배 순이에요. 소근육을 여러 번 쓰는 것보다 대근육 한 번 사용하는 것이 훨씬 더 많은 에너지가 소모돼요.

07
욕심 내지 마세요

다이어트에서 욕심은 화를 불러와요. 빨리 빼야 하니까 굶기, 빨리 빼고 싶으니까 하루 3시간 운동하기. 이런 식으로 우긴다고 될 일이 아니에요. 악으로 버티면 금세 지치고 포기하게 돼요. 한 번을 하더라도 정확하게, 어디를 자극하는지 정확하게 느끼면서 운동하는 것이 훨씬 더 중요해요. 몸이 아프거나 힘들다면 무리하지 말고, 개인이 불편하지 않은 선에서 운동하도록 해요.

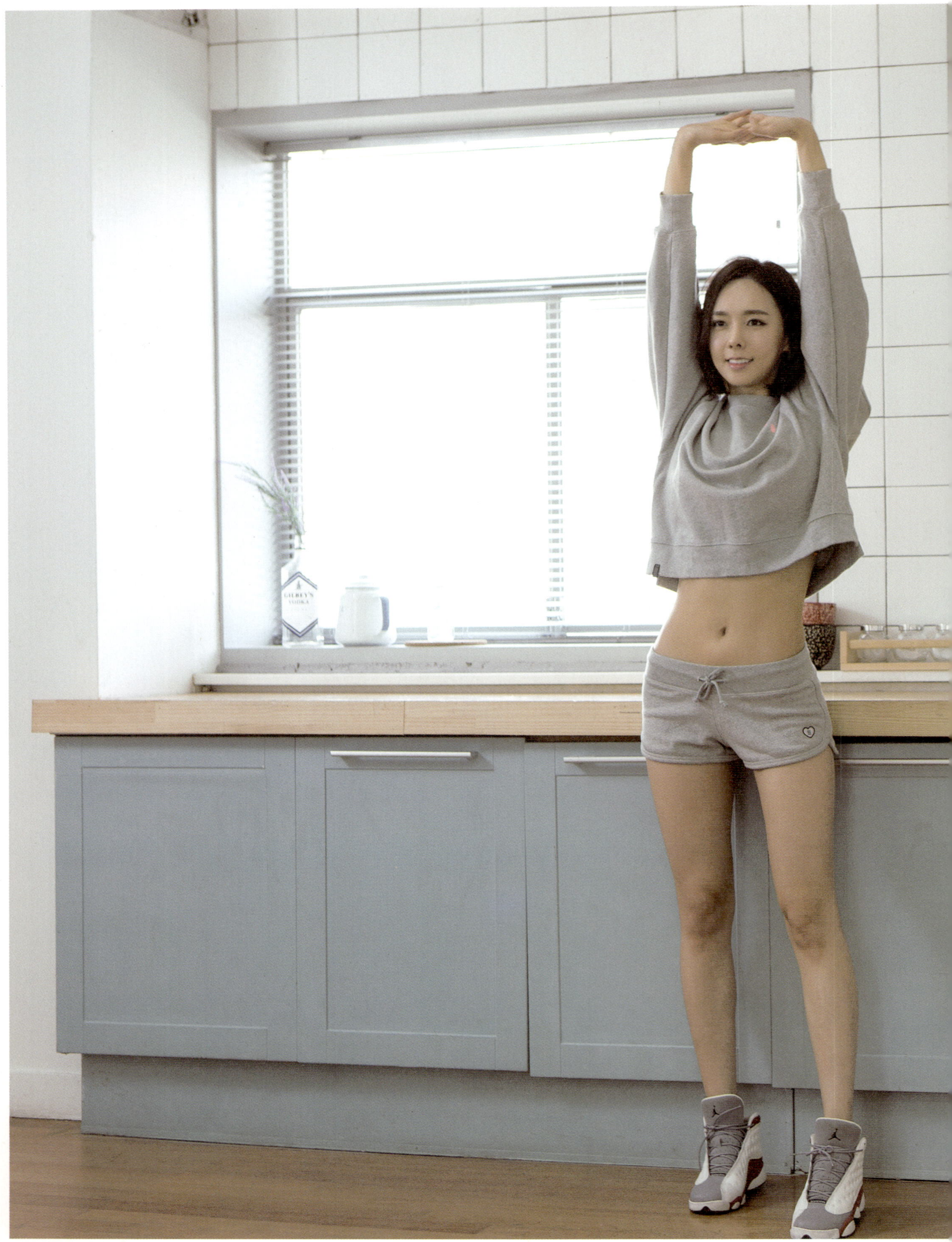

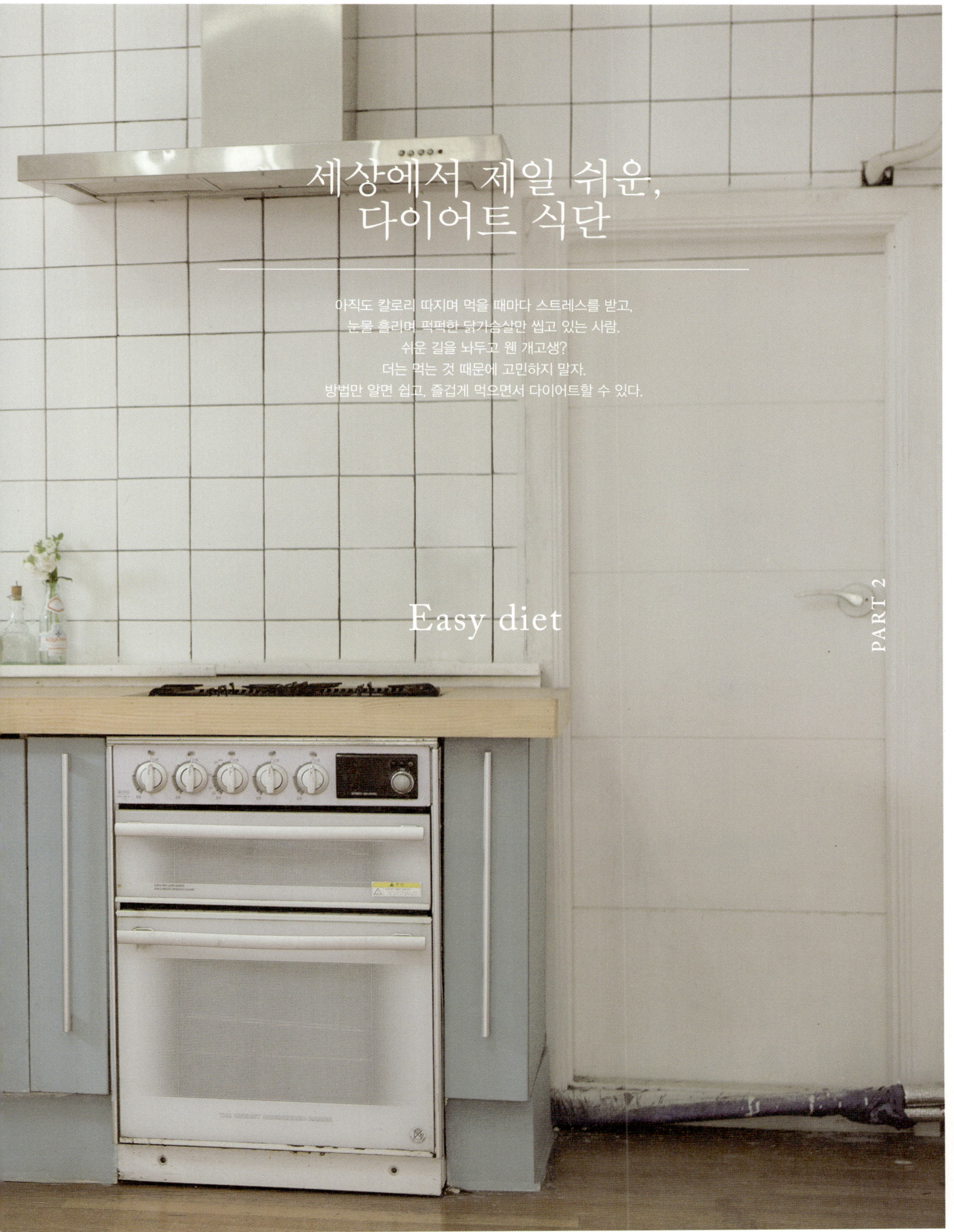

세상에서 제일 쉬운,
다이어트 식단

아직도 칼로리 따지며 먹을 때마다 스트레스를 받고,
눈물 흘리며 퍽퍽한 닭가슴살만 씹고 있는 사람.
쉬운 길을 놔두고 웬 개고생?
더는 먹는 것 때문에 고민하지 말자.
방법만 알면 쉽고, 즐겁게 먹으면서 다이어트할 수 있다.

Easy diet

PART 2

천기누설,
'1 탄수화물+1 단백질' 공식

다이어트를 결심하면 무엇부터 시작하나요? 운동도 운동이지만, 보통은 가장 쉬운 먹는 것부터 조정하죠. 이런 경우 대표적인 식사 패턴이 있는 것 같아요.

첫째 무조건 굶는다. 그리고 며칠 뒤 폭식한다.

둘째 얼마나 먹었는지 칼로리를 계산하며 먹는다. 그리고 며칠 뒤 스트레스로 자폭하고 폭식한다.

셋째 끼니마다 닭 가슴살로 된 식단을 먹는다. 그리고 며칠 뒤 1년간 닭 가슴살은 보기도 싫다고 선언하고 폭식한다.

다이어트 식단에는 공식이 있어요. 이 공식대로만 하면 세상에 허락된 음식을 다 먹으면서 다이어트할 수 있어요. 연산과 루트를 남발하는 수학 공식, 떠올리지 마세요. 복잡한 칼로리 계산도 필요 없고요, 퍽퍽한 닭 가슴살만 먹어야 할 이유도 없죠. 좋아하지도 않는 음식을 먹으며 세상의 모든 불행을 다 안은 것처럼 비극적으로 다이어트할 이유가 없단 말이에요. 공식만 안다면 말이죠. 공식이 뭐냐고요? 그 비밀의 공식은 바로 '1 탄수화물+1 단백질'이에요. 끼니마다 탄수화물 한 가지와 단백질 한 가지를 반드시 '같이' 먹되, 양을 절반(½)으로 줄이는 방법이에요. 탄수화물과 단백질의 종류는 뭐든지 상관없어요. 예를 들면 다음과 같아요.

아침

잡곡밥 ½공기
연어구이 반 토막
밑반찬

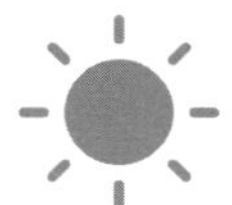

점심

현미밥 ½공기
두부부침 반 모

저녁

백설기 100g
닭 가슴살 반 토막
방울토마토(많이 먹어도 됨)

어떤가요? 충분히 판타스틱하죠? 빵, 떡, 쇠고기, 돼지고기, 감자 가릴 필요 없어요. 그냥 탄수화물 식품군, 단백질 식품군에서 좋아하는 음식을 한 가지 골라 먹으면 돼요. 단백질에 닭 가슴살만 있나요? 쇠고기, 돼지고기, 오징어, 달걀, 연어, 두부, 기타 등등 포털 검색창에 단백질 음식이라고 치면 수십 가지가 주르륵 뜨잖아요. 그중에서 좋아하는 재료를 골라 먹는 거예요. 탄수화물도 마찬가지예요. 쌀밥도 있고, 현미밥도 있고, 잡곡밥도 있고, 감자, 고구마, 빵, 떡 등등 많잖아요.

물론 패스트푸드나 기름지고 자극적인 음식을 자유롭게 먹으라는 소리는 아니지만, 울며 겨자 먹기로 좋아하지도 않는 닭 가슴살만 주구장창 먹으며 억지로 제한할 필요가 없다는 말이에요. 단, 탄수화물과 단백질 중 한 가지만 먹어서는 안 되고, 양을 절반으로 줄여야 해요. 밥이라면 ½공기, 닭 가슴살이라면 반 토막, 생선도 반 토막만 먹으라는 거죠. 양만 절반으로 줄이면 양심에 가책 받지 않고 이것저것 먹어도 돼요(단, 탄수화물은 단백질보다 약간 적게 먹는 것이 좋아요).

총 칼로리? 따지지 마세요. 고구마 칼로리가 어떻게 되지? 볶음밥 칼로리는? 국수는? 닭 가슴살만 먹어야 하나? 돼지고기를 먹어도 될까? 이런 걱정 때문에 다이어트 식단이 어려워지고, 나중에는 '에라, 모르겠다'라는 자포자기하는 심정으로 항상 습관화되어 있는 짜장면, 치킨, 피자 같은 음식에 손을 뻗게 되는 거예요. 칼로리에 목맬 필요가 전혀 없어요.

햇반을 먹겠다? 그럼 전자레인지에 돌리세요. 그리고 반만 먹는 거예요. 닭 가슴살을 먹겠다? 그럼 좋아하는 방법으로 한 조각을 요리하세요. 닭 가슴살을 삶거나 오븐에 구워서만 먹지 말고 카레, 볶음밥, 볶음탕, 샐러드, 샌드위치 등 좋아하는 요리로 만들어 먹으세요. 양념을 해도 몸에 크게 영향을 미치지는 않거든요. 먹는 것 자체에 포커스를 맞추고, 그걸 습관화하는 거예요. 그리고 반만 먹으세요. 무조건 반, 반이 중요해요.

삼박자가 착착!
식단 짜는 재미, 먹는 행복함
살 빠지는 즐거움

많은 사람이 "다이어트 식단 좀 짜주세요."라는 주문을 해요. 하지만 식단을 짜달라는
건 지킬 수 없는 걸 요구하는 것과 같아요. 혹시 '이것 봐. 이렇게 어려운 걸 시키니까 내
가 계속할 수 없잖아'라거나 '짜주는 대로 먹었는데도 살이 안 빠져'라는 핑계를 대고 싶
은 것은 아닌지 생각해보세요. 계속 남에게 의지해서는 결코 다이어트에 성공할 수 없
어요. 스스로 식단을 짜야 해요. 그렇게 스스로 만든 식단을 습관화하고, 최대한 자유롭
게 먹으면 스트레스 받을 일이 없어요. 이 공식대로라면 다이어트를 하면서 먹고 싶은
걸 못 먹는다고 할 핑계도 사라지겠죠?

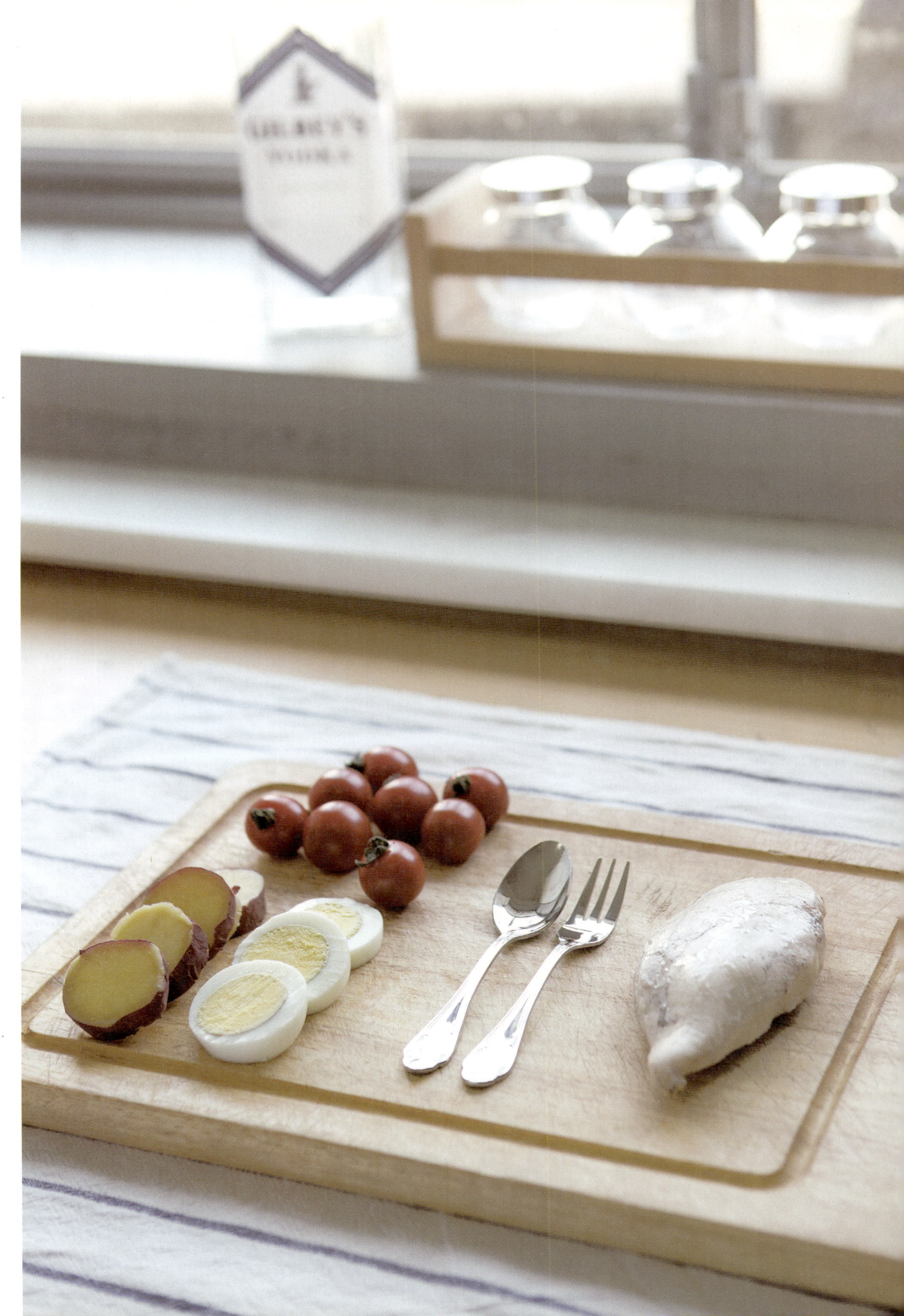

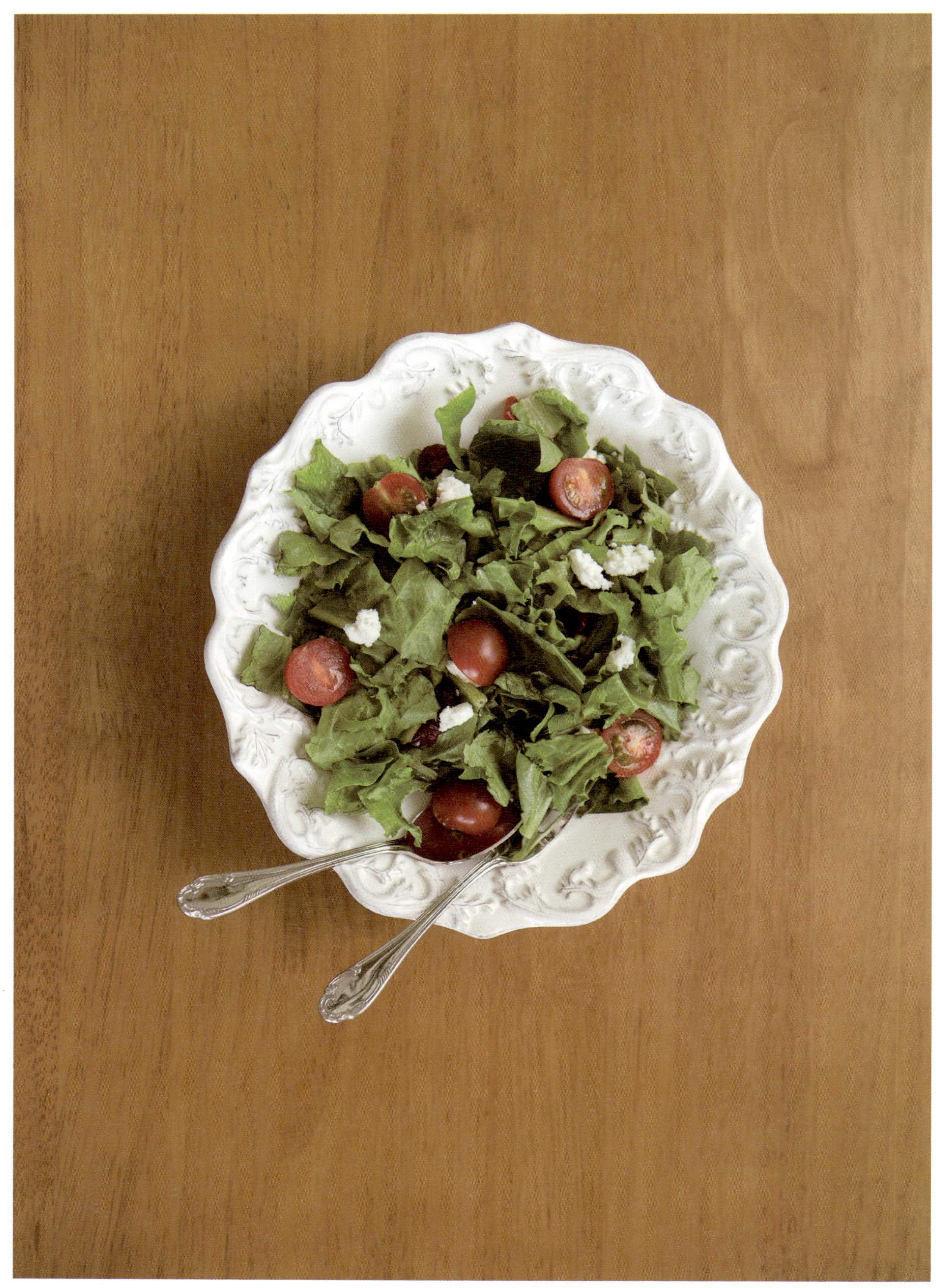

지옥행 억지 다이어트 vs. 황홀한 천국행 다이어트

다이어트 하면 가장 먼저 떠오르는 게 뭔가요? 배고픔, 허기, 운동, 지옥, 스트레스, 실패, 괴로움, 좌절 등등 이런 비슷한 단어들 아닐까요? 슬프게도 어떤 것도 모두 가혹한 단어들이에요. 이런 우중충한 단어를 행복, 즐거움, 기쁨, 만족, 충만, 설렘 같은 단어로 바꿀 수는 없을까요?

다른 건 모르겠지만, 다이어트하면 배고픔은 각오해야 할 필요가 있어요. 그런데 이 각오가 넘쳐서인지 다이어트를 'die eat'으로 생각하는 사람들이 많은 것 같아요. 죽기 아니면 까무러치기라는 식으로 굶기부터 하는 사람, 욕심이 많거나 무모하거나 둘 다이거나가 아닐까 싶어요. 이건 처음부터 목표 설정이 잘못된 거예요. 다이어트는 예뻐지자고 하는 거잖아요. 자기 돈 들여가며 스스로 몸을 망쳐서는 안 돼요. 다이어트할 때는 다이어트를 하지 않을 때보다 더 잘 먹어야 해요. '많이'가 아니라 '잘' 먹어야 해요. 잘.

제게도 콤플렉스가 하나 있어요. 근육이 잘 안 붙는 체질이라는 거예요. 부럽다고요? 아니 될 말씀. 전 직업이 피트니스 모델이잖아요. 아무리 운동을 해도 근육이 안 생기는 건 '폭망'이에요. 하루에 3~4시간씩 운동을 하는데도 왜 근육이 안 생기는 건지 원인을 찾아봤어요. 이유를 알아야 내 몸이 변하니까 열심히 찾아봤죠.

결론적으로 공복 시간이 길었던 거예요. '1 탄수화물 + 1 단백질' 공식에 비타민과 기타 영양소를 더해 식단 자체는 잘 구성해서 먹었지만, 몸매를 유지해야 한다는 생각에 아침을 먹고, 점심을 건너뛰고, 저녁을 먹는 패턴을 유지했거든요. 2끼로 하루를 버텼던 거죠. 보통은 탄수화물이 에너지로 쓰이는데, 영양 상태가 부실한 상태에서 운동을 하니 단백질을 가져다 써버리고, 단백질이 부족하니 당연히 근손실이 일어날 수밖에 없었던 거죠. 결국 저도 영양 습관이 엉망이었던 거예요.

지금은 잘못을 깨닫고 체계적으로 아침, 점심, 저녁, 간식 2회 총 5끼를 챙겨 먹어요. 먹기 싫어도 억지로 챙겨 먹어요. 밥을 먹기 싫으면 주스라도 챙겨 먹어요(단당류는 가장 빨리 몸에 흡수된답니다). 그리고 달걀 3개를 삶아서 흰자는 모두 먹고 노른자는 1개만 먹어요. 이렇게 먹으면서 운동하니 몸은 충족되고, 들어갈 데는 들어가고 나올 데는 나오니 몸매가 더 좋아졌다는 소리를 듣고, 기분이 좋은 선순환이 되는 거죠.

"식단대로 하려니 허기가 져요."

평소 많이 먹는 사람이 양을 확 줄이면 당연히 배가 고파요. 그럴 땐 끼니를 나눠서 먹으면 돼요. 공복감이 사라지도록 하루 3끼를 먹는 게 아니라 간식을 포함해 5~6끼 나눠서 먹는 거예요.

체중이 80~90kg이 아닌 이상 보통 사람에게 필요한 단백질 양은 '1kg=1g'이에요. 예를 들어, 몸무게가 50kg라면 하루에 필요한 단백질은 50g이에요. 이걸 끼니마다 10g씩 나눠 먹는 거예요. 만약 내가 60kg이면 하루 필요한 단백질 양은 60g이겠죠? 그럼 그걸 자신의 체중에 맞게 끼니를 나눠 해결하는 거예요. 닭 가슴살 100g에는 단백질이 20~25g 정도 포함되어 있으니, 반으로 나누면 대략적으로 10~12g 정도예요. 그래서 한 끼에 닭 가슴살 반 조각이면 충분하다고 이야기하는 거랍니다(남자는 한 조각을 전부 먹어야 해요). 이것저것 계산하기 귀찮으면 그냥 하루 4~5끼, 먹을 때마다 반만 먹으면 돼요. 종류는 밥을 먹든, 떡을 먹든 뭘 먹어도 상관없어요. '1 탄수화물 + 1 단백질' 공식만 지킨다면요. 행복하지 않나요? 앞에서 제안한 3끼에 간식 2회를 넣어 짜볼게요.

 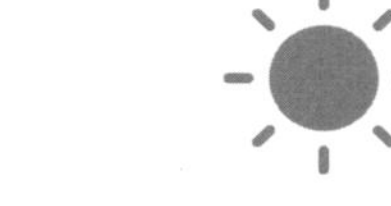

아침	간식	점심	간식	저녁
잡곡밥 ½공기	식빵 1조각	현미밥 ½공기	고구마 1개	백설기 100g
연어구이 반 토막	견과류 1줌	두부부침 ½모	100% 유기농	닭 가슴살 반 토막
밑반찬			두유 1컵	방울토마토(많이 먹어도 됨)

이렇게 한 달, 두 달 먹다 보면 자연스럽게 살은 빠지게 되어 있어요. 평소보다 적게 먹고, 평소만큼 움직이는데 살이 안 빠질 수가 없죠(단, 케이크나 햄버거 같은 걸로만 식단을 구성하지 않는다는 전제예요).

다이어트를 하면 푸석푸석해지는 것이 아니라 반짝반짝 빛이 나야죠. 그러기 위해서는 이 공식을 반드시 기억하고 애정할 필요가 있어요. 이 공식을 따라하다 보면 식단이 습관화되고, 습관이 되면 살이 빠지고, 살이 빠지면 몸이 건강해지고, 몸이 건강해지면 어느 순간 먹고 싶은 욕구도 사라지고, 절제하는 능력이 자연스레 생기게 될 거예요. 다이어트는 결코 지옥 같은 경험이 아니라 건강과 아름다움을 주워 담을 수 있는 기회예요. 황홀한 천국이죠. 한번 맛보면 결코 잃고 싶지 않은, 그런 경험이 될 거예요.

다이어트 특훈, 먹으면서 식욕 컨트롤

"언니, PT^{Personal Training}할 때는 케이크나 초콜릿, 삼겹살처럼 단거나 기름진 건 아예 못 먹게 하던데요?"

못 하게 하면 더 하고 싶고, 못 먹게 하면 더 먹고 싶은 것이 사람 마음이죠. 트레이너가 이유 없이 상대를 괴롭히며 희열을 느끼기 위해서는 결코 아닐 거예요. 다이어트 초보자들은 유혹에 약할 수밖에 없어요. 그런 초보에게 '절제'의 힘을 길러주기 위해서 막는 거예요. 제 경우는 이미 경지에 오른 '고수'예요. 먹고 싶은 것이 있어도 가볍게 건너뛸 수 있고, 먹다가도 얼마든지 멈출 수 있어요. 연일 쏟아지는 TV 먹방을 봐도 얼마든지 무시할 수 있는 강단이 생겼어요.

식욕 컨트롤의 고수가 되기 위해서는 훈련이 필요해요. 먹을 것을 눈앞에 두고 이겨낼 수 있는 힘을 키우는 거죠. 그래서 PT를 할 경우엔 개인에 따라 한두 달 이상 음식을 자제시키며 스스로 조절하는 능력을 키워주는 거예요.

그러나 식욕을 억누르려고 발버둥 치면 칠수록 더 큰 역풍을 맞을 수도 있다는 것이 이 훈련의 함정이에요. 풍선 불기 게임 같다고나 할까요? 언제 터질지 모르는 불안감을 안고 살아야 한다는 거예요. 그러다 진짜 빵! 하고 터져버리면 곧바로 폭식, 요요로 이어지잖아요.

하지만 '1 탄수화물+1 단백질' 공식이라면 이런 걱정을 할 필요가 없어요. 실컷은 아니지만 먹고 싶은 것을 먹으면서 다이어트할 수 있으니까요. 만약 이 공식을 지키지 않고 탄수화물만 먹게 되면 이상적인 몸매가 만들어지지 않을 테고, 단백질만 먹으면 건강에 이상이 생길 수밖에 없어요. 단백질이 몸에 꼭 필요한 영양소이긴 하지만, 뭐든 과하면 독이 되는 법이니까요. 일반인보다 단백질을 몇 배나 더 먹는 바디빌더들의 건강이 별로 좋지 않은 건 단백질을 지나치게 많이 먹기 때문이에요. 그뿐 아니라 과도한 단식은 영양도 영양이지만 수분 손실을 불러일으키고, 지나친 카페인 복용은 이뇨 작용으로 몸이 지닌 미네랄과 아미노산까지 모두 빠지게 해요.

물론 지나치게 비만인 사람, 병적인 사람은 '1 탄수화물+1 단백질' 공식이 소용없어요. 절제가 안 되기 때문이에요. 이런 사람들은 FM대로 하는 것이 좋아요. 먼저 살을 뺀 다음 조금씩 먹는 걸 허용해야 하죠. 하지만 이 책의 독자는 대부분 3~5kg, 많게면 10kg를 빼는 것이 목적일 거예요. 그럼 자유롭게 먹어도 크게 문제될 게 없어요. 하지만 이렇게 자신에게 관대해지면서 양이 늘어나서는 곤란해요. 항상 이성을 지킬 것. 정신줄 꼭 잡고 있을 것. 이것만 지키면 된답니다.

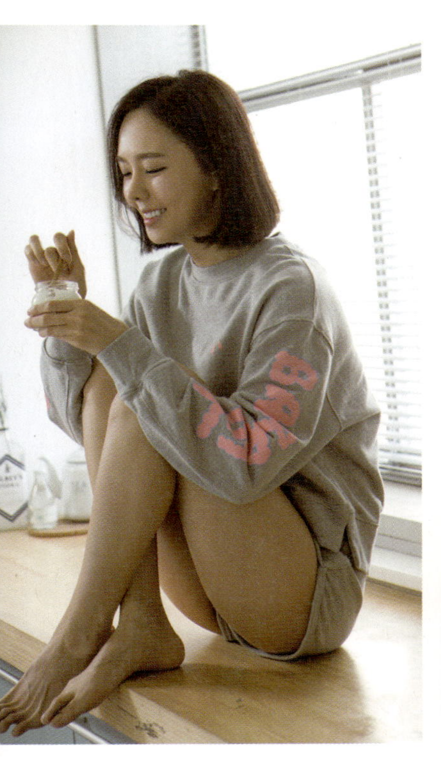
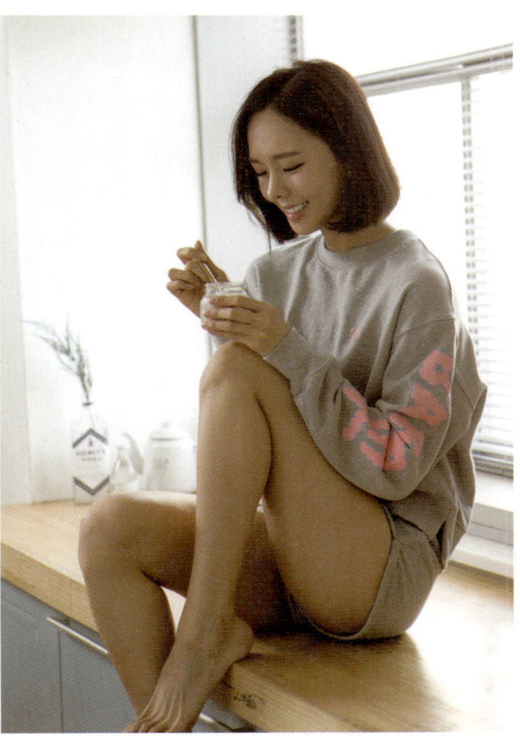
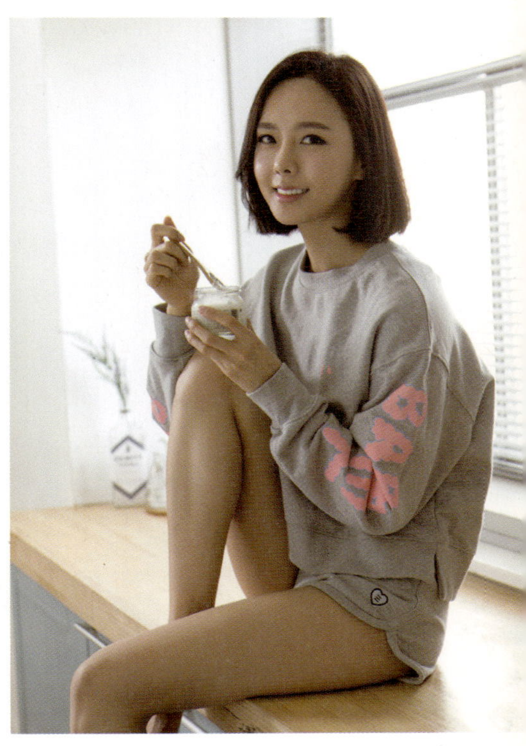

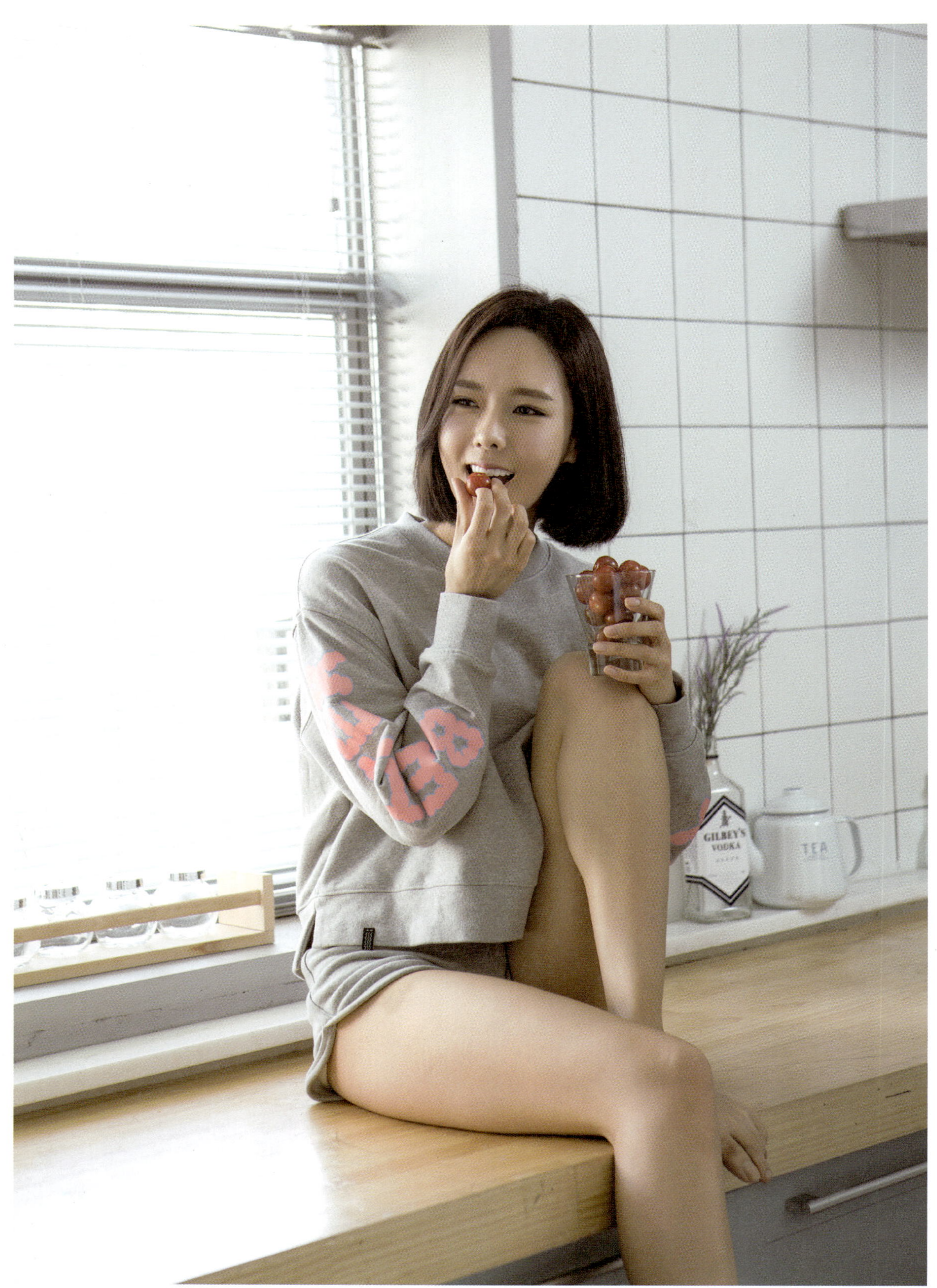

폭발하는 식욕,
참을 수 없다면 참지 마라

치즈가 죽죽 늘어나는 뜨거운 피자, 바삭 튀긴 치킨과 시원한 맥주, 입속에서 바로 녹는 짜릿한 단맛의 초콜릿, 솜처럼 폭신한 케이크, 씹는 식감이 최고인 족발. 다이어트의 적이지만 결코 포기할 수 없는 먹거리가 눈앞에서 계속 아른거린다면 일주일에 하루쯤은 흔쾌히 허락해주세요. 풍선이 터져버리기 전에요. 도저히 일주일은 못 기다리겠다 싶으면 사흘째 되는 날 제일 눈에 밟히는 음식 하나를 시키세요. 그리고 아주 조금 먹는 거예요.

피자가 먹고 싶은데 칼로리 때문에 대체 음식을 찾아 피자 소스를 바른 토스트를 먹는 어리석은 짓은 하지 마세요. 식욕이 분화구 근처에서 부글부글 끓어 넘치고 있는데 어설프게 이런 음식을 먹으면 오히려 스트레스만 받고 더 많이 먹게 되거든요. 차라리 제일 맛있는 음식을 먹고 충분히 죄의식을 느끼는 편이 나아요. 일단 음식이 입으로 들어가면 마음이 진정되면서 자연스럽게 손이 멈출 거예요. 남은 음식은? 일단 냉동실에 넣어두었다 사흘 뒤에 다시 먹으세요. 하지만 아마 식욕은 이미 사라져 있을 거예요. 간절할 때 먹었기 때문에 식욕도 떨어진 상태인데다 며칠 지난 음식이기 때문에 맛도 덜하겠죠.

이렇게 조금씩 훈련하다 보면 나중에는 가끔 당길 때만 먹고, 자주 먹지 않는 힘이 길러질 거예요. 내 몸이 변하고, 살이 빠지고, 예뻐지는데 그때는 먹으라고 해도 안 먹게 될 거예요.

죽기 살기로 다이어트에 도전하지 말고, 세상의 맛을 야금야금 즐기면서 천천히 도전하세요. 쉽게 달궈진 철이 금세 식어버리잖아요. 굶고 폭식하기를 반복하기보다 세상의 아무것도 포기하지 말고, 모든 것을 누리면서도 다이어트할 수 있어요. 즐겨야죠. 얼마나 소중한 인생, 젊음인데.

기억력보다 손을 믿어라, 다이어트 일기

사람의 뇌는 참 재미있어요. 뱀껍질무침, 발롯(부화하기 직전의 오리알을 삶은 요리), 양머리 요리, 카르마르주(일명 구더기 치즈), 말 요리 등 먹어보지 못한 음식에 대해서는 기대감은커녕 혐오감을 느끼지 않으면 다행이지만, 피자, 치킨, 김치찌개, 떡볶이, 삼겹살, 돈가스, 라면 등 먹어본 음식은 보기만 해도 입안에 침이 가득 고이잖아요(물론 좋아하는 음식에 한해서지만). 사람도 결국 '파블로프의 개'인 셈이죠. 이미 요리의 맛이 뇌 주름 사이에 깊이 새겨져 있거든요. 그래서 어떤 때는 안 된다는 걸 알면서도, 어떤 때는 아무 생각 없이 무의식적으로 손이 나가기도 할 거예요. 먹고 나서 후회하는 일을 반복하지 않으려면 뇌를 전적으로 믿어서는 안 돼요.

사람의 뇌는 인공지능 컴퓨터를 이기기도 할 만큼 정확하지만, 똑같은 크기의 물체를 두고도 서로 다르게 느끼는 착시 효과를 일으킬 만큼 멍청하기도 해요. 그러니까 다이어트를 할 때 무엇을 먹었는지 기억에 의지하는 건, 춥다는 걸 알면서도 겨울 바다에 뛰어드는 것처럼 정말 어리석은 짓이에요. 무의식중에 입에 넣은 초콜릿 한 조각, 사탕 하나까지 뇌가 일일이 기억하지 않거든요.

"전 먹지도 않는데 살이 쪄요." 하는 사람이든, "전 많이 먹는데도 살이 안 쪄요." 하는 사람이든 일주일 동안 먹은 걸 하나도 빼놓지 않고 써보라고 해보세요. 살이 찐 사람은 살이 찔 만큼 먹고, 살이 안 찌는 사람은 살이 안 찔 정도로만 먹어요. 본인은 아니라고 부인하지만 써보면 적나라하게 드러나요. 거짓말을 한 게 아니라 제멋대로 기억 장치를 가동시킨 뇌 탓이에요.

다이어트 성공을 열망한다면 '기록'은 반드시 필요해요. 다이어리를 장만해 손으로 하나하나 꼼꼼하게 쓸 필요도 없어요. 밤에 잘 때도 손에서 놓지 않는 스마트폰이 있잖아요. 먹는 즉시 입력하세요(칼로리는 다이어트 앱이 알아서 계산할 거예요). 하루 일과를 끝내고 그걸 보면서 오늘은 단백질을 빼먹었네, 탄수화물을 너무 많이 먹었구나, 반성도 하고 새로운 목표도 세우는 거죠.

음식 70%, 운동 25%, 타고난 습관 5%

다이어트 성공은 이 세 가지를 어떻게 컨트롤하느냐에 따라 달라진다고 해요. 매일 피자나 햄버거 같은 패스트푸드만 먹거나 아무것도 먹지 않고 쫄쫄 굶는 극단적인 사람을 제외하고 보통 사람은 매일 일정한 양의 음식을 먹어요. 사람마다 차이가 있지만, 그 편차는 아무리 커도 10~15%를 넘지 않을 거예요. 운동은 어떤가요? 아예 하지 않거나 열심히 하는 사람, 즉 0~25%로 차이가 무려 25%나 나요.

식단에 대해 이야기했지만, 결국 어느 하나만 가지고서는 다이어트에 성공할 수 없어요. 그러므로 스스로 식단을 짜고, 다이어리를 쓰고, 적절하게 운동하면서 자신이 원하는 이상적인 몸을 찾아가는 거예요. 만약 저처럼 말라 보이지만 속은 탄탄한 작은 근육을 원한다면 식단 조절을 하면서 무겁지 않은 덤벨 2~3kg으로 운동하는 거죠. 그러면 건강하면서도 섹시한 몸을 가질 수 있을 거예요.

만약 "아, 귀찮아요. 이걸 어떻게 매일 해요." 하는 사람이 있다면 밥상을 차려서 숟가락으로 떠먹여줘도 씹는 게 귀찮다고 할 사람이에요. 지금까지 다 차린 밥상 앞에서 맛이 있다 없다 투정만 부렸던 건 아닌지, 의사가 처방한 약을 제때 먹지도 않으면서 약이 효과가 있네 없네 의사 탓만 했던 건 아닌지 반성해보세요. 결국 내 몸에 가장 좋은 그리고 유일한 주치의는 나일 수밖에 없어요. 나머지는 응원하고, 위로하고, 꾸짖고, 격려하는 들러리일 뿐이에요. 어렵다고 생각하면 어렵고, 쉽다고 생각하면 쉬워요. 그러니까 지금부터 부정적인 생각은 버리고, 긍정의 생각을 갖도록 하세요. 그리고 콧노래를 부르며 흥겨운 마음으로 식단부터 짜볼까요!

단백질 식품군 1끼 섭취량

단백질 식품	1끼 섭취량	단백질 함유량
닭 가슴살	50g	10~12g
오리고기	100g	18g
쇠고기안심	50g	10~11g
돼지고기안심	100g	14g
돼지고기등심	50g	10~11g
돼지고기목살	50g	10~11g
참치캔	50g	13~14g
달걀흰자	3개	12~16g
연어	50g(반 토막)	10~15g
꽁치	100g	12~13g
과메기	50g	15g
새우	100g	19g
가리비	100g	17g
오징어	100g	18g
두부	½모	10~15g

탄수화물 식품군 1끼 섭취량

탄수화물 식품	1끼 섭취량
고구마	100g
사과	1개
바나나	1개
현미밥	½공기
감자	중간크기 2개
오트밀	½밥공기
떡	100g
호밀빵	1장
단호박	¼조각

그녀들만의 비밀, 아름다워지는 매일 습관

모든 것을 다 잘할 수는 없다.
무엇이든 나만의 것으로 만들어 습관화시키는 것이 중요하니까.
셀러브리티들이 털어놓는 나만의 습관.

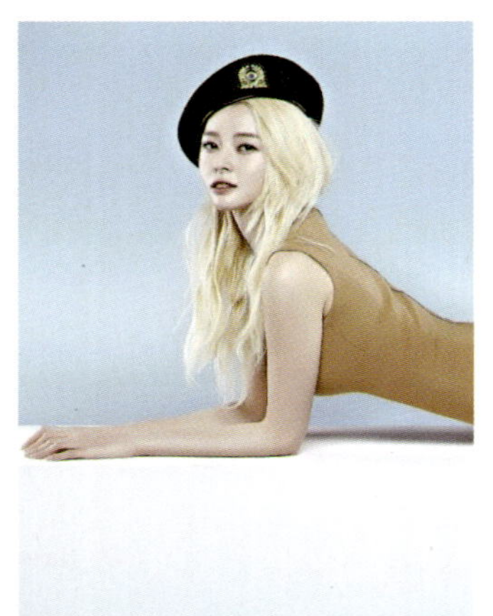

나라

(헬로비너스, 가수)

특별한 건 없어요. 아침에 일어나자마자 차가운 물을 한 잔 마시고요, 평소에도 물을 많이 마시려고 노력해요. 그리고 자기 전에는 얼굴과 온몸에 코코넛 오일을 듬뿍 발라줘요. 그러면 피부가 부드러워진답니다.

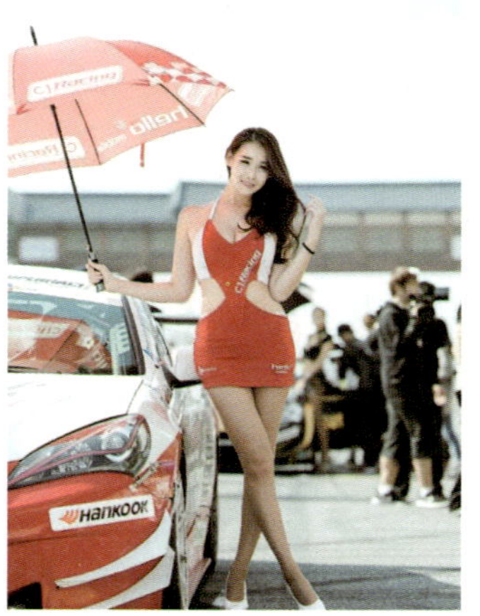

이효영

(레이싱 모델)

운동도 중요하지만 식단을 조절하지 않으면 큰 효과가 없는 것 같아요. 큰 행사를 앞두고는 탄수화물이나 밥 대신 두부나 달걀로 대체해서 먹고, 꼭 먹고 싶은 음식이 있으면 한입 맛만 보고 참는 편이에요. 운동은 특별히 헬스장을 가서 하기보다 줄넘기 3,000개로 대신하고요, 스케줄 없는 날, 가까운 산이나 공원을 두세 시간 걸어요.

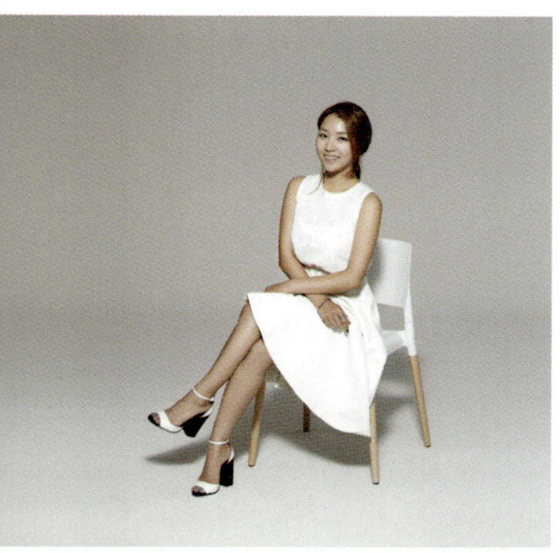

김규리

(前 잡지기자, 現 디톡스주스 주스토닉 대표)

불규칙한 생활 패턴 때문에 엉망이 된 몸을 바로잡기 위해 시작한 것이 바로 '주스 클렌즈'예요. 아침에는 디톡스가 되는 야채주스, 나른하고 피곤한 점심에는 비타민 주스, 저녁(혹은 자기 전)에는 피부와 항산화에 좋은 안티에이징 주스를 마셔요. 처음에는 공복감을 느꼈지만, 피부톤이 한결 맑아지고 몸이 개운해지는 것을 느낀 뒤 지금은 자연스럽게 몸에서 해로운 것은 멀리하고 있어요.

지해수

(작가, 뮤지컬 배우)

솔직히 매일 운동하지는 못해요. 하지만 꼭 지키려고 노력하는 건 한 가지 있어요. 꾸준한 스트레칭과 저염식 습관이에요. 나트륨을 아예 안 먹는 건 아니지만, 최대한 줄이기 위해 국물을 포기했어요. 짜게 먹으면 과식은 물론 부종형 비만이 되기 쉬우니까요! 그렇지만, 평양냉면 국물만은 포기할 수 없다니까요!

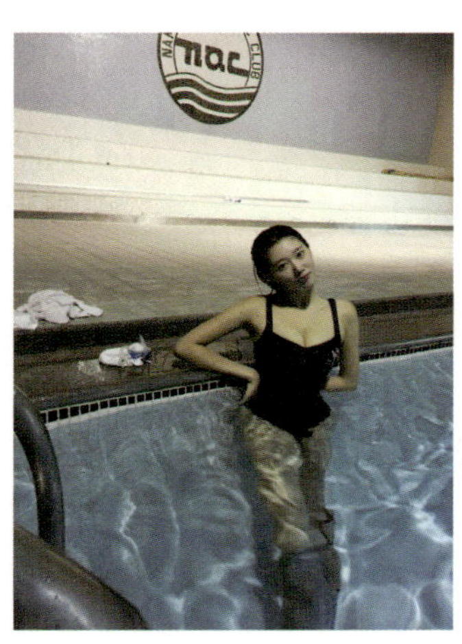

김수연

(패션브랜드 'MiMixiu' 디자이너)

불규칙한 스케줄에 쫓기는 디자이너란 직업 특성상 규칙적인 식습관을 가지기는 참 어려운 것 같아요. 그래서 최대한 야식은 피하고 아침 점심 저녁 세끼를 정확한 시간에 맞춰 먹으려고 노력해요. 리듬이 깨지면 폭식하기 쉽고, 야식이 당기기 마련이니까요.

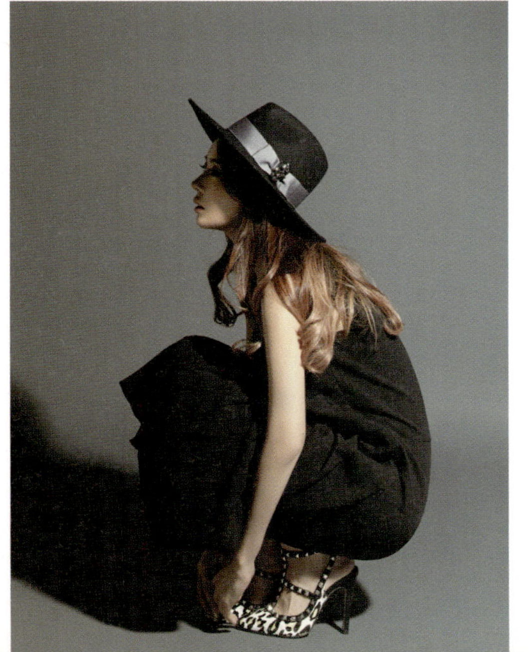

다이어트 24시

하루 24시간, 우리가 운동할 수 있는 기회는 수없이 많다.
이 많은 기회 중에서 당신이 놓치고 있는 시간은?

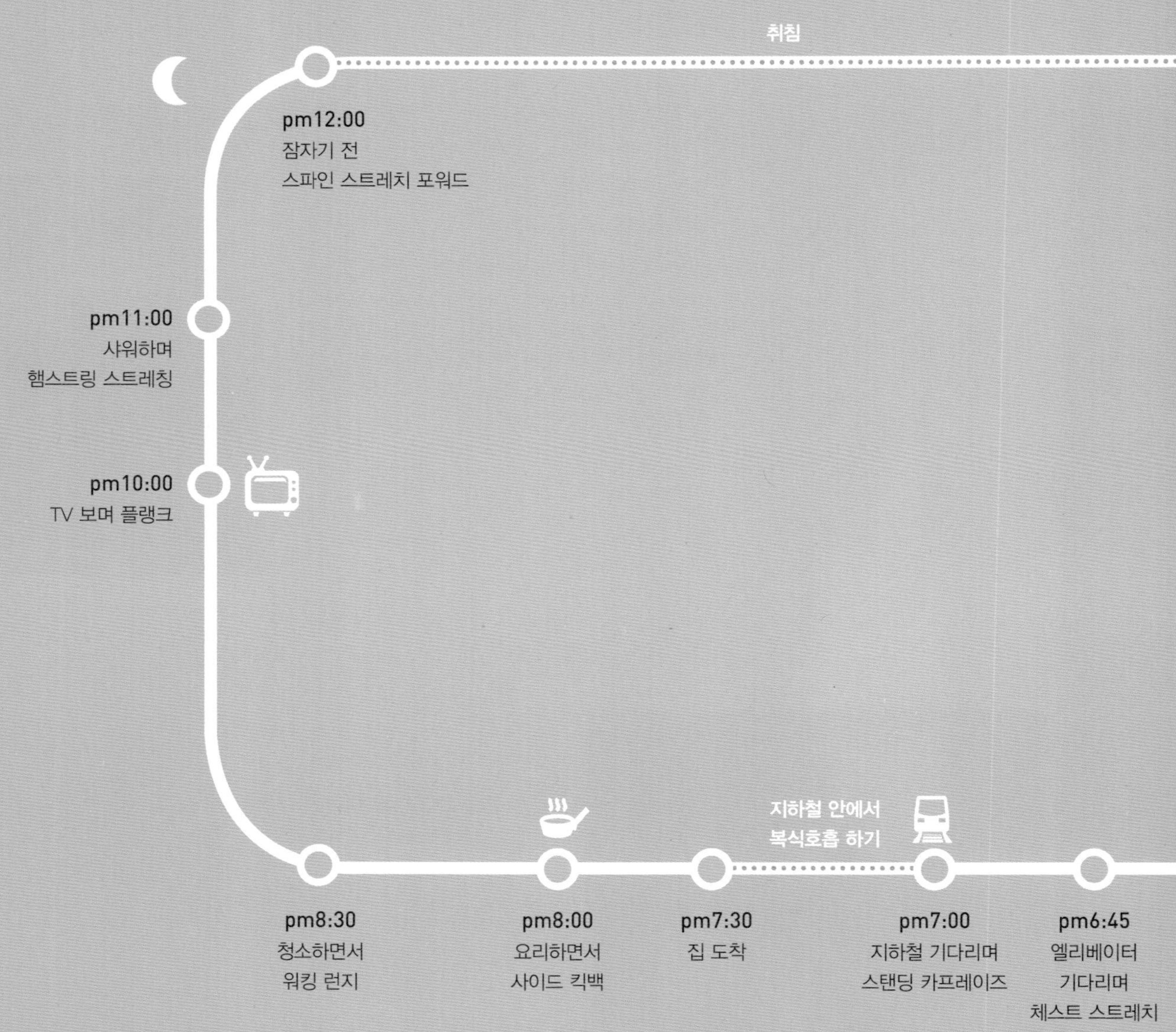

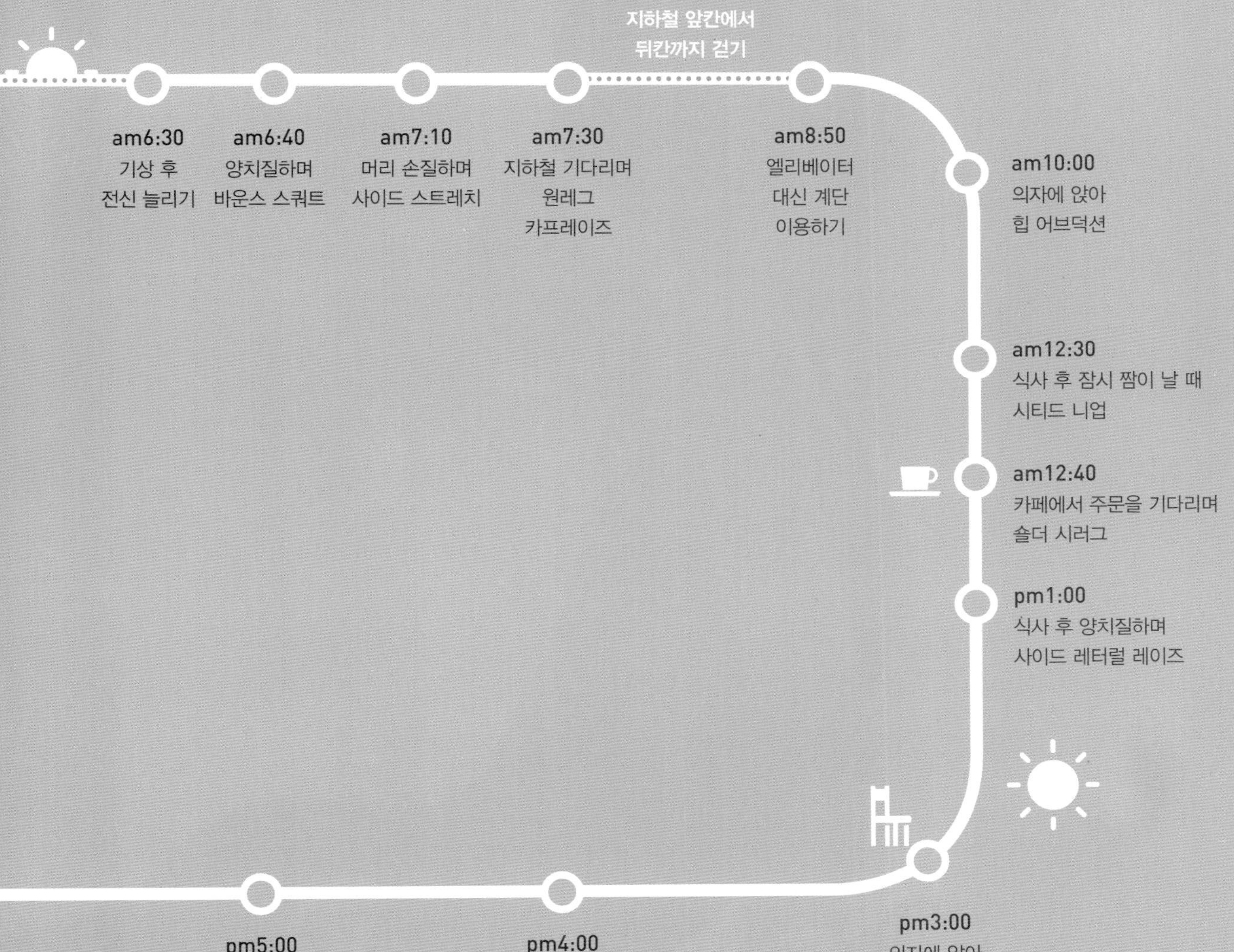
지하철 앞칸에서
뒤칸까지 걷기

am6:30
기상 후
전신 늘리기

am6:40
양치질하며
바운스 스쿼트

am7:10
머리 손질하며
사이드 스트레치

am7:30
지하철 기다리며
원레그
카프레이즈

am8:50
엘리베이터
대신 계단
이용하기

am10:00
의자에 앉아
힙 어브덕션

am12:30
식사 후 잠시 짬이 날 때
시티드 니업

am12:40
카페에서 주문을 기다리며
숄더 시러그

pm1:00
식사 후 양치질하며
사이드 레터럴 레이즈

pm3:00
의자에 앉아
체어 바이시클

pm4:00
탕비실에서
복사하며
월 푸시업

pm5:00
화장실에서
암 바운스

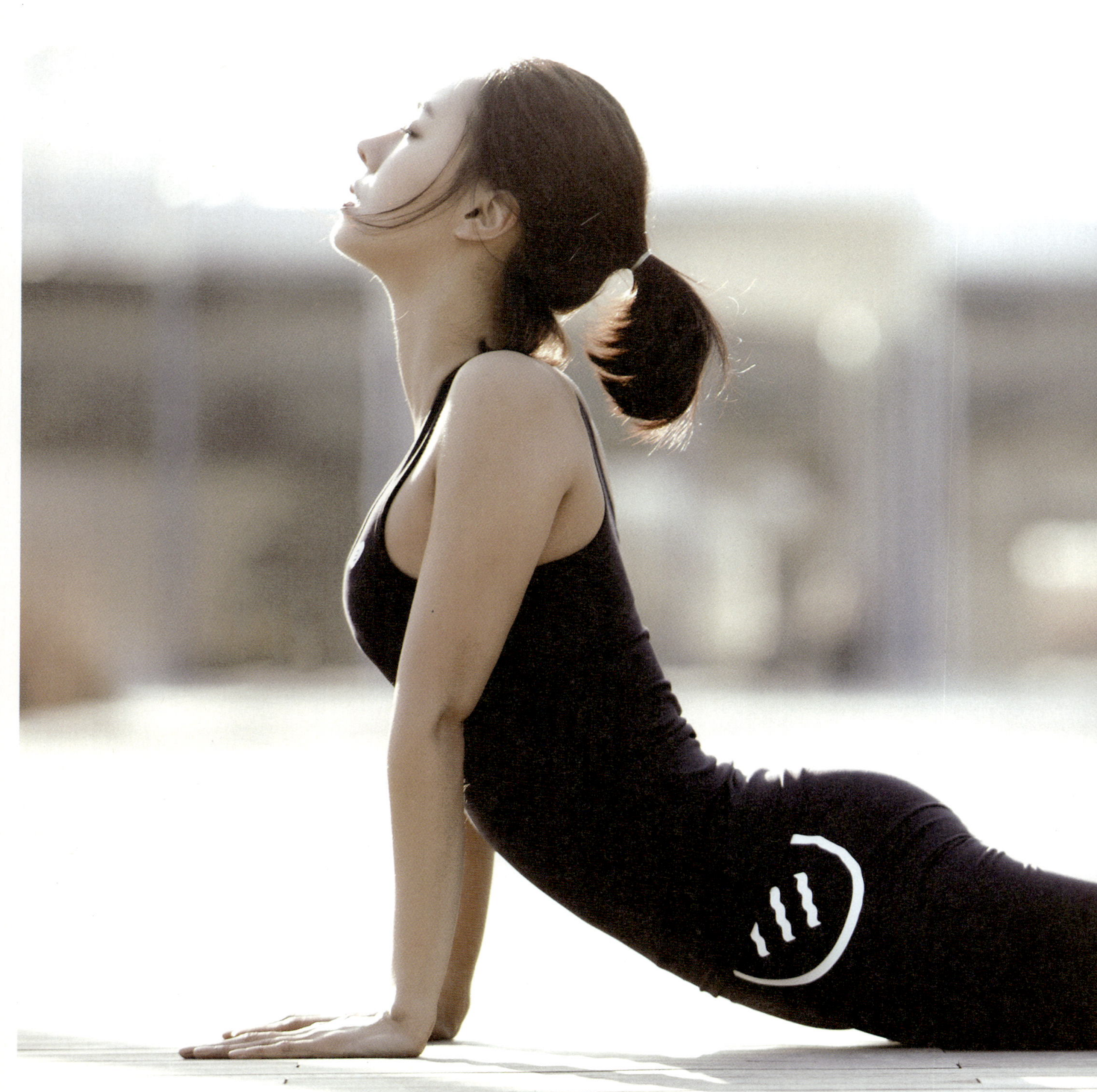
사진 제공 ⊜ BARREL

시작이 완성이다!
365 습관 다이어트

'운동을 해야 하는데…', '다이어트를 해야 하는데…', '그만 먹어야 하는데…' 생각은 그만!
입으로 하는 핑계도 그만! 몸으로, 행동으로 시작해야 할 때다.

Are you ready?

PART 3

"아침 5분으로
하루가 새로운 방향으로
턴할 거야!
시작이 가뿐해야지!"

원활한 혈액순환은 다이어트 제1의 조건이에요. 뜨거운 피가 몸속을 잘 돌아야 살이 찌지 않거든요. 굳어진 몸으로 뻣뻣하게 움직이지 않으려면 일어나자마자 간단하게 스트레칭을 하세요. 창가로 비치는 햇살을 받으며 상쾌하게 일어나 그윽한 모닝커피 한잔으로 향기 있는 아침을 맞고 싶다는 상상만 하지 말고 일어나세요. 당신이 이불 속에 얼굴을 파묻고 있는 동안, 누군가는 스쿼트 30개를 하면서 예뻐지는 노력을 하고 있어요.

전신 늘리기

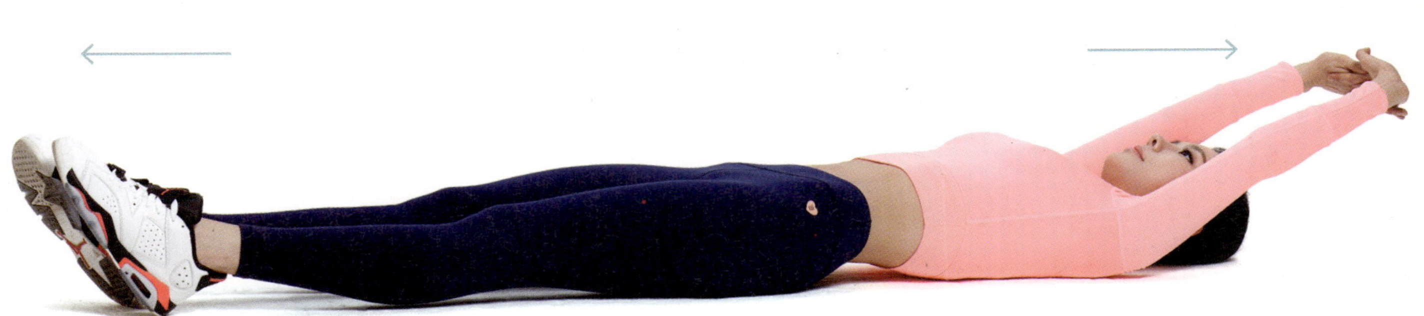

양손을 깍지 끼고 위로 기지개를 켜듯 팔을 머리 위로 올리고, 다리는
아래로 천천히 쭉 뻗어 늘린다. 근육이 이완되는 것을 느끼며 5~10초
정도 몸을 늘린 상태에서 자연스럽게 호흡한다.

무릎 가슴으로 당기기

> 66 고관절, 허리, 힙에 효과적이며, 특히 허리 통증이
> 있는 사람들에게 좋은 스트레칭이에요. 몸의
> 부기를 제거하고 몸을 편안하게 만들죠. 만약
> 통증이나 경련이 일어나는 경우에는 한 다리씩
> 천천히 하세요. 3회 이상 반복하세요. 99

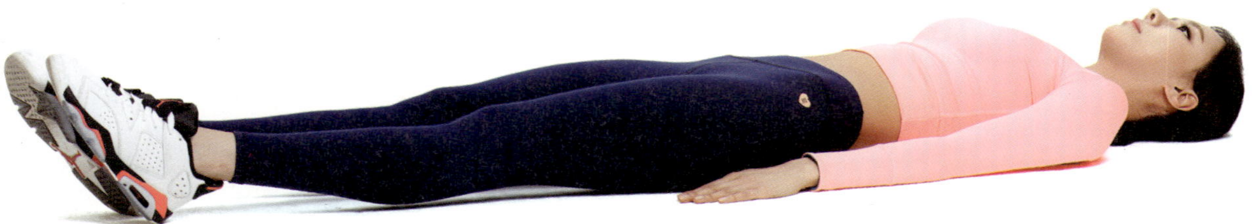

1 반듯하게 천장을 보고 누워 양팔을 엉덩이 옆에
가지런히 놓는다.

2 양 무릎을 양손으로 잡고 가슴 쪽으로 당긴다.
무릎을 당길 때 허리와 엉덩이 뒤쪽이 충분히 이
완되는지 느낀다. 무릎이 코끝을 향한다고 생각
하면 좀더 쉽다. 5~10초 정도 정지 후 다리를 원
래 위치로 되돌린다.

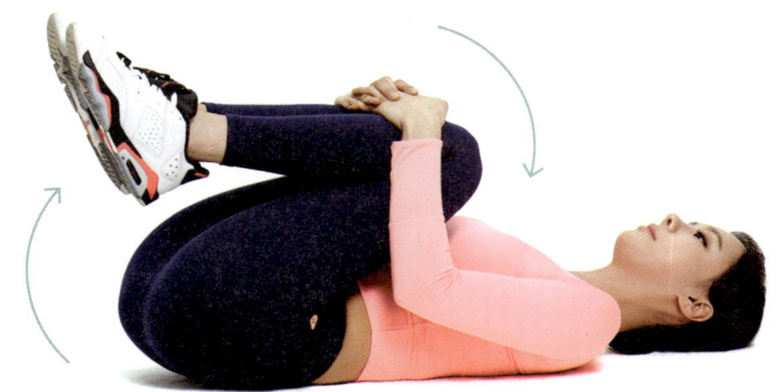

Check Point 엉덩이는 약간 들어 올리되, 허리
가 바닥에서 떨어지면 안 된다. 어깨와 목에 힘을 빼
고 어깨가 올라가거나 웅크려지지 않도록 주의한다.

스완

> 몸 뒤쪽 근육을 자극해 어깨나
> 등, 허리 통증을 완화하고 척추를
> 강화해 바른 자세를 만들어요.
> 이렇게 간단한 동작만으로도 등에
> 살이 찌는 걸 막을 수 있어요.
> 3회 이상 반복하세요

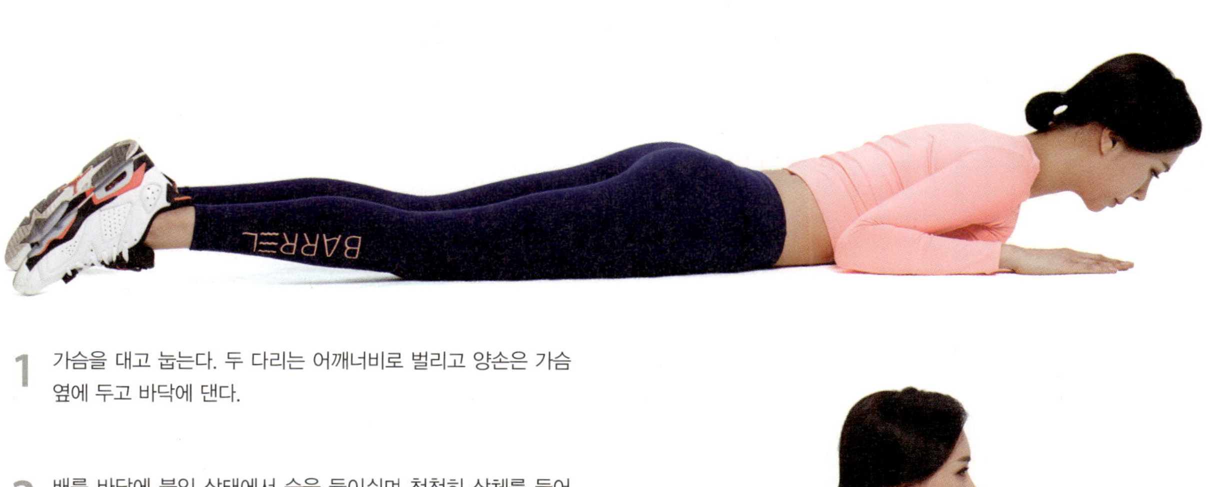

1 가슴을 대고 눕는다. 두 다리는 어깨너비로 벌리고 양손은 가슴
옆에 두고 바닥에 댄다.

2 배를 바닥에 붙인 상태에서 숨을 들이쉬며 천천히 상체를 들어
올린다. 이때 무리해서 허리가 꺾이지 않도록 주의하며, 허리를
들 수 있는 만큼만 든다. 어깨는 웅크리지 말고 자연스럽게 내린
다. 손으로 바닥을 누르며 목선을 길게 뽑는다. 정지 상태에서 약
10~20초간 자연스럽게 호흡한다.

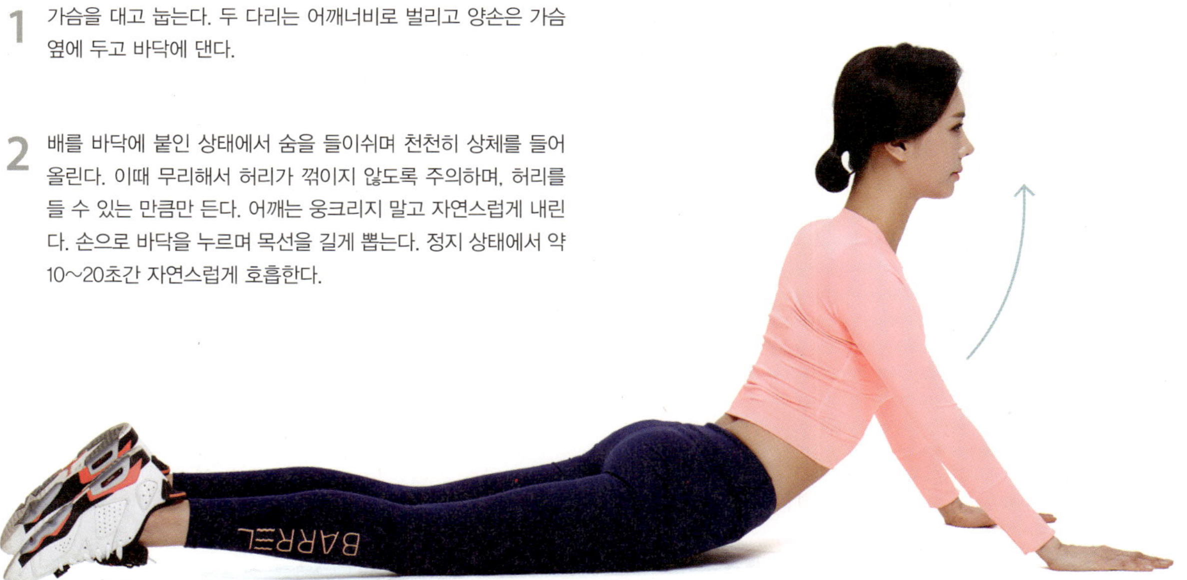

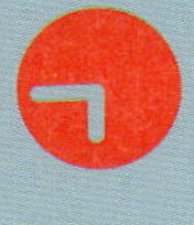

"모르면 손발이 고생?
손발이 고생해야
살이 빠지지!"

쓰면 닳을까봐 애지중지 움직이지도 않고 가만히 있는 건 아니겠죠? 틈날 때마다 움직일 각오를 욕실에 들어가면서도 다져보세요. 사실 운동할 수 있는 가장 좋은 기회가 세수하고, 양치질하는 아침 저녁의 5~10분이에요. 양치질을 하는 2~3분 동안 스쿼트를 하고, 세수를 하는 동안 스트레칭을 하세요. 뻣뻣해진 다리에 피가 돌고, 온기가 들면서 몸이 확 풀리는 것을 느낄 수 있을 거예요. 손발이 고생하는 만큼 원하는 걸 얻을 수 있어요.

세수하며 **굿모닝**

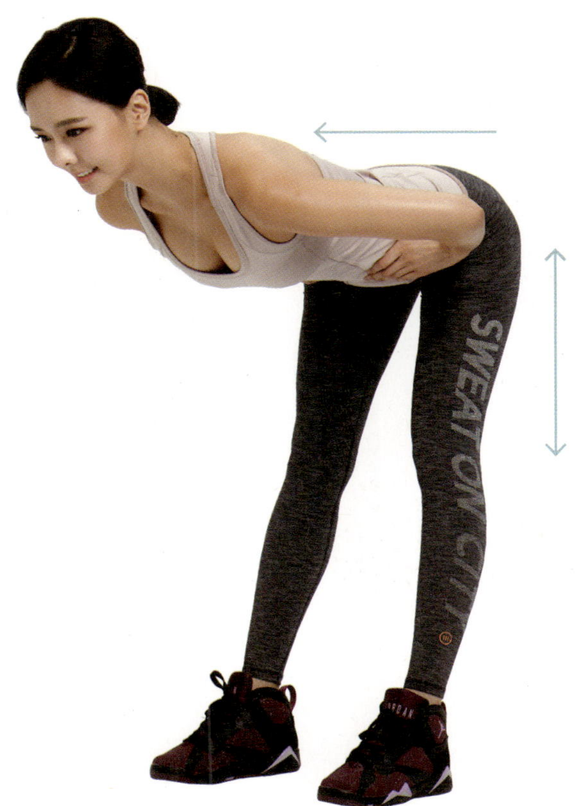

> 세수하는 동안 허리와 허벅지 뒤쪽 라인을
> 의식한 상태로 5~10초 정도 정지했다
> 풀었다 해보세요. 다리가 시~원해지면서
> 혈액순환이 되는 것을 느낄 거예요. 뒤태가
> 아름다워지는 건 덤! 3회 이상 해보세요.

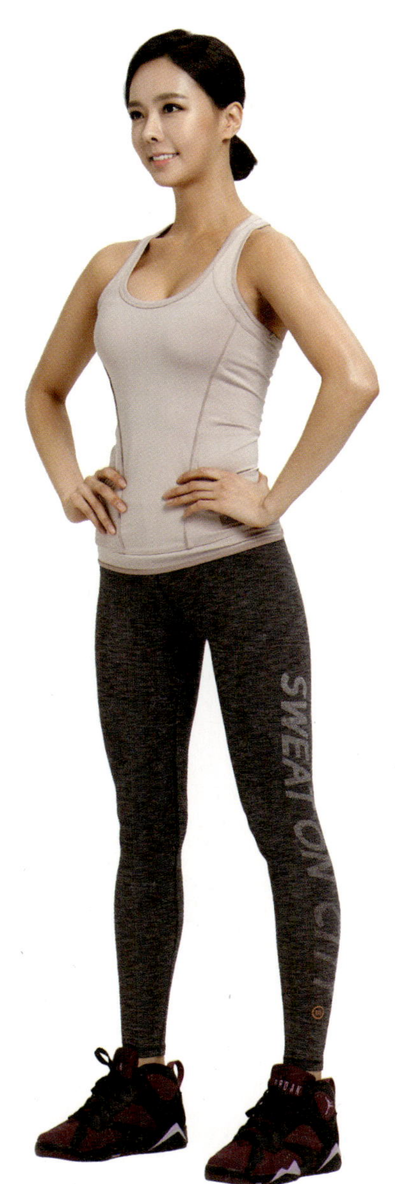

1 양발을 어깨너비로 벌려 선다.

2 등을 편 상태에서 천천히 90도가 되도록 구부린다. 이때 허벅지 뒤쪽 근육이 당기는지 충분히 의식한다. 허리 근육에 집중해 다시 ①의 동작으로 돌아온다.

Check Point 굿모닝은 빨리 많이 하는 것보다 천천히 근육에 자극을 느끼면서 하는 것이 효과적이다. 허벅지 뒤쪽이 심하게 당기거나 아프면 무릎을 살짝 구부려도 좋다. 대신 등(척추)은 곧게 펴서 허리에 자극을 준다.

양치질하며 **스쿼트**

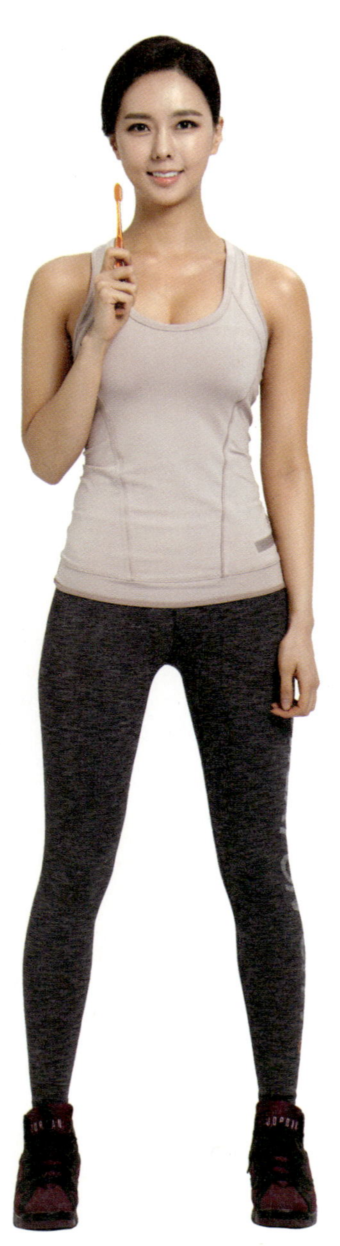

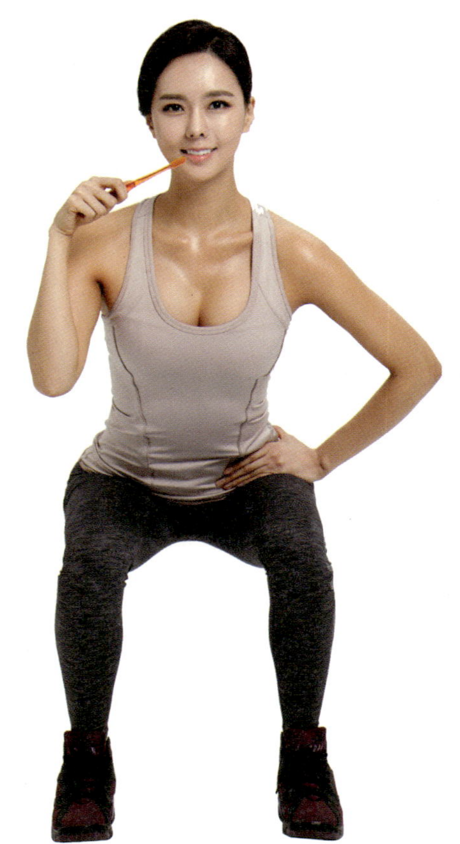

> 수많은 운동 중 한 가지만 할 수 있다면 단연 스쿼트! 허벅지는 물론 종아리, 허리, 등, 복부까지도 확실하게 운동이 되며, 에너지 소모량도 많아요. 오늘은 10개, 내일은 11개라는 식으로 하루에 하나씩 더 늘려가는 방법이 바람직해요. 15~20회씩 3세트 정도 하세요.

1 시선은 정면을 향하고 다리를 골반보다 넓게 벌리고 선다. 복부는 힘을 주고 허리는 단단히 조인다.

2 무릎이 발끝보다 앞으로 나오지 않도록 하며 엉덩이를 뒤로 빼며 앉는다. 무릎을 구부리는 것이 아니라 체중을 실어 골반을 접는다는 느낌으로 앉는다. 허리를 곧게 편 상태에서 발로 바닥을 민다는 느낌으로 허벅지에 힘을 주면서 ①의 동작을 취한다. 숨을 들이쉬며 앉고 내쉬면서 일어난다.

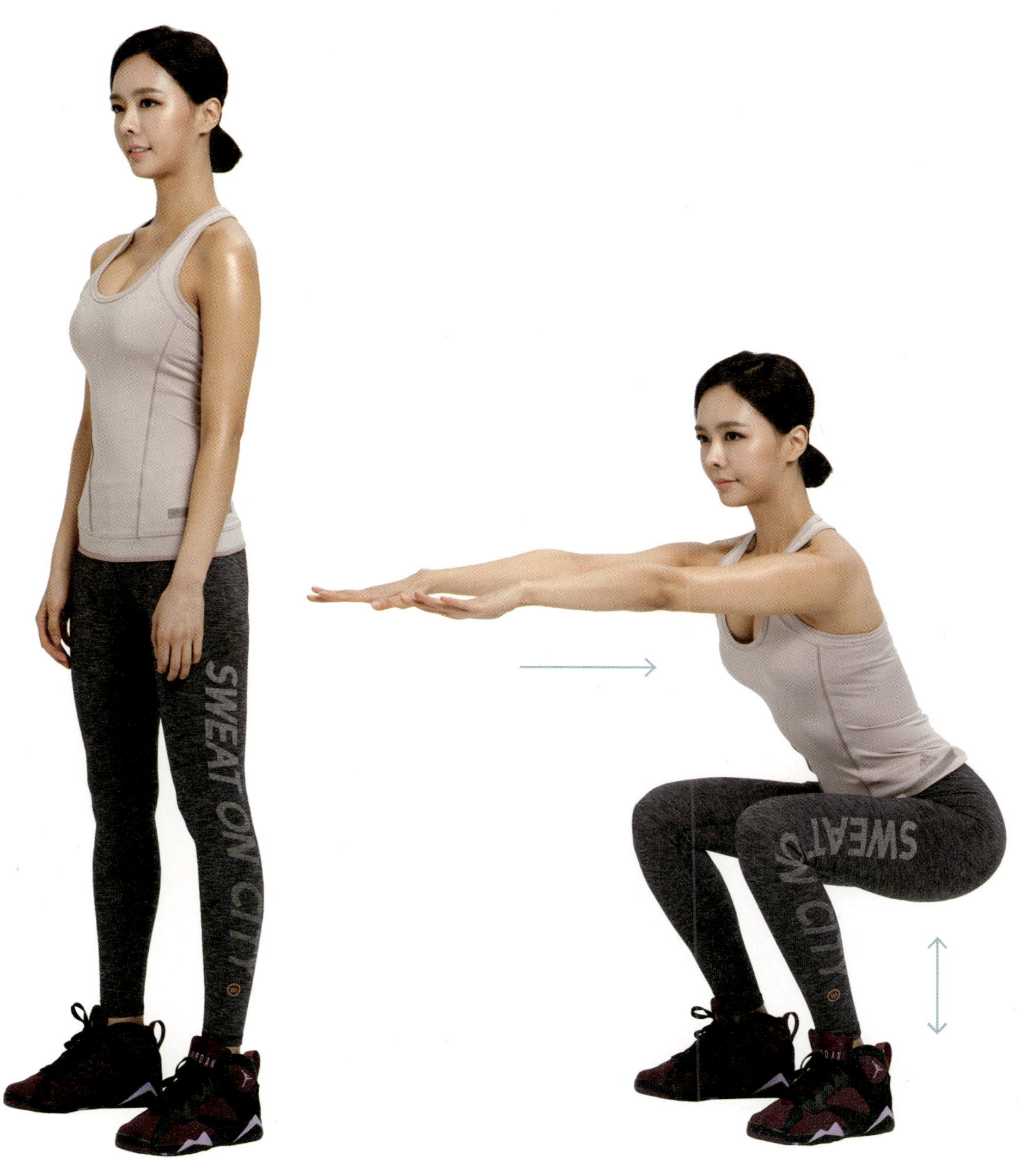

Check Point 발바닥 전체에 힘을 주어 몸의 중심축이 일자가 되도록 한다. 초보자일수록 몸의 중심축이 앞쪽으로 쏠리기 때문에 발뒤꿈치에 힘을 주고 일어서라고 조언하는 경우도 있지만, 기본은 발바닥 전체에 힘을 주어야 근육에 골고루 자극이 된다.

양치질하며 **바운스 스쿼트**

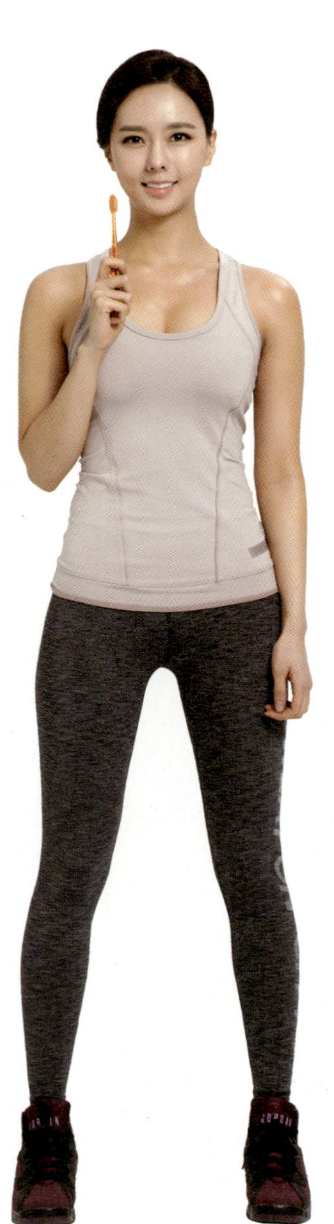

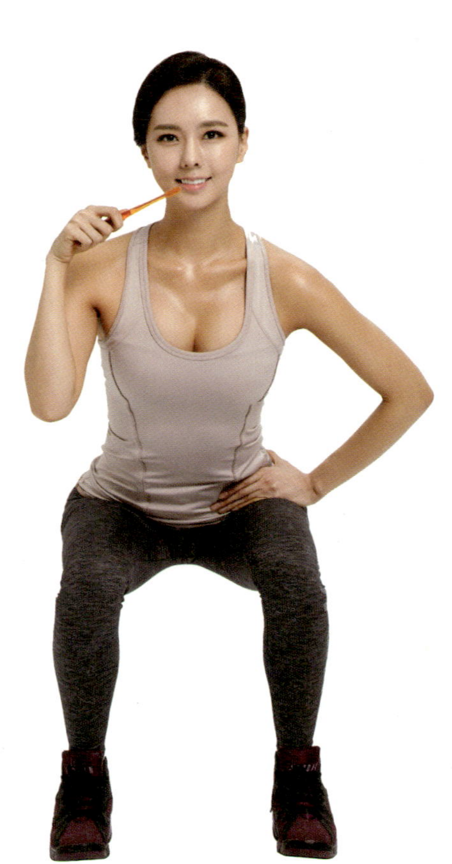

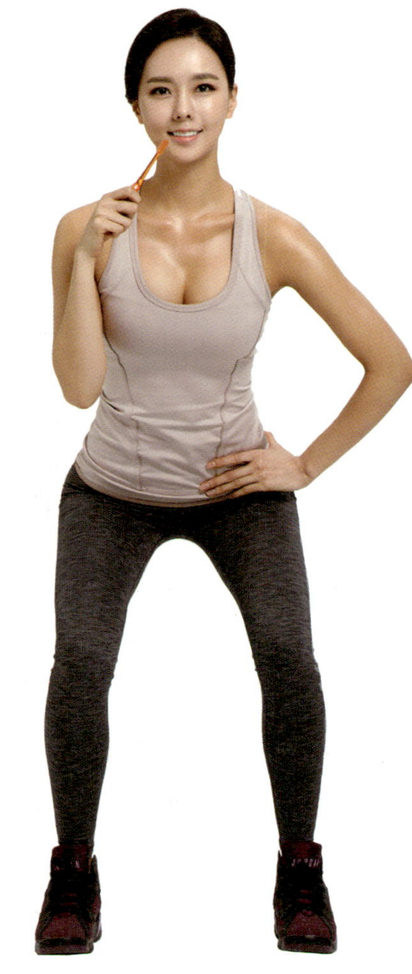

1 시선은 정면을 향하고 다리를 골반보다 넓게 벌리고 선다. 복부는 힘을 주고 허리는 단단히 조인다.

2 무릎이 발끝보다 앞으로 나오지 않도록 의식하며 엉덩이를 뒤로 빼고 앉는다.

3 이 상태에서 무릎을 조금 펴 일어난다. 위아래 반동을 일정 횟수 반복한 후 일어난다.

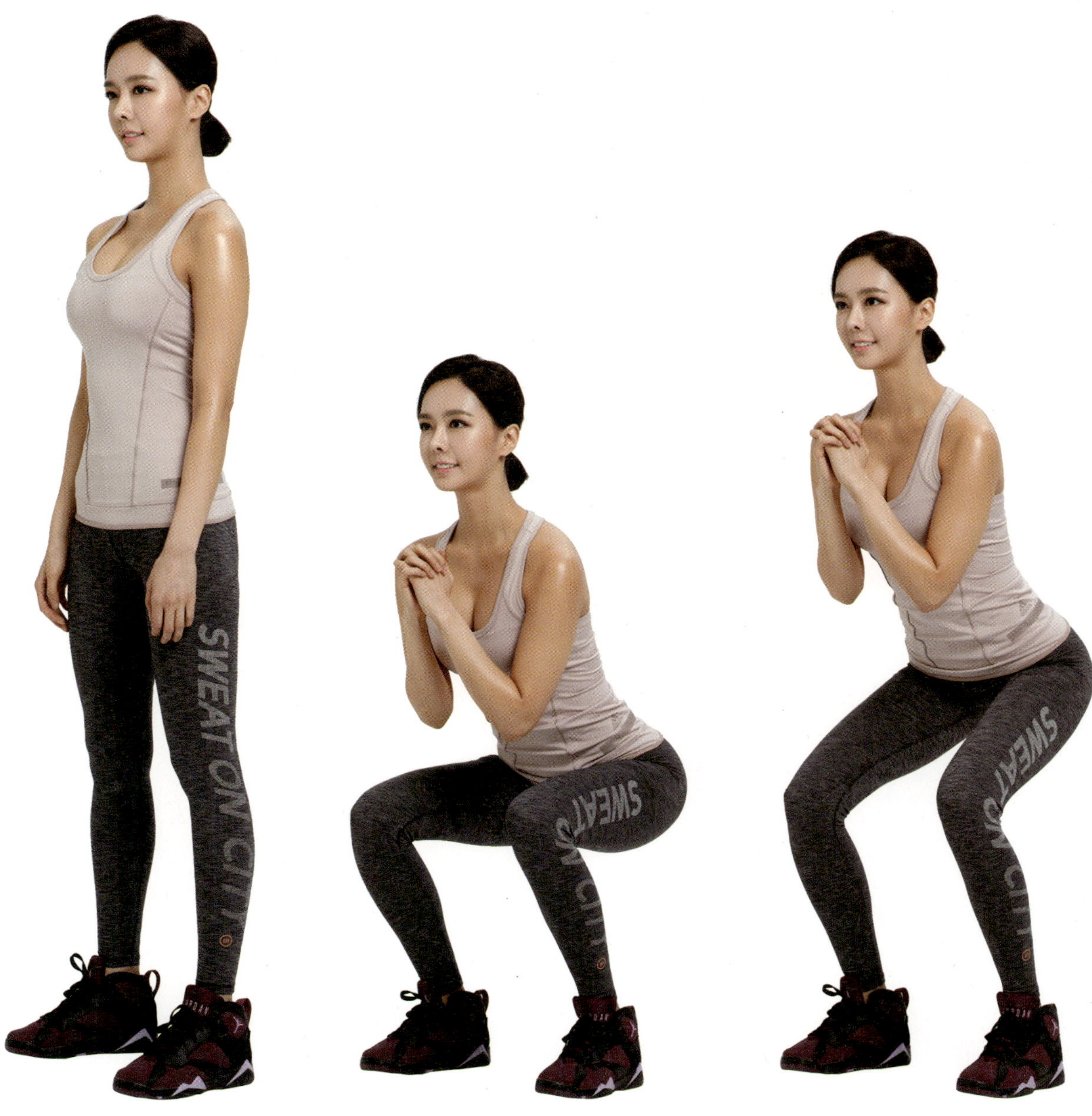

SOS 부기 처방전
아침에 일어나 얼굴이 부었다면 긴급 처방으로 눈 가장자리의 뼈(눈머리, 눈썹, 눈꼬리 옆, 눈 아래)를 지그시 꼭꼭 눌러주세요. 그리고 찬물로 얼굴을 두드리듯 세안해서 피부를 긴장시켜주세요. 이렇게 한 것과 안 한 것은 분명 차이가 있어요.

"바쁘다고?
정신줄과 먹는 건 챙기면서
운동은 왜 안 챙기지?"

몸매의 완성은 음식이죠. 그런데 꼬박꼬박 식단대로 먹기는 하는데 운동을 하지 않는다면 다이어트는 절반의 완성, 미완의 완성으로 끝나고 말아요. 커피를 내리거나 사과를 깎거나 국을 데우거나 빵을 먹거나 아침 식사를 준비하는 동안 간단하게 운동하세요. 시간이 없으면 먹으면서라도 움직이세요. 발로 먹는 건 아니니까요.

커피를 내리는 동안 **레그 킥백**

> **❝** 힙의 전체적인 라인은 물론 힙의 위쪽 부위를 자극해 봉긋 솟은
> 애플힙을 만들어줘요. 발끝을 다리와 일직선이 되도록 쭉 펴면 힙에
> 힘이 들어가고, 발끝을 몸 쪽으로 당기면 종아리가 스트레칭되는
> 효과가 있어요. 15~20회씩 3세트 반복하세요. **❞**

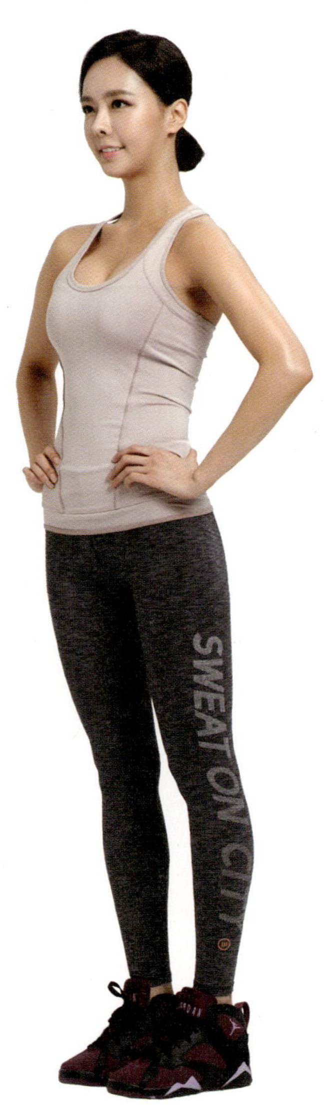

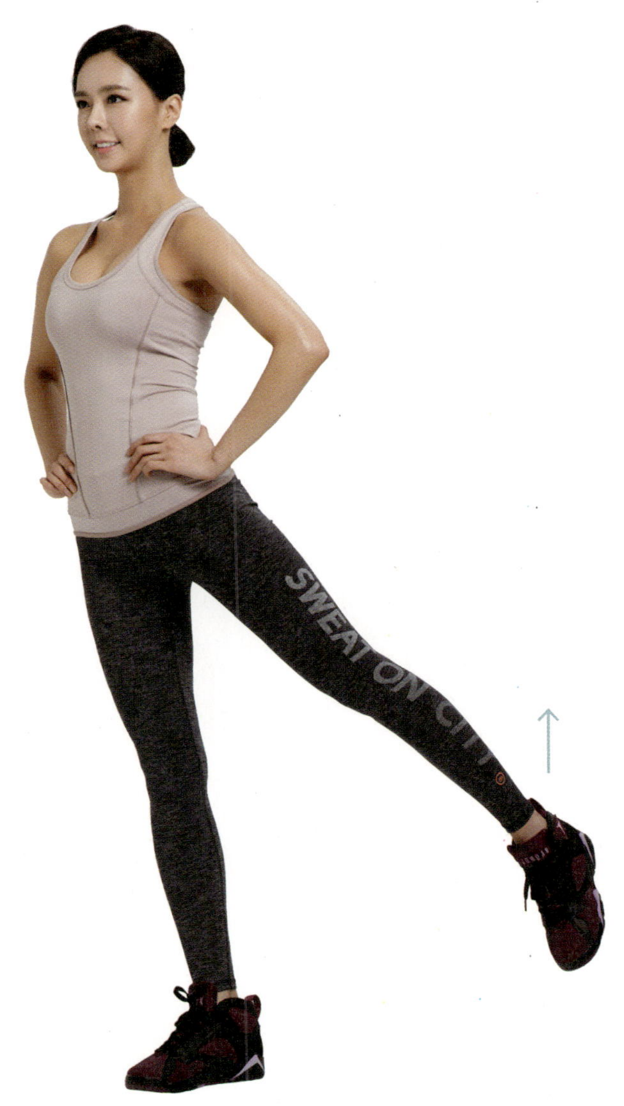

1 상반신을 곧게 세우고 골반이 틀어지지 않도록 주의하며 똑바로 선다.

2 상반신이 움직이지 않도록 고정한 상태에서 힙에 자극이 갈 때까지 다리를 그대로 뒤로 들어 올린다. 무리하게 다리를 높이 올리려고 할 필요는 없다.

토스트를 굽는 동안 **사이드 킥백**

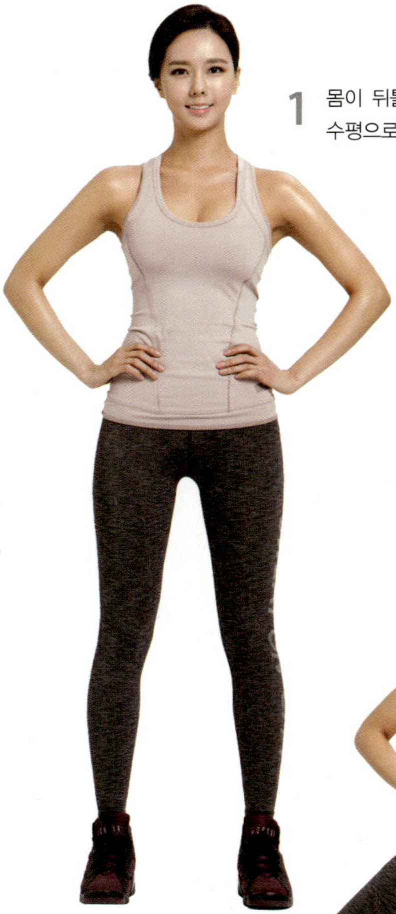

1 몸이 뒤틀리지 않도록 골반을 수평으로 해서 선다.

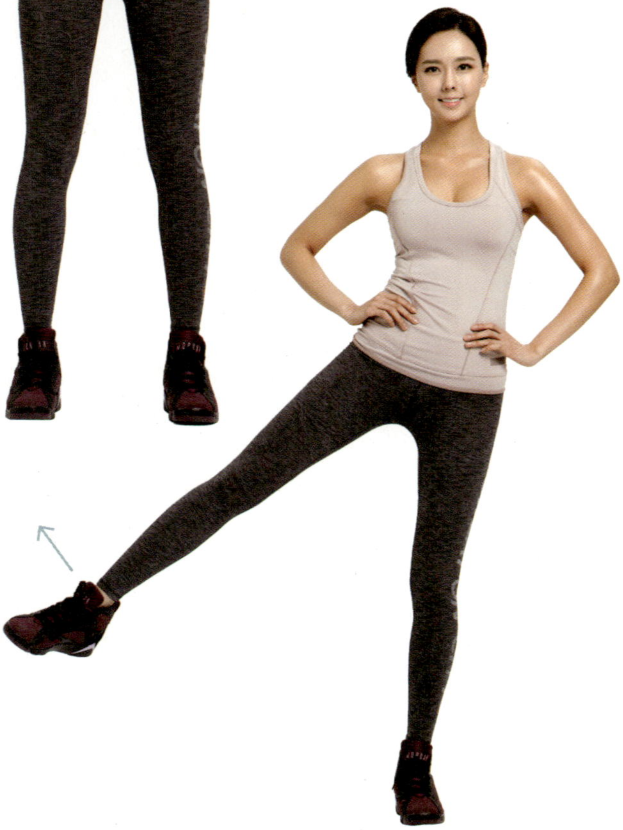

> **66** 엉덩이 옆 라인을 매끈하게 만드는 데 효과적! 레그 킥백과 사이드 킥백을 반복하면 탄탄하게 올라붙은 애플힙도 결코 꿈만은 아니에요. 15~20회씩 3세트 정도 하세요. **99**

2 상체를 고정한 상태에서 골반과 허벅지, 다리가 일직선이 되도록 하여 들어 올릴 수 있는 만큼만 다리를 옆으로 들어 올린다. 힙 옆쪽에 자극이 오는지 느끼면서 동작을 반복한다.

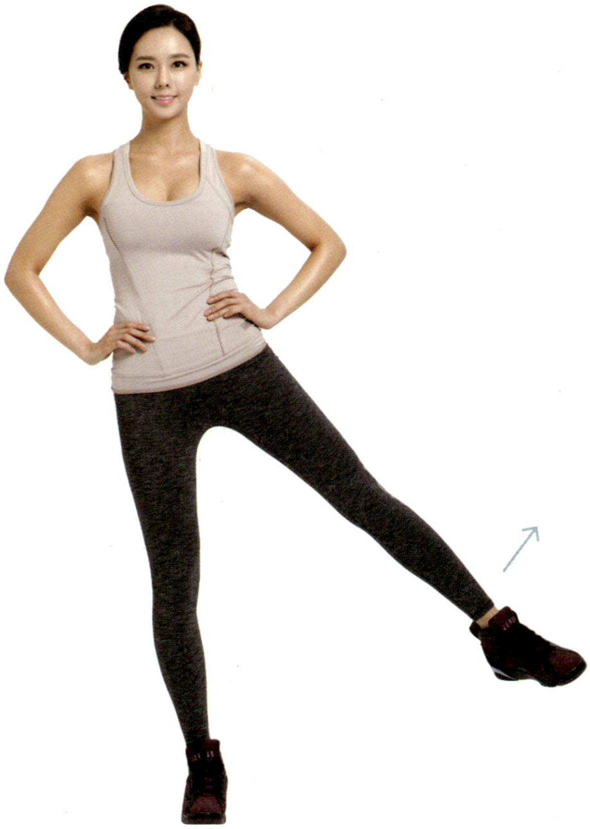

3 반대쪽도 같은 방법으로 운동한다.

"두려움도 극복해야 할 대상이야.
그까짓 거 일단
얕잡아보는 거야!"

가방 하나 사면서 수십 번을 살피고, 화장품 하나 살 때도 온갖 평을 뒤져보지만, 운동에는 눈길 한번 돌리지 않는 사람. 신발 한 켤레 사면서 온라인을 이 잡듯 샅샅이 뒤지지만, 어떤 운동이 어디를 자극하는지 무심한 사람은 결코 다이어트에 성공할 수 없어요. '1%의 차이가 명품을 만든다'는 광고 멘트처럼 생활습관 역시 1%의 사소함에서 시작해요. '나중에 시간 내서 할 거야'라는 핑계대지 말고, 지금 당장 운동할 시간을 찾아보세요. 모른다, 두렵다는 변명도 필요 없어요. 일단은 얕잡아보고 가벼운 마음으로 시작하세요. 하다 보면 실력이 늘 거예요.

살 빠지게 걷기

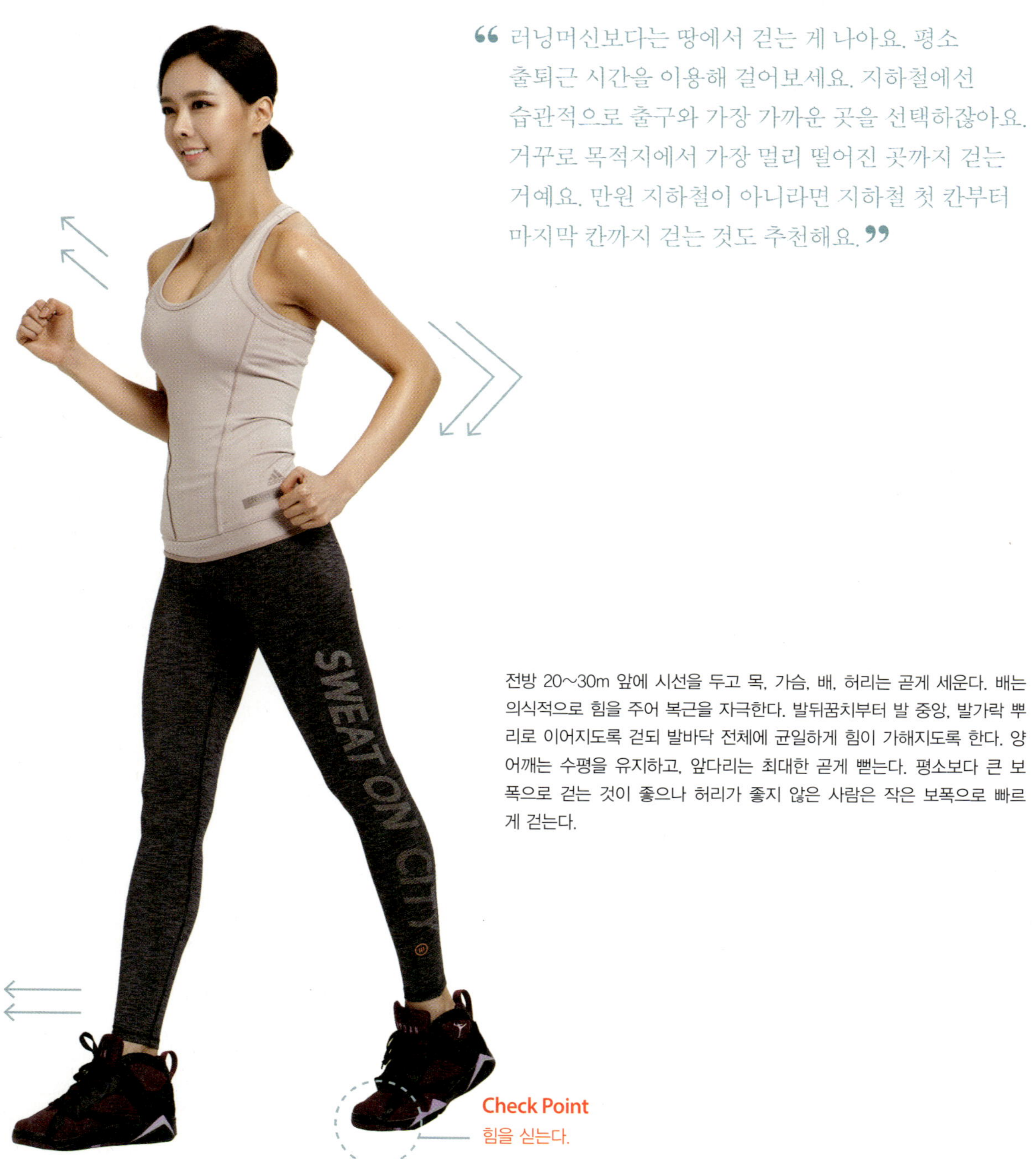

❝ 러닝머신보다는 땅에서 걷는 게 나아요. 평소 출퇴근 시간을 이용해 걸어보세요. 지하철에선 습관적으로 출구와 가장 가까운 곳을 선택하잖아요. 거꾸로 목적지에서 가장 멀리 떨어진 곳까지 걷는 거예요. 만원 지하철이 아니라면 지하철 첫 칸부터 마지막 칸까지 걷는 것도 추천해요. ❞

전방 20~30m 앞에 시선을 두고 목, 가슴, 배, 허리는 곧게 세운다. 배는 의식적으로 힘을 주어 복근을 자극한다. 발뒤꿈치부터 발 중앙, 발가락 뿌리로 이어지도록 걷되 발바닥 전체에 균일하게 힘이 가해지도록 한다. 양 어깨는 수평을 유지하고, 앞다리는 최대한 곧게 뻗는다. 평소보다 큰 보폭으로 걷는 것이 좋으나 허리가 좋지 않은 사람은 작은 보폭으로 빠르게 걷는다.

계단 올라가기

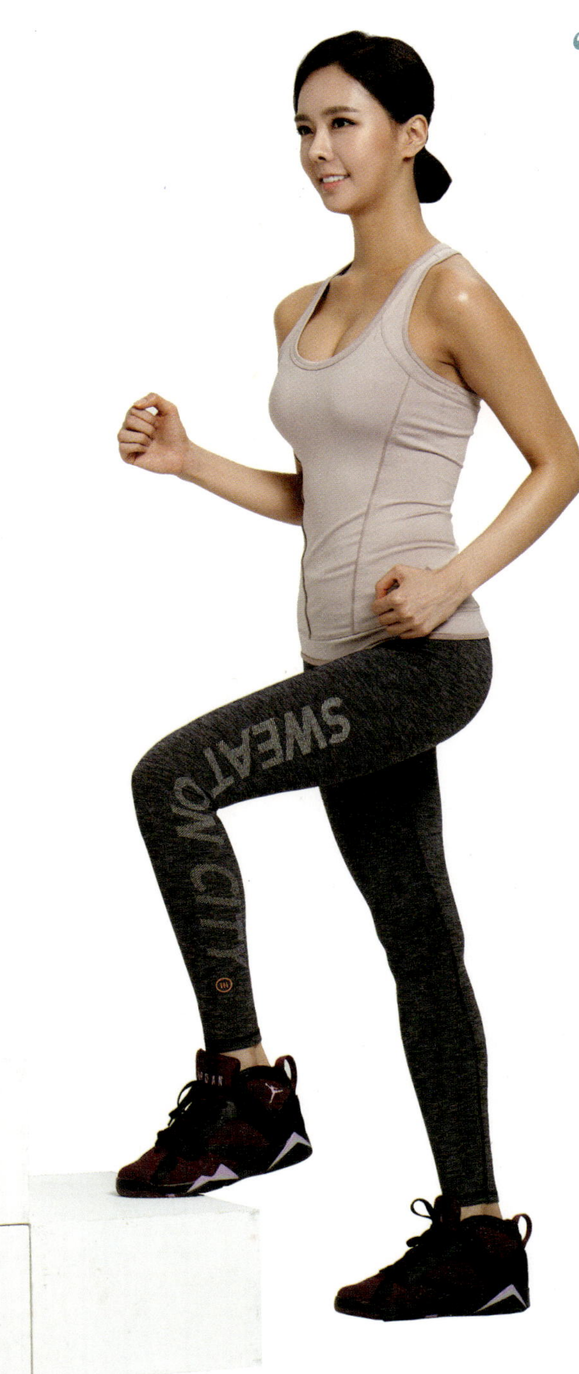

> 66 평지를 걷는 것보다 칼로리 소모량이 많을 뿐 아니라 힙업, 뱃살 빼기, 폐 기능 향상, 하체 강화, 신체 균형감에도 효과가 있고, 등 근육도 단련돼요. 계단은 내려갈 때 체중이 무릎에 실려 관절에 좋지 않으므로 올라갈 때만 운동하세요. 99

익숙하지 않은 사람은 먼저 한 계단씩 올라간다. 한 계단씩 오르는 것에 적응되면 두 계단씩 올라간다. 계단 오르는 것에 완전히 적응하면 처음에는 한 계단씩 오르다가 중간부터 두 계단씩 오르거나, 두 계단씩 뛰어서 올라가다 다시 걸어서 올라가는 등 변형을 하면 운동 효과가 크다.

**"올여름에도 휴가 가서 비키니 대신
반소매와 긴 바지로
몸을 꽁꽁 싸맬 거야?"**

침대에서 일어나 앉아서 식사하고, 버스에 앉아서 출근하고, 앉아서 업무를 보고, 앉아서 식사하고, 앉아서 공부하고, 소파에 앉아서 TV를 보고, 앉아서 스마트폰을 쓰고, 앉아서 영화를 보고, 앉아서, 앉아서…. 사람들이 하루 동안 앉아서 지내는 시간은 평균 7시간 30분(2014년 국민건강통계)이라고 하죠. 그런데 계속 이렇게 앉아 있다 보면 엉덩이는 점점 펑퍼짐해지고, 엉덩이와 허벅지의 경계가 허물어져 어디가 어딘지조차 모르게 돼요. 다리까지 꼬고 있다면 저주받은 하체 셀프 완성인 셈이죠. 건강해지려면, 예뻐지려면 엉덩이를 드세요! '50분 업무, 10분 서서 돌아다니기'를 공식화하세요. 움직여야 엉덩이와 허벅지 경계가 명확해져요.

의자에 앉아서 1

원레그 익스텐션

“매끈하고 탄력적인 허벅지가 만들어져요. 발끝을 앞으로 쭉 뻗으면 허벅지 쪽이 스트레칭이 되고, 발끝을 몸 쪽으로 당겨서 들어 올리면 종아리가 스트레칭이 돼요. 한 번에 15~20회씩, 3세트 정도 하는 것이 좋아요.”

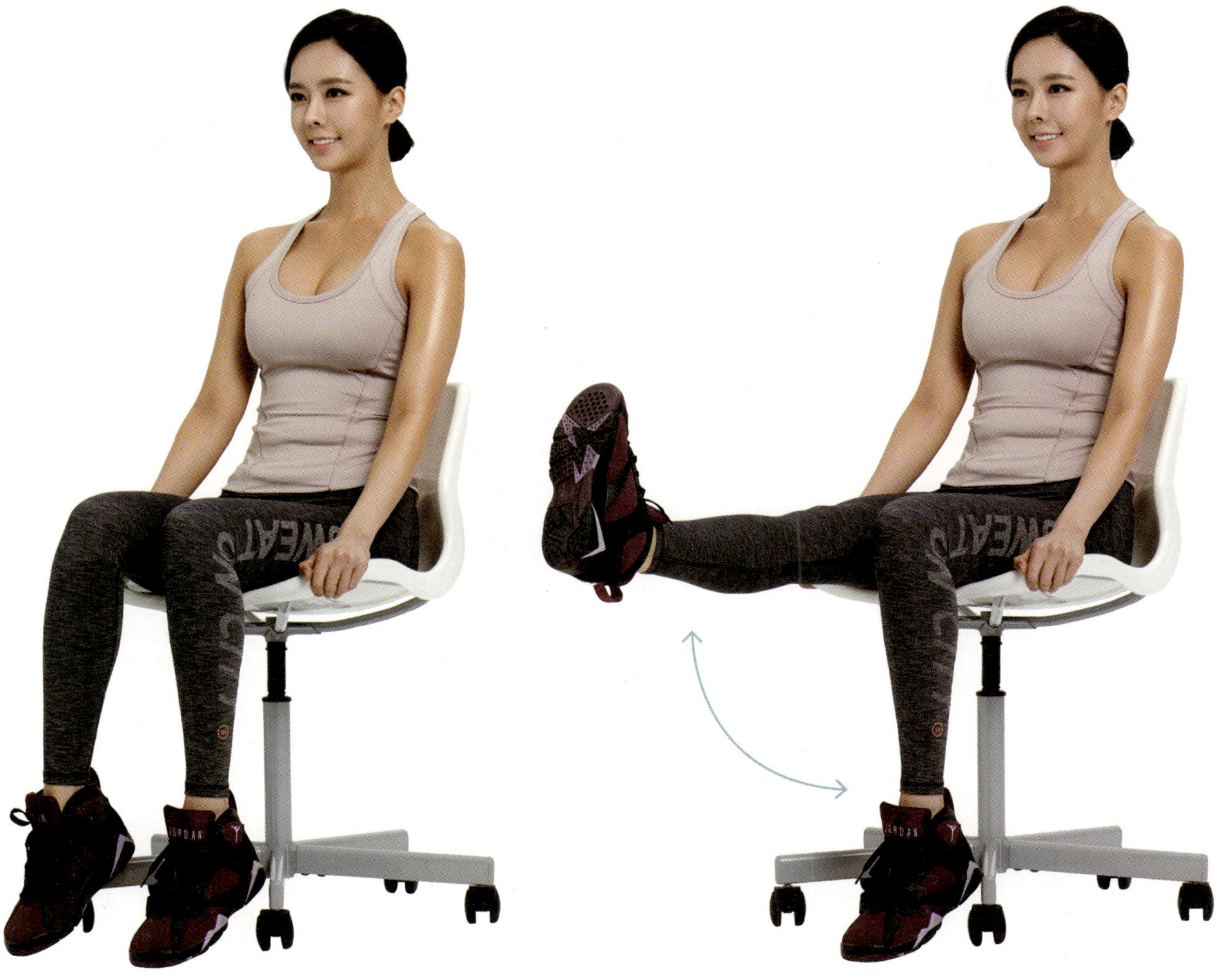

1 등을 곧게 펴고 골반이 틀리거나 들리지 않도록 주의하며 엉덩이를 의자 바닥에 딱 붙이고 앉는다. 손으로 의자를 가볍게 잡는다.

2 한쪽 다리를 앞으로 쭉 뻗는다. 허벅지 근육은 수축시키고, 발목을 직각으로 세워 종아리 근육을 이완시킨다. 허벅지의 수축을 느끼며 천천히 다리를 내려 ①의 동작을 취한다. 일정 횟수 반복 후 반대쪽 다리도 운동한다.

의자에 앉아서 2

의자 톨소

❝ 어깨, 등, 엉덩이를 긴장시키고 배에 힘을 주며 허리를 돌릴 때는 옆구리에 자극이 느껴지도록 천천히 움직이세요. 15~20회씩 3세트 정도 해야 효과가 있어요. ❞

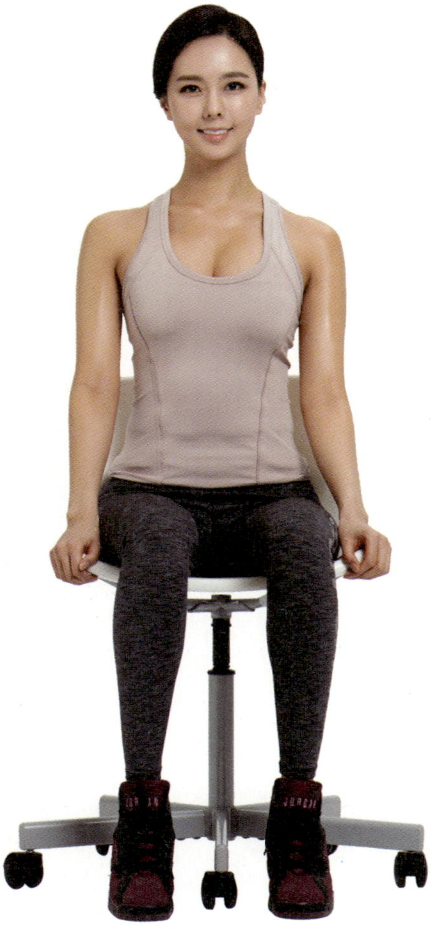

1 등을 곧게 펴고 의자에 앉아 시선은 정면을 향한다.

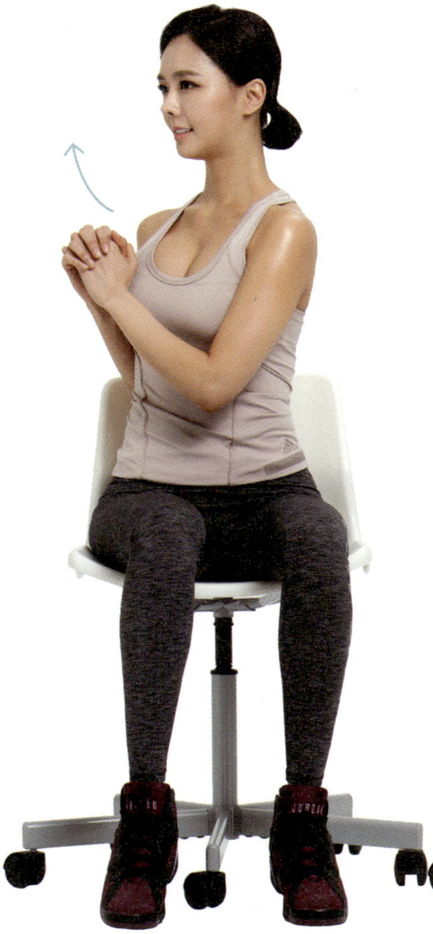

2 하체는 그대로 둔 채 상체를 오른쪽으로 최대한 틀어 허리에 자극을 느낀다. 이때 시선도 상체와 함께 따라가 최대한 뒤를 본다.

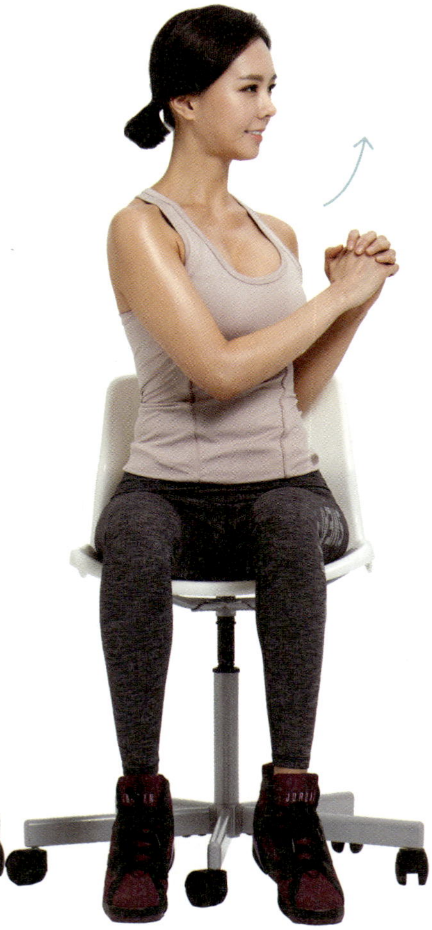

3 반대쪽도 같은 방법으로 운동한다.

힙 어브덕션

> 힙 어브덕션은 기구로 많이 하는 운동이지만, 기구
> 대신 손으로 잘 통제하면 충분히 운동이 돼요. 힙
> 바깥 라인이 움푹 들어간 사람에게 효과적이며
> 가슴을 모아주는 효과도 있어요.
> 15~20회씩 3세트 정도 하세요.

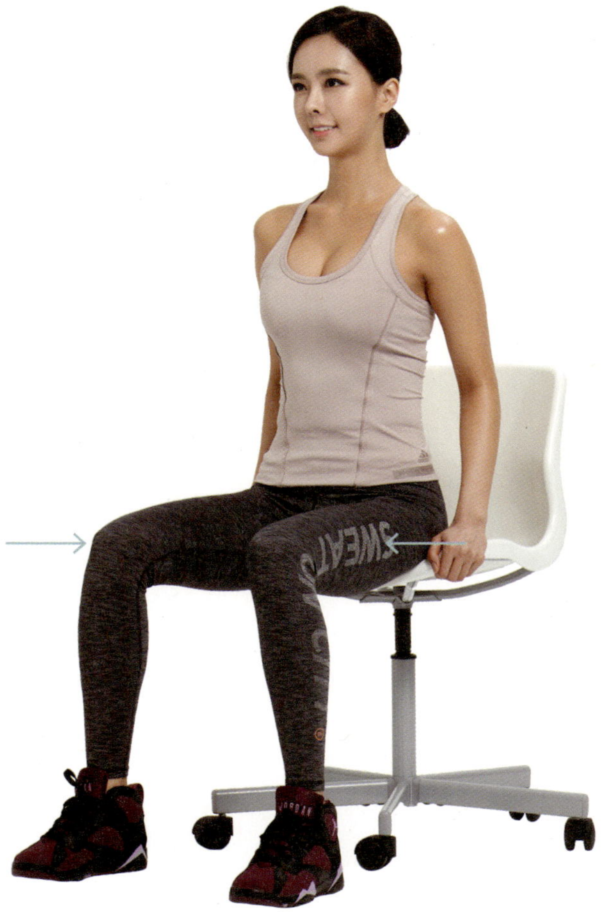

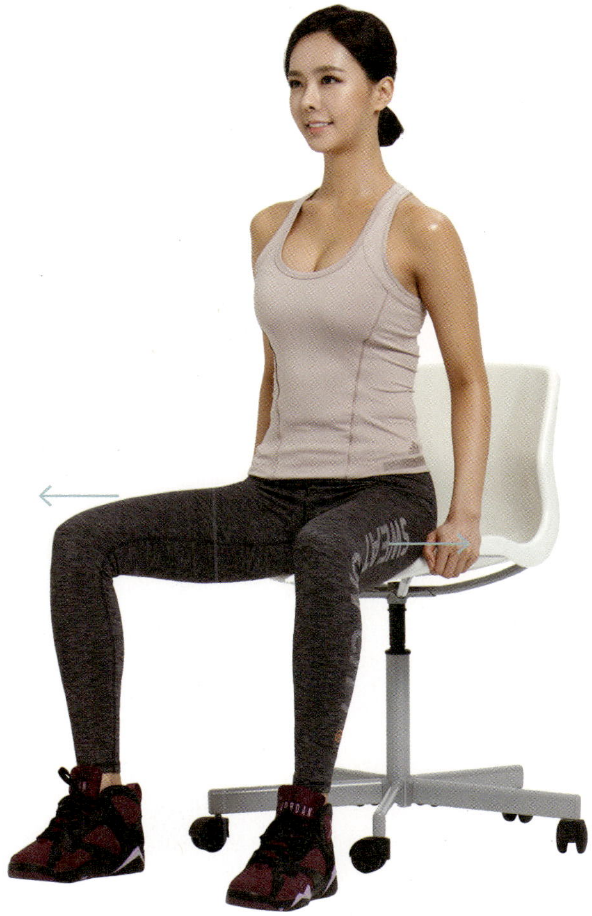

1 의자 끝에 등을 곧게 펴고 앉아 양발을 어깨너비 정도로 벌린다. 이때 손은 허벅지 바깥쪽에 둔다.

2 다리를 밖으로 벌리되, 가상의 힘이 다리가 벌어지지 않도록 밖에서 누른다고 생각하며 다리를 긴장시키며 동작한다. 팔에도 힘이 들어가므로 가슴 앞쪽에도 자극이 온다. ①과 ② 동작을 반복한다. 생각보다 동작이 크게 움직이지 않는다.

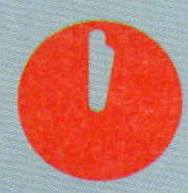

"아무거나 먹기에는
내 몸이 아깝지!"

세계적인 모델 미란다 커도 천상의 몸매를 지키기 위해 억지로 배가 고프지 않다는 최면을 건다고 해요. 혹시 지킬 몸매가 없다고 자포자기한 것은 아니 겠죠? 식당이나 카페에서 주문하고 기다리는 동안 잠깐씩 몸을 풀 수 있는 동작을 알려드릴게요. 몸을 움직이다 보면 각성이 되면서 먹는 양이 줄어들 지도 몰라요. 입이 호강하는 것은 잠시, 뒷감당은 오래간다는 사실을 기억하 세요!

계산을 기다리며 **숄더 시러그**

> 국민 동요 '곰 세 마리'의 율동 중 '으쓱으쓱 잘한다'와 비슷한
> 동작으로 몸을 움직여보세요. 이렇게 간단한 동작만으로도
> 어깨 뭉침이 크게 완화되고, 등도 펴져요. 한 번에 15~20회씩
> 3세트 정도 하세요.

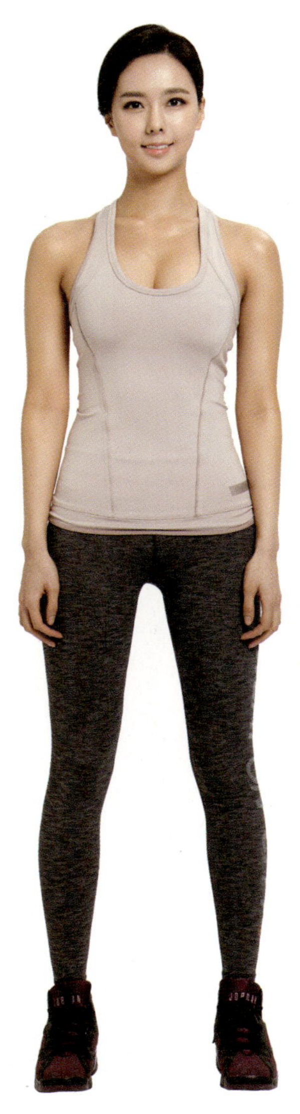

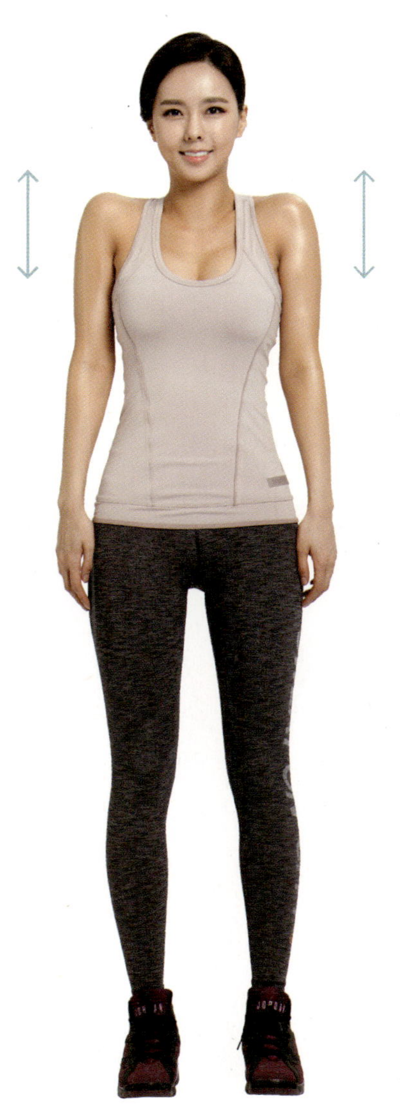

1 어깨너비로 다리를 벌리고 손을 가볍게 내린다.

2 숨을 들이쉬면서 어깨를 귀에 붙인다는 느낌으로 최대한 끌어올려 약 2~3초간 정지한다. 어깨를 올린 상태에서 어깨를 앞으로 혹은 뒤로 원을 크게 그리듯 돌려도 좋다. 숨을 내쉬면서 천천히 ①의 동작을 취한다. ①과 ② 동작을 반복한다.

주문을 기다리며 **콰드리셉 스트레치**

> 허벅지 앞 라인이 예뻐져요. 정적인 동작으로 식당이나
> 커피숍, 버스나 지하철 등 사람이 많은 장소에서도
> 간단하게 할 수 있는 동작이에요. 3회 이상 해보세요.

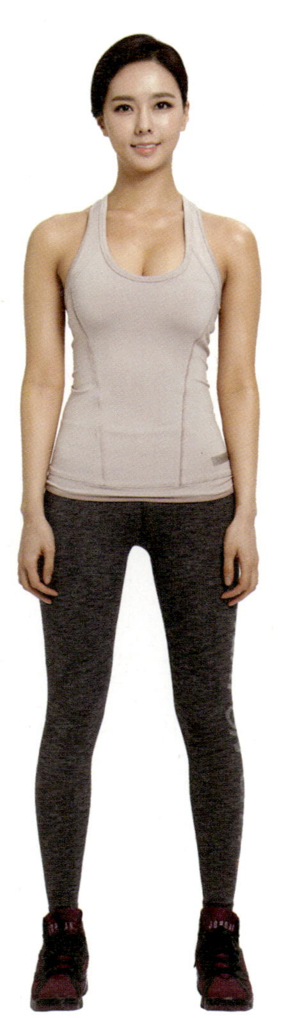

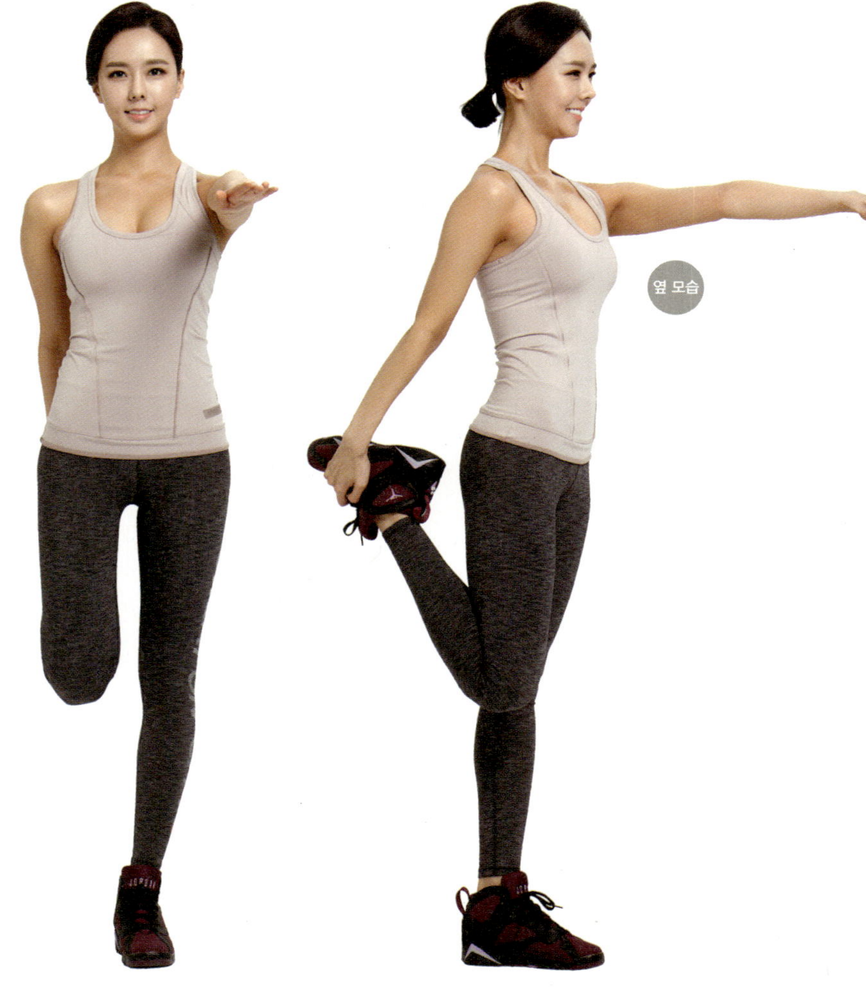

1 골반과 어깨가 수평이 되도록 하고 시선은 정면을 바라본다.

2 오른쪽 다리의 발목 혹은 발등을 잡고 무릎을 뒤로 접은 다음 허벅지 앞면이 늘어나는 것을 느끼면 발을 엉덩이 쪽으로 누른 상태에서 약 5~10초간 정지한다. 다리를 푼 다음 다른 쪽 다리도 같은 방법으로 운동한다.

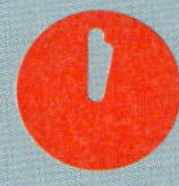

"다른 누군가 아닌
나에게만 집중해!"

사무실이나 강의실에서 주변의 눈치가 보여 동적인 동작이 불가능했다면 식당이나 카페에서는 동작이 약간 큰 운동을 해보세요. 카페에서 사람들과 앉아 수다를 떨 때 할 수 있는 운동으로, 저도 가끔씩 했던 동작이에요. 다른 사람들이 동료, 선배 등의 뒷담화에 열을 올릴 때 여러분은 몸에 열을 올리세요. 안테나를 타인이 아닌 나 자신으로 돌리는 거죠. 자신에 대한 오기와 승부로 주변 사람들의 시선을 극복해보세요.

식당 · 카페에서 3

앉아서 친구를 기다리며 **체어 바이시클**

"다리를 공중에 들고 페달을 밟는 듯한 동작이 어려우면 발끝을 닿게 했다가 다시 올리세요. 이것조차 안 된다면 한 발씩 해보세요. 처음에는 천천히 했다가 점차 속도를 높이고 다시 속도를 줄여 마무리하는 것도 좋은 방법이에요. 15~20회씩 3세트 정도 하세요."

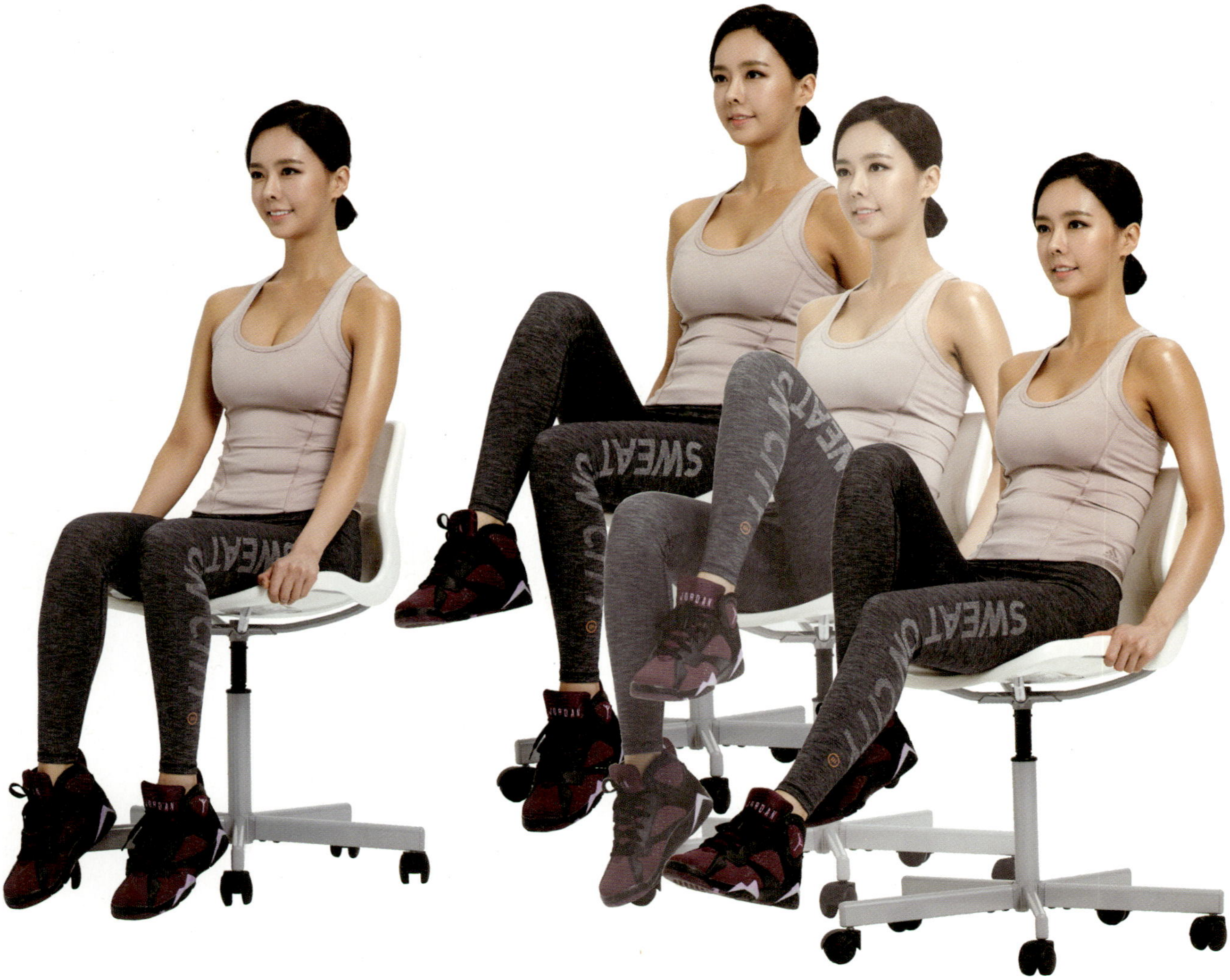

1 의자에 앉아 양손으로 엉덩이 옆 부분의 의자를 잡는다.

2 복부 근육을 긴장시키며 양 무릎을 가슴 쪽으로 들어 올려 자전거 페달을 밟듯 원을 그리며 다리를 움직인다. 이때 발뒤꿈치를 안으로 말아준다는 느낌으로 움직인다.

앉아서 대화하며 **시티드 니업**

> **66** 상복부와 하복부를 단련할 수 있는 운동으로 친구들과 카페에서
> 만날 때 제가 가장 많이 하는 동작이에요. 처음 하거나 복부에
> 힘이 없는 사람은 균형을 잡는 것조차 쉽지 않을 테지만 차차
> 나아질 거예요. 15~20회씩 3세트 정도 하세요. **99**

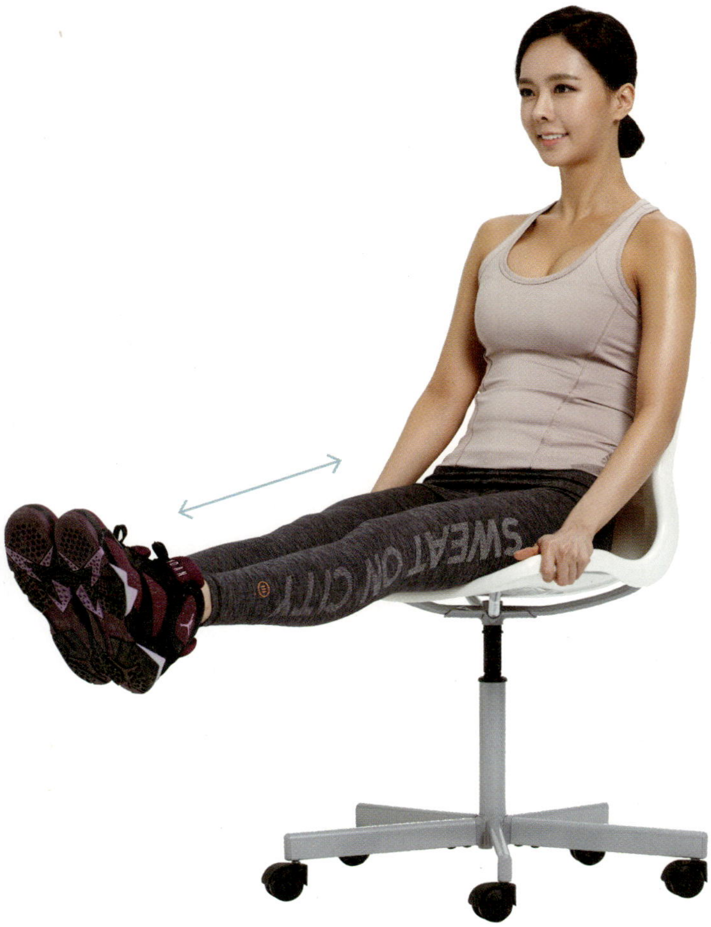

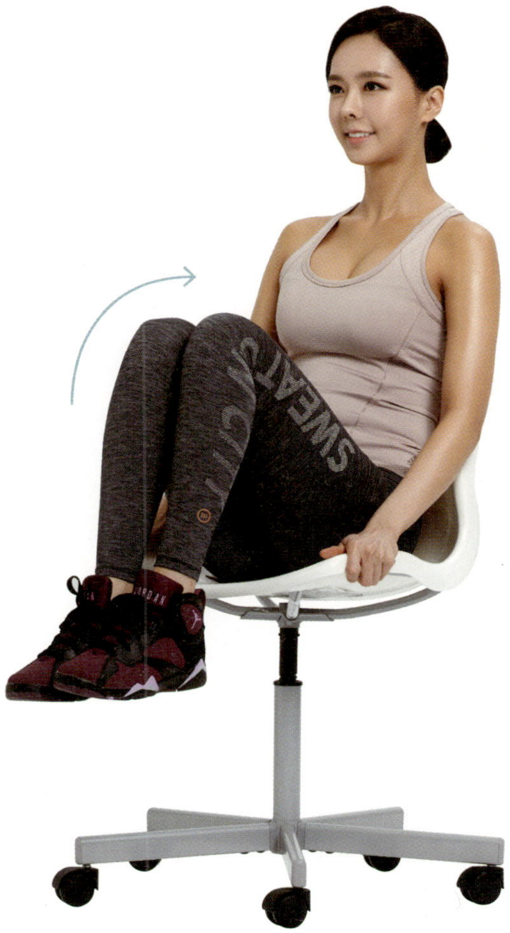

1 양다리는 앞으로 쭉 뻗고 상체는 가볍게 뒤로 젖혀 앉는다. 양손은 의자 가장자리를 잡는다.

2 양 무릎을 가슴 쪽으로 끌어당겨 하체와 감아 모아진 복근에 집중한 후 마지막 정점에서 다시 다리를 앞으로 쭉 뻗어 ① 의 동작을 취한다. ①과 ② 동작을 반복한다.

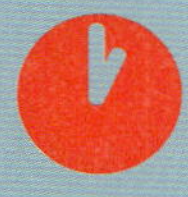

> "주변의 따가운 시선에
> 기죽을 필요 없어.
> 그들은 이런 생각조차
> 못 했을 테니까."

헬스클럽, 요가, 수영 등 야심차게 등록했지만, 열흘도 지나지 않아 쓸모없어진 회원권을 몇 번이나 버렸나요? 그 돈으로 차라리 부모님께 효도했다면 칭찬이라도 받았을 텐데요. 지갑을 열어 비싼 공간을 사려 하지 말고, 공짜로 얼마든지 사용할 수 있는 화장실을 이용하세요. 사람들이 이상한 시선으로 쳐다보더라도 가볍게 무시하세요. 그 사람들의 시선만 무시하면 당신은 탄탄해진 몸을 가질 수 있으니까요. 요즘은 화장실 공간도 메이크업룸과 구분되어 있어 청결하고 쾌적한 곳도 많아요. 사람들의 시선쯤이야 가볍게 외면할 수 있잖아요.

손 씻은 후 거울을 보며 **숄더 프레스**

> 근육이 짧아져 가동 범위가 좁아진 상태가 오랫동안
> 지속되면 팔이 아예 올라가지 않는 오십견 같은 증세가
> 생길 수도 있어요. 숄더 프레스는 덤벨이나 생수병을
> 들고 하면 좋은 동작이지만, 맨손으로도 충분해요.
> 15~20회씩 3세트 정도 하세요.

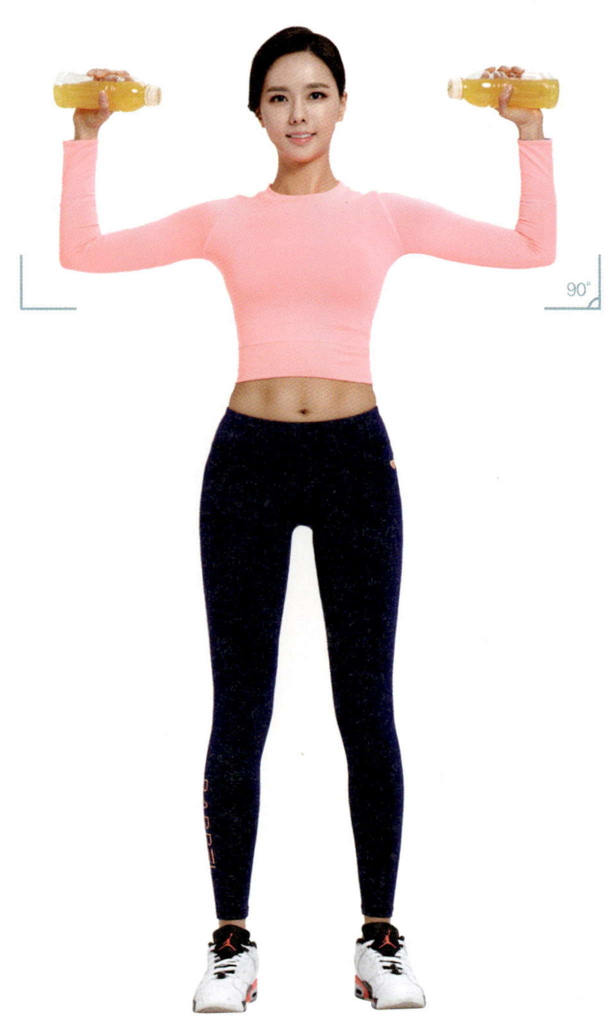

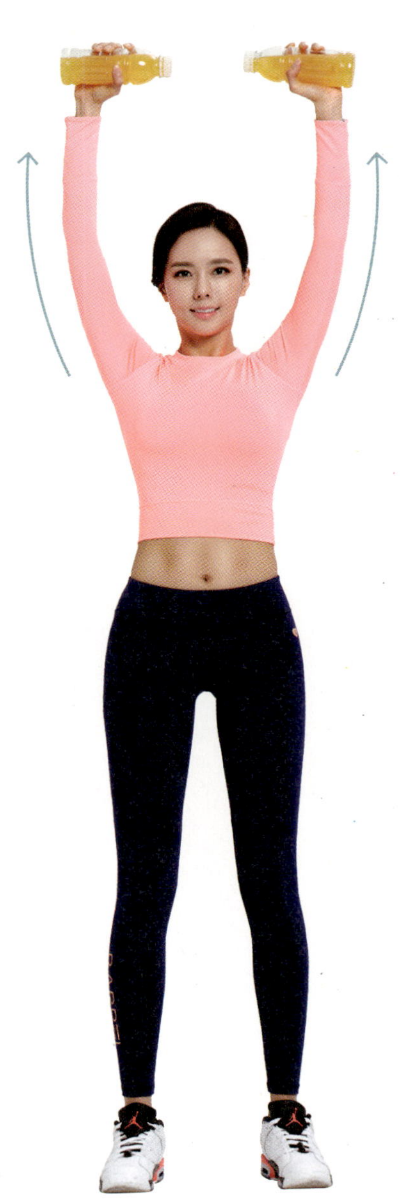

1 다리를 편안하게 하고 서서 팔을 가슴 옆으로 들어 올려 주먹이 귀와 수평이 되도록 하고, 팔꿈치 각도가 90도가 되도록 한다.

2 팔을 귀에 붙인다는 느낌으로 머리 위로 쭉 펴고 숨을 내쉰다. 이때 어깨가 말려 올라가지 않도록 목을 길게 뺀다. 팔 안쪽과 겨드랑이 아래쪽으로 자극이 오는 것이 느껴질 것이다. 어깨 근육을 계속 긴장시킨 상태에서 숨을 들이쉬며 ①의 자세를 취한다. ①과 ②를 반복한다.

수정 메이크업 후
오버헤드 암클랩 & 프런트 암클랩

> 이렇게 간단한 동작으로 혈액순환을
> 높이고, 유산소 운동이 되며, 근력까지
> 키울 수 있어요. 오버헤드 동작은 어깨
> 전체 라인이, 프런트 동작은 팔 전면부와
> 쇄골 라인이 자극을 받아요. 15~20회씩
> 3세트 정도 하는 게 좋아요.

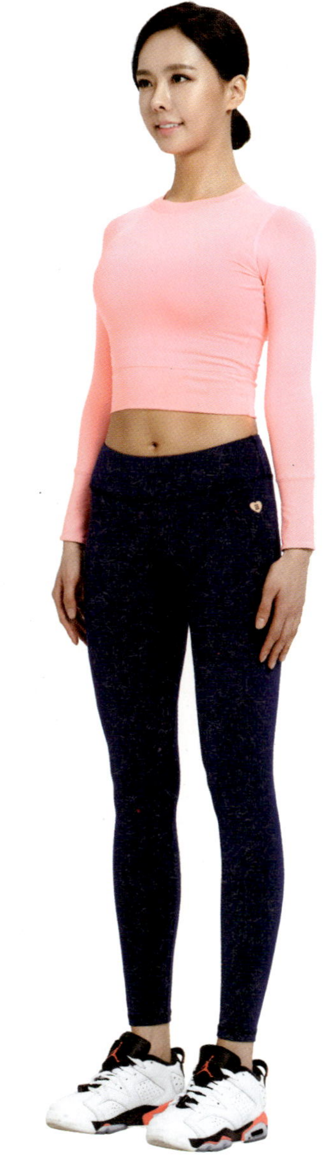

Check Point 팔이 날개뼈보다 뒤쪽으로 심하게 움직
이면 회전근개가 손상을 입을 수도 있다. 어깨가 좋지 않
은 사람은 위로는 하지 말고, 앞으로만 한다.

1 팔은 양옆에 자연스럽게 늘어뜨리고 등을 펴고 바르게 선다.

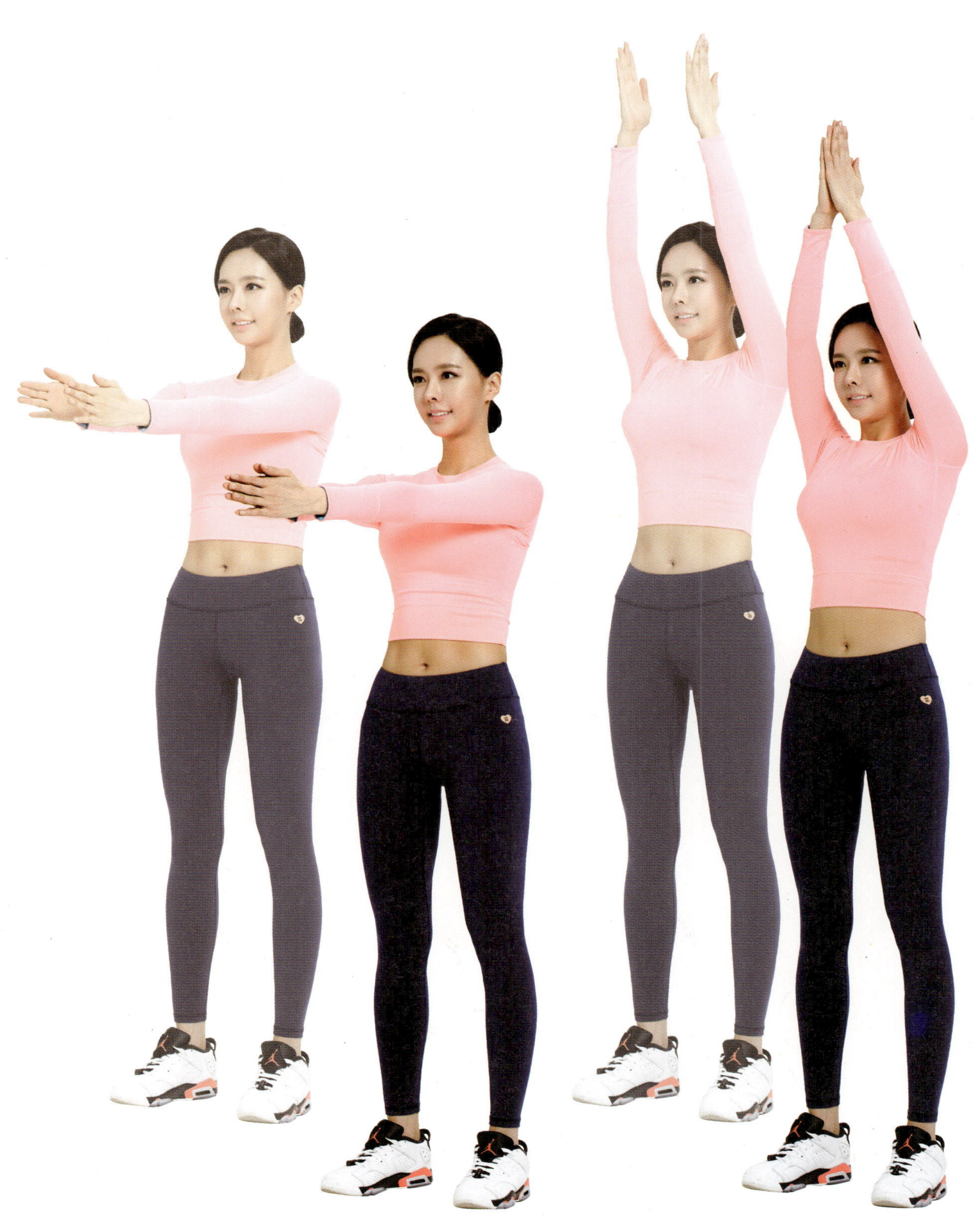

2 팔을 가슴 앞으로 뻗어 박수를 친다.

3 팔을 머리 위로 들어 올려 박수를 친다.
②와 ③ 동작을 반복한다.

가열차게,
박수 치기

박수 쳐본 적 언제쯤인가요? 박수가 심신을 안정시키는 것은 물론 전신 마사지 효과가 있다고 해요. '제2의 심장'인 발을 지압하면 좋다는 건 다 알고 있죠? 손에도 수많은 모세혈관이 그물처럼 얽혀 있고, 이 모세혈관은 각 장기와 연결되어 있어 모세혈관을 자극하면 더할 수 없이 좋은 효과가 있다는 거죠. 의학적으로도 증명된 사실이라고 하니, 일단 열심히 쳐보세요. 좋은 인상도 주고, 건강에도 좋고, 현명하게 살아보자고요.

how to

준비 운동 박수를 치기 전에 양팔을 흔들어서 풀어주고 손목을 돌린다.
손의 위치 손은 심장 위쪽에 둔다.
시간 온 힘을 다해 10~20초 정도

박수 치는 7가지 방법

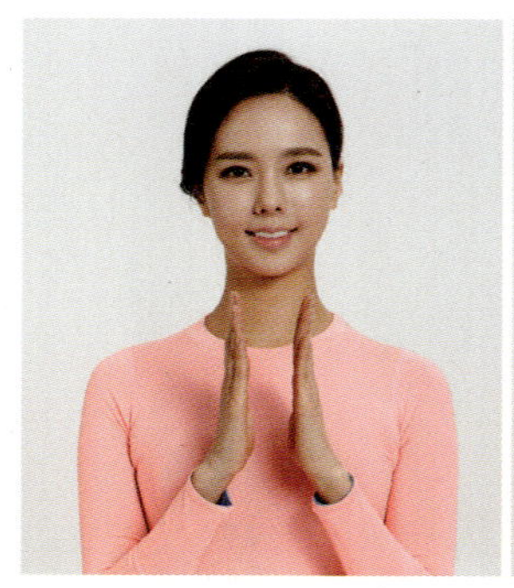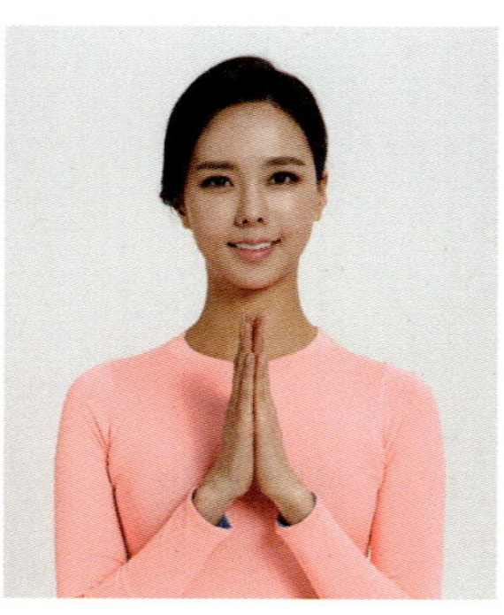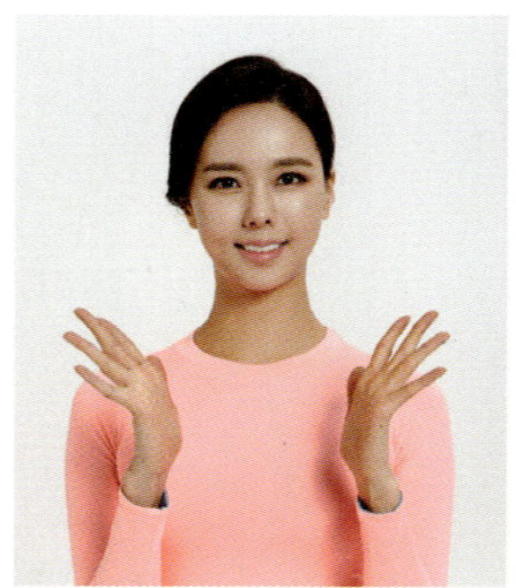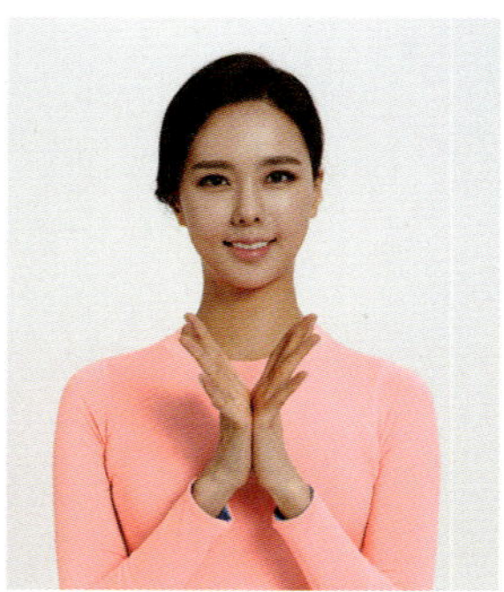

1 일반적인 박수
열 손가락과 손바닥이 마주치도록 박수를 친다. 혈액순환 개선에 좋은 효과가 있다.

2 손바닥 박수
손가락이 부딪히지 않도록 벌리고 손바닥으로만 친다. 내장 기능을 강화한다.

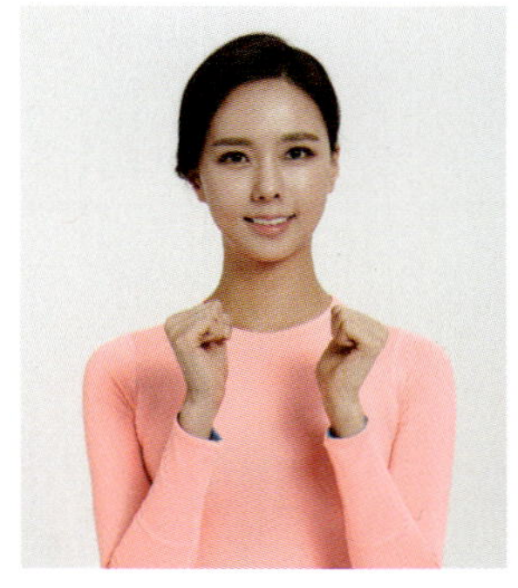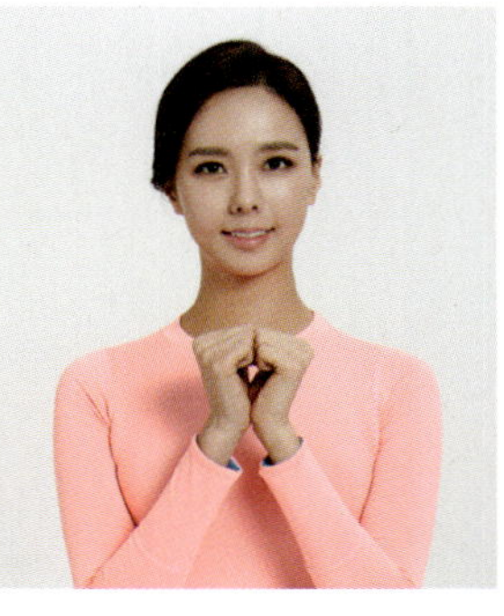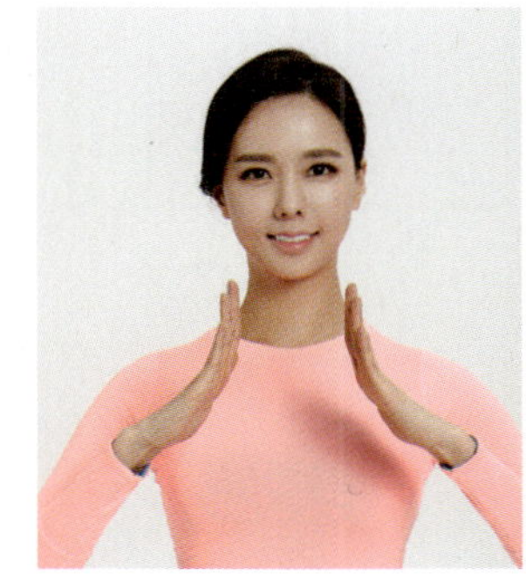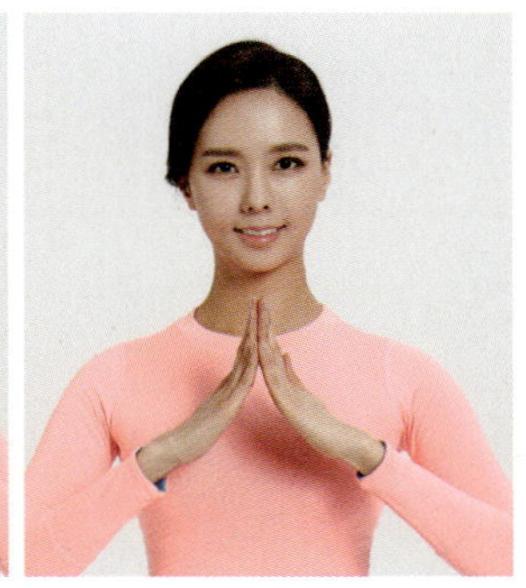

3 주먹 박수

주먹을 쥐고 손가락이 부딪히도록 박수를 친다. 두통, 어깨 통증에 효과적이다.

4 손가락 박수

손바닥은 닿지 않도록 하고, 손가락으로만 박수를 치면 심장과 기관지를 자극해 코가 좋지 않은 사람에게 좋다.

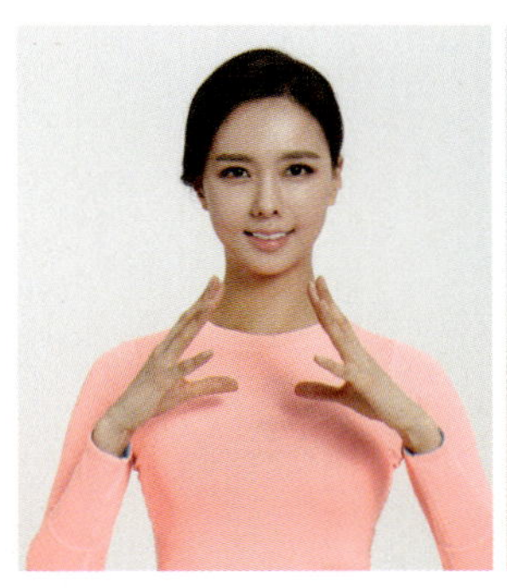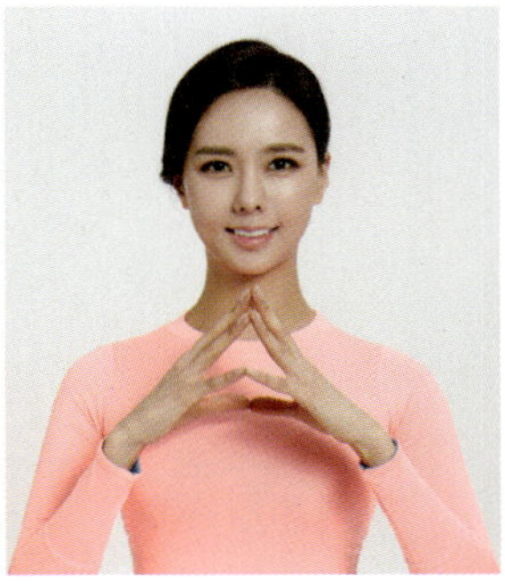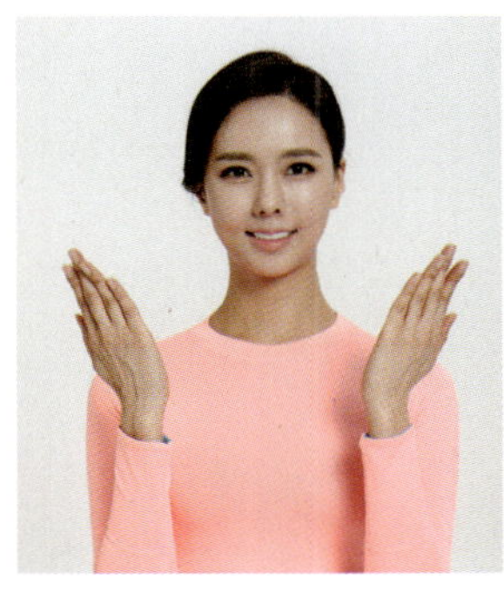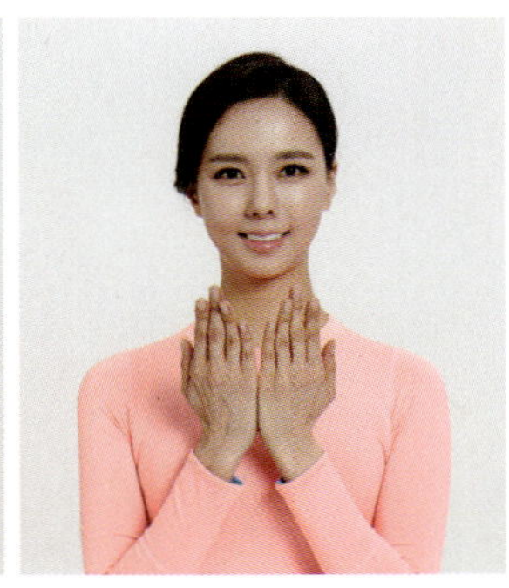

5 손끝 박수

왼쪽 손가락 끝과 오른쪽 손가락 끝으로 박수를 친다. 건망증이나 치매 예방, 기억력 향상에도 좋다. 부모님에게 전수하자.

6 손날 박수

손바닥을 편 상태에서 양손의 손날이 서로 부딪히도록 치는 박수다. 변비, 생리통, 호르몬 작용을 컨트롤하는 등의 효과가 있다.

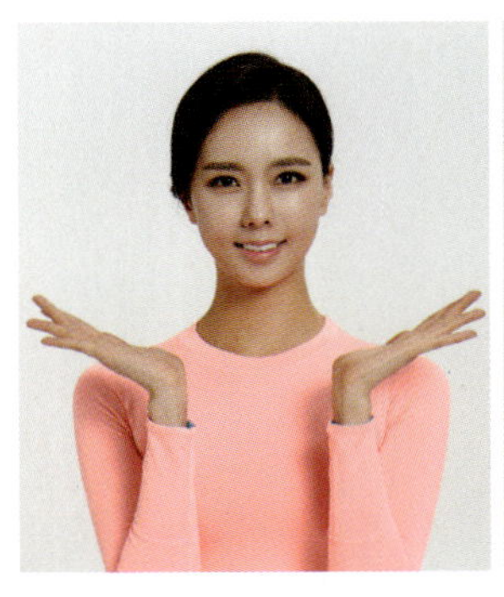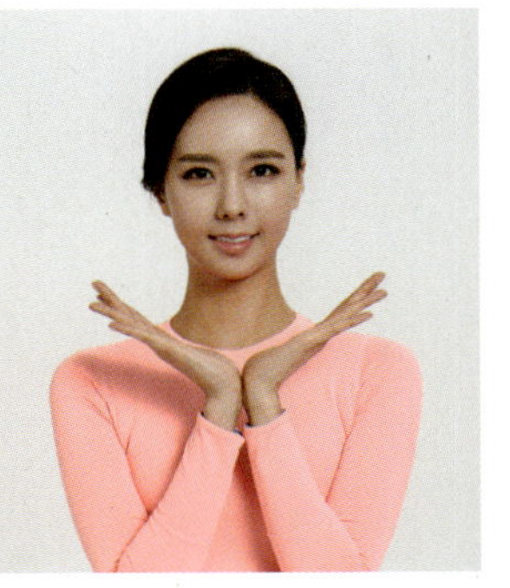

7 손목 박수

손은 부딪히지 않도록 하고 손목으로 박수를 친다. 생식기와 정력 증강에 효과적이다. 남자친구에게 꼭 알려줄 것.

양치질을 마친 후
프런트+사이드 레터럴 레이즈

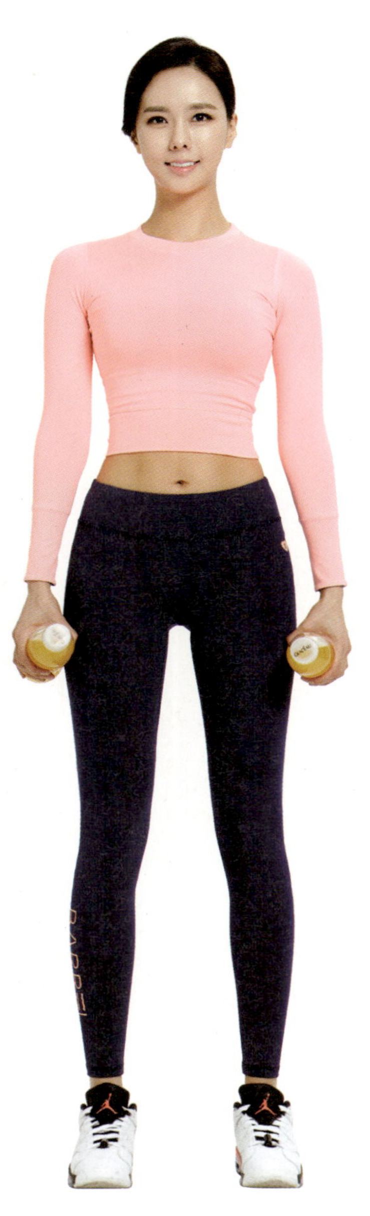

1 물병을 손에 쥐고 똑바로 선다.

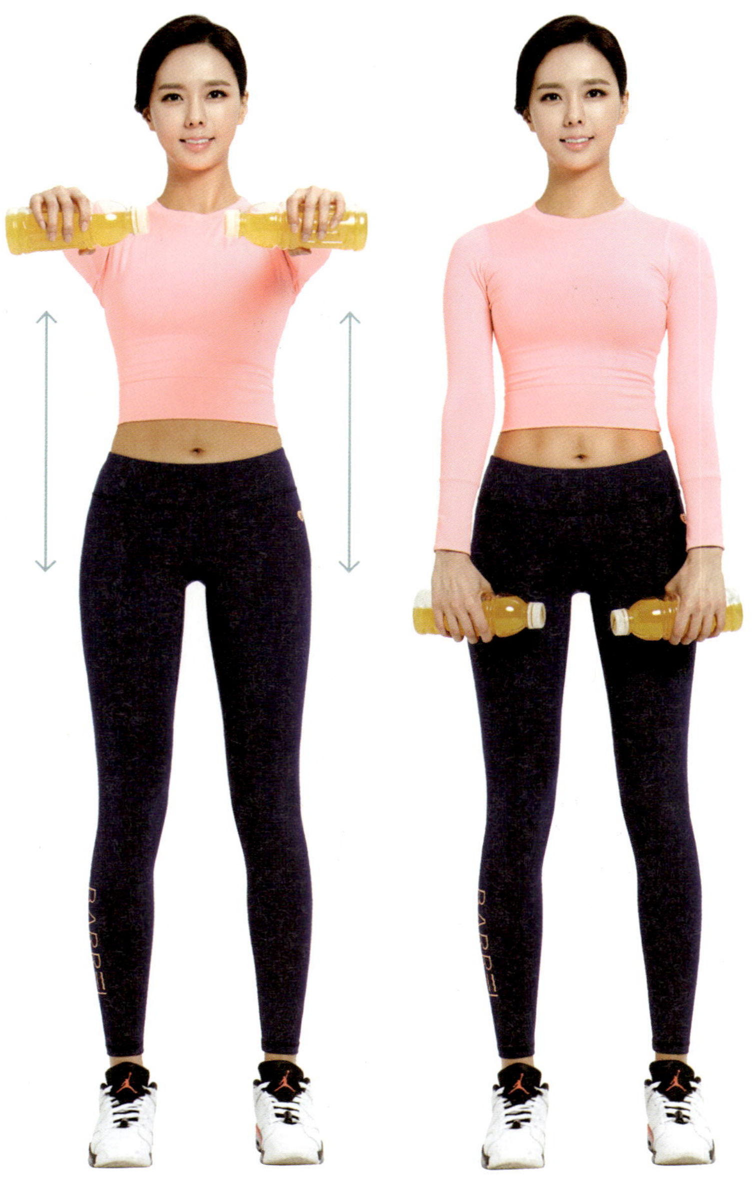

2 손등이 위로 오도록 팔을 그대로 들어 앞으로 나란히 동작을 한 다음 제자리로 돌아온다.

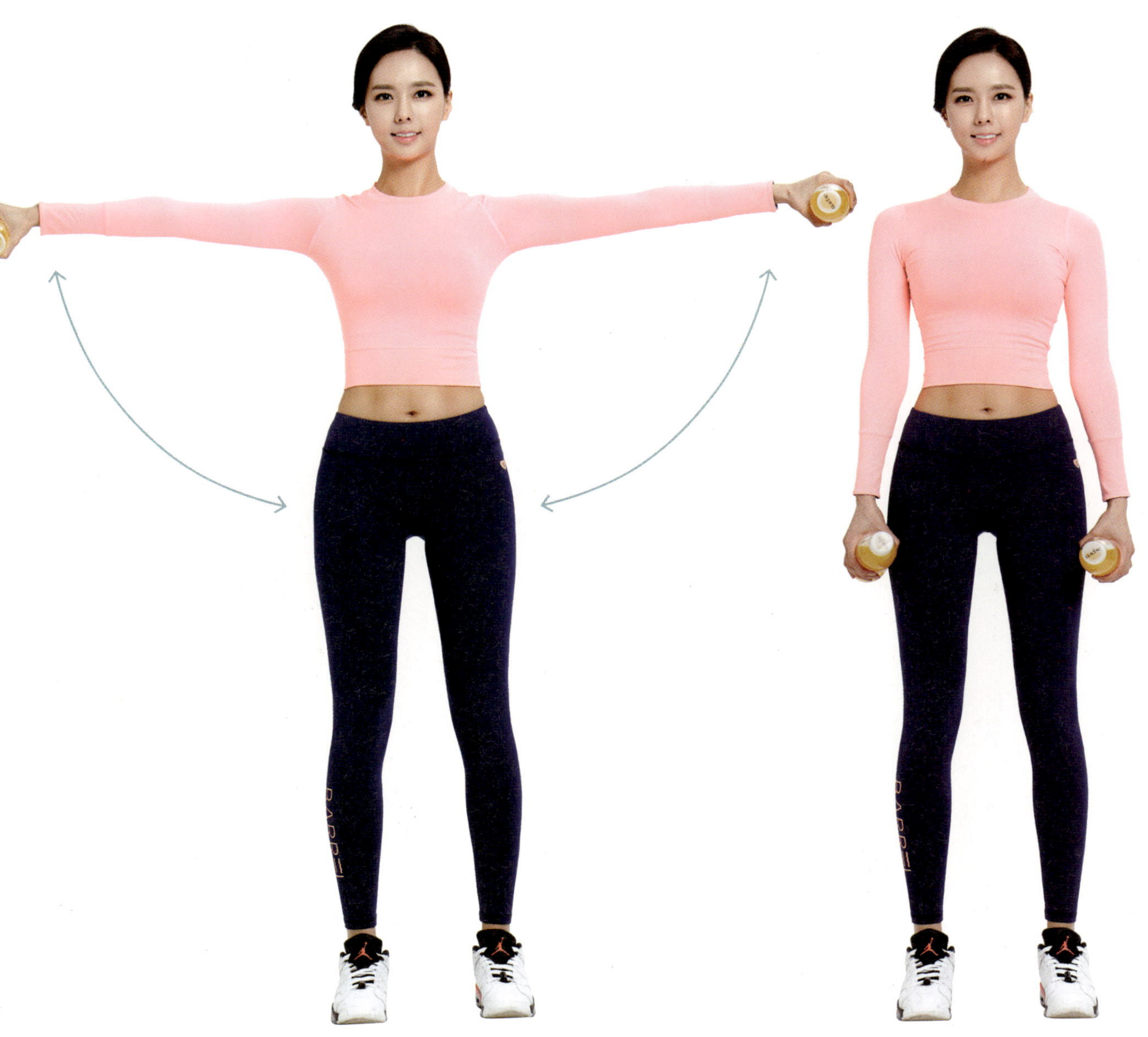

3 팔을 양쪽으로 들어 올리고 다시 제자리로 돌아온다. ②와
③ 동작을 번갈아가며 반복한다. ② 동작을 일정 횟수 반복
한 후 ③ 동작을 해도 좋다.

차례를 기다리며 **암 바운스**

> **"** 팔 전체에 힘을 주어 빠르게 흔드는 동작이에요. 문어처럼 흐느적거리는 게 아니라, 똑바로 서서 배에 힘을 주고, 팔을 긴장시킨 상태에서 해보세요. 손에 덤벨이 들려 있다고 상상하면서 하면 효과적이에요. 15~20회씩 3세트 정도 하세요. **"**

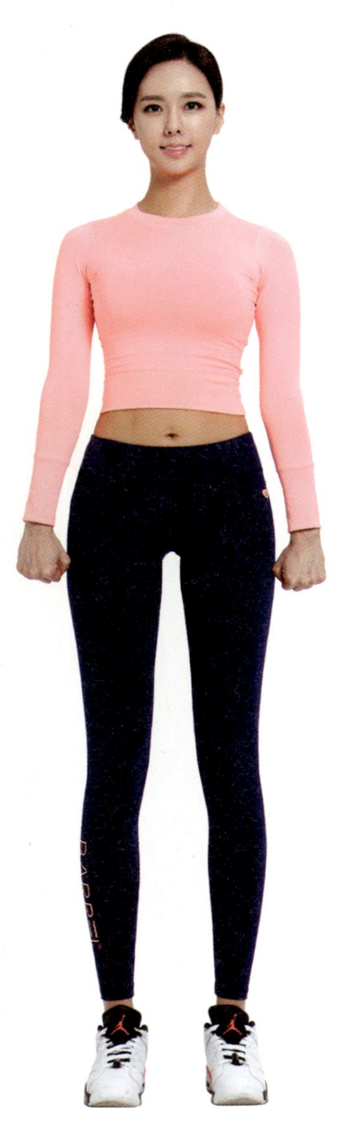

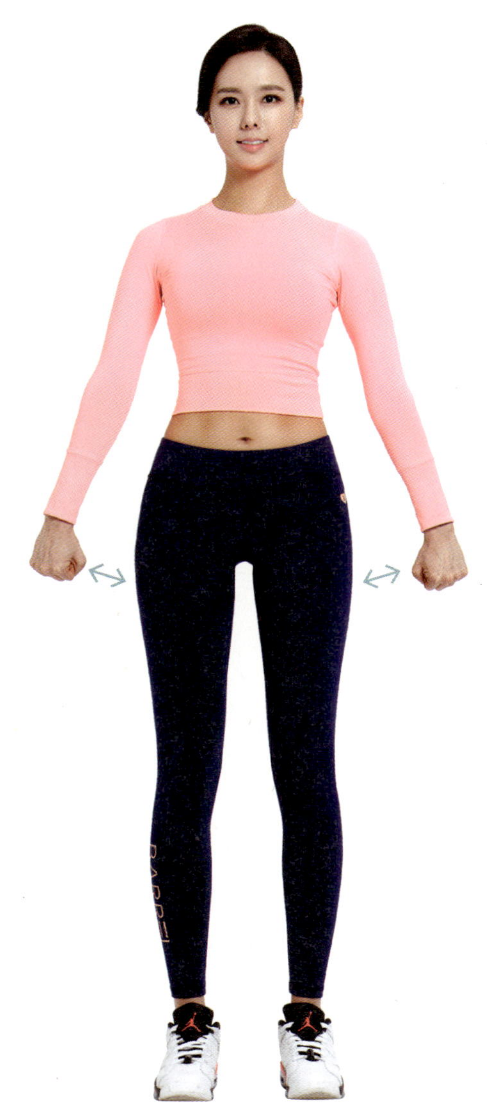

1 주먹을 꽉 쥐고 팔에 힘을 주어 늘어뜨린다.

2 어깨는 움직이지 않고 팔에 진동을 주어 그대로 옆으로 45도 정도 들어 올린다. ①과 ② 동작을 반복한다.

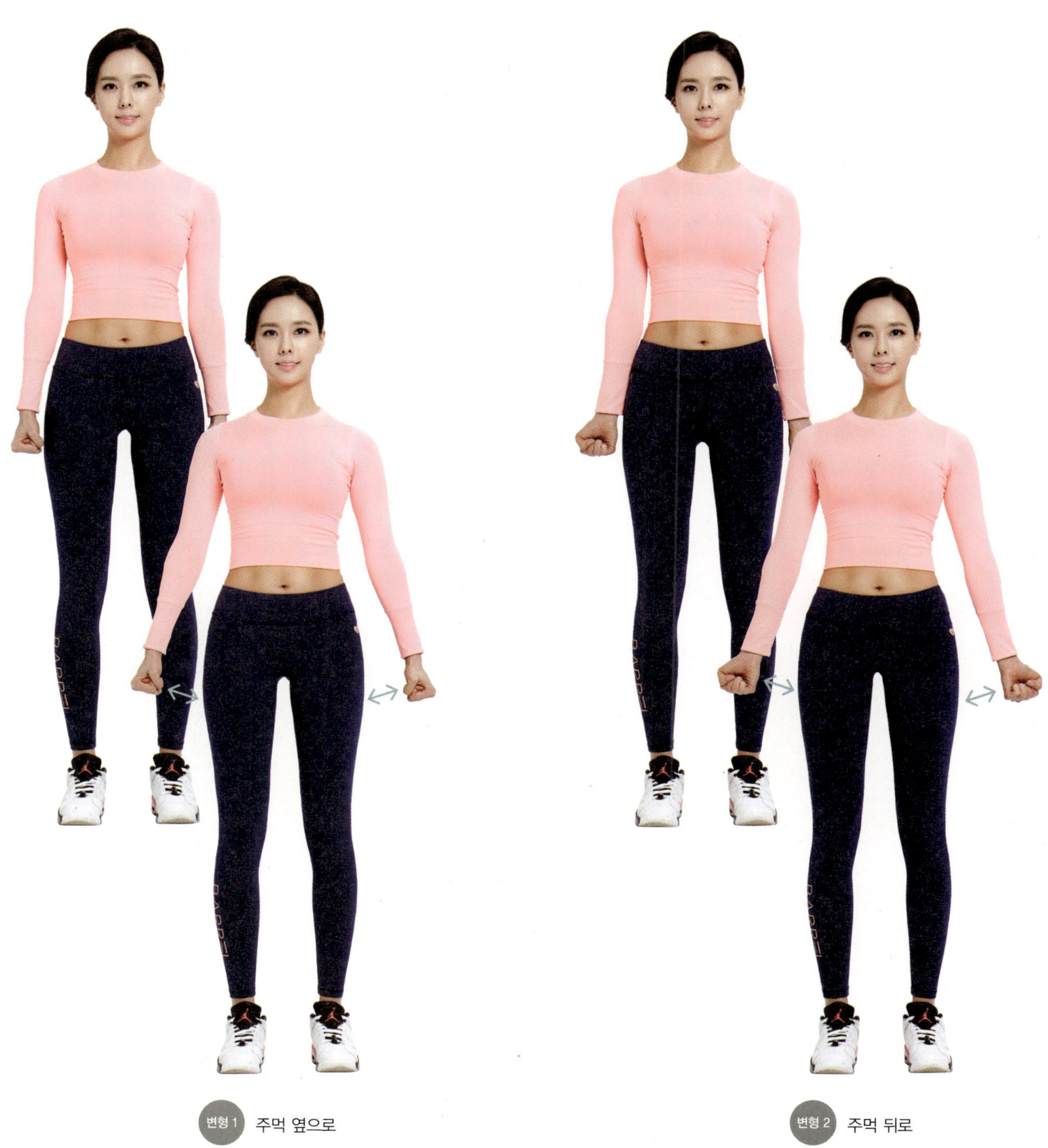

틈틈이, 복부 자극법

뱃살이 대양의 파도처럼 출렁인다면 화장실에서 볼일을 볼 때라도 잠시 복부 지방을 자극해보세요. 손을 갈고리 모양으로 만들어 복부를 아래에서 위로 쓸어 올리거나 주먹으로 등과 허리를 팍팍 두드려 혈액순환에 도움을 주는 거죠. 식스팩은 누구나 갖고 있는 근육이에요. 단지 지방으로 덮여 있을 뿐이죠. 살을 빼고 지방을 없애면 운동을 안 해도 드러나는 근육이에요.

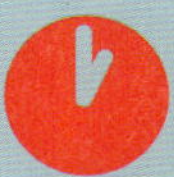

“매번 다이어트에 실패? 당연하지.
남들이랑 똑같이 먹고
지금도 가만히 있잖아.”

불면 날아갈까, 맹목적인 지방 사랑으로 몸의 살을 꽉 붙들고 있는 건 아니
겠죠? 거르지 않고 착실하게 먹었으니까, 남들과 똑같이 먹었으니까 남들보
다 더 움직여야죠. 온종일 일만 하는 사람은 없을 거예요. 커피를 마시거나
동료를 만나 잠깐 대화를 나누거나 엘리베이터를 기다리거나 화장실에서 거
울도 보죠. 잠시 서 있는 틈을 만들어 상황에 맞게 몸을 움직여보세요. 그렇
게 인생의 역전 기회는 스스로 찾는 거예요.

엘리베이터를 기다리며 **체스트 스트레치**

> **❝** 오랜 시간 앉아 있는 사람에게 좋아요. 등에 군살이 붙는 걸
> 막아주거든요. 체스트 스트레치는 등은 물론 쇄골 라인도 예쁘게
> 만들어줘요. 집중해서 천천히 호흡하면서 해보세요. 3회 이상 하세요. **❞**

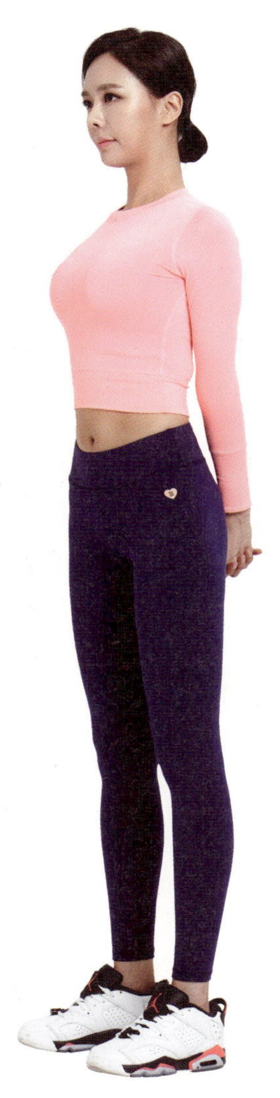

1 등 뒤에서 손을 깍지 낀다.

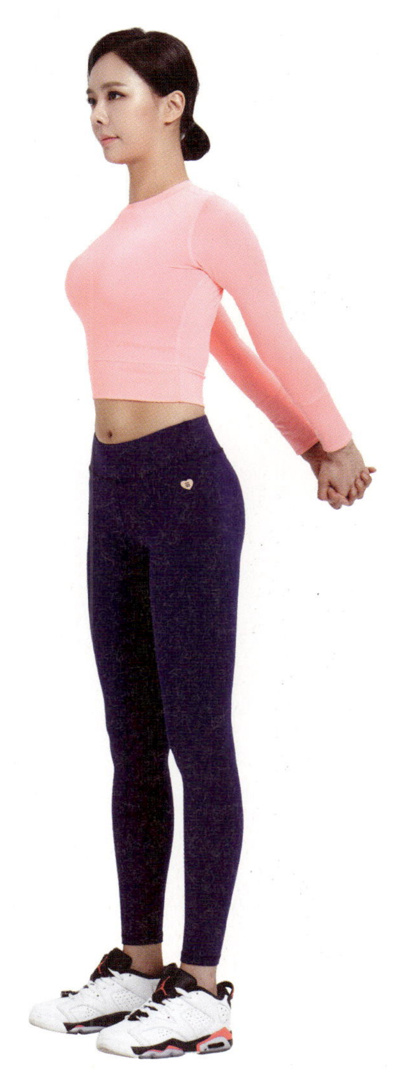

2 팔꿈치를 굽히지 말고 그대로 팔을 뒤로 길게 쭉 뻗는다는 느낌으로 들어 올린다. 이때 등 뒤의 양쪽 날개뼈가 서로 만난다는 느낌으로 가슴을 쭉 내밀면서 약 10~15초간 스트레칭한다.

잠깐 대화를 나누며 **원 레그컬**

> 서 있는 동안 가볍게 할 수 있는 동작이에요. 허벅지에
> 셀룰라이트가 많은 사람에게 효과적이죠. 허벅지 뒤쪽의
> 라인을 탄탄하게 잡아주며 힙업에도 좋아 뒤태가 예뻐져요.
> 15~20회씩 3세트 정도 하세요.

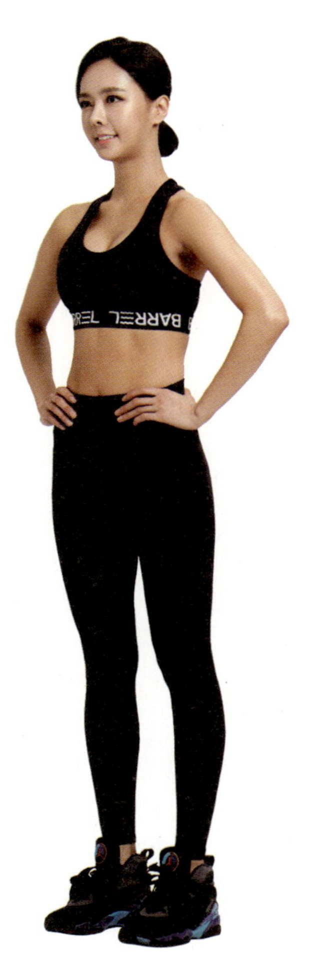

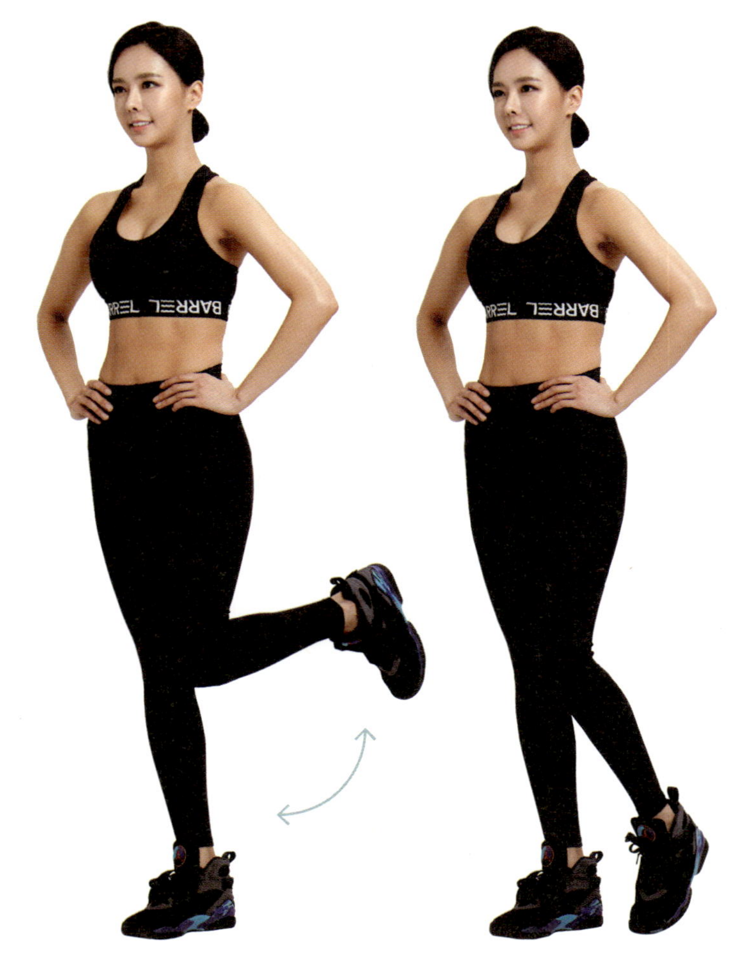

1 등을 펴고 어깨가 굽지 않도록 똑바로 선다.

2 허벅지가 움직이지 않도록 주의하면서 한쪽 다리를 90~100도 정도로 뒤로 들어 올렸다가 천천히 내리는 동작을 반복한다. 일정 횟수 반복한 후 다리를 바꾸어 같은 방법으로 운동한다.

프린트기에서 출력을 기다리며 **월 푸시업**

> 66 팔굽혀펴기는 가슴을 예쁘게 만들고, 상체의 군살을 제거하는
> 데 효과적이에요. 월 푸시업으로 팔에 힘이 생기면 무릎을 대고
> 푸시업, 무릎을 대지 않고 푸시업 순으로 단계적으로 나아가세요.
> 달걀 프라이처럼 퍼져 있던 가슴이 탄탄하게 올라붙을 거예요.
> 15~20회씩 3세트 정도 하세요. 99

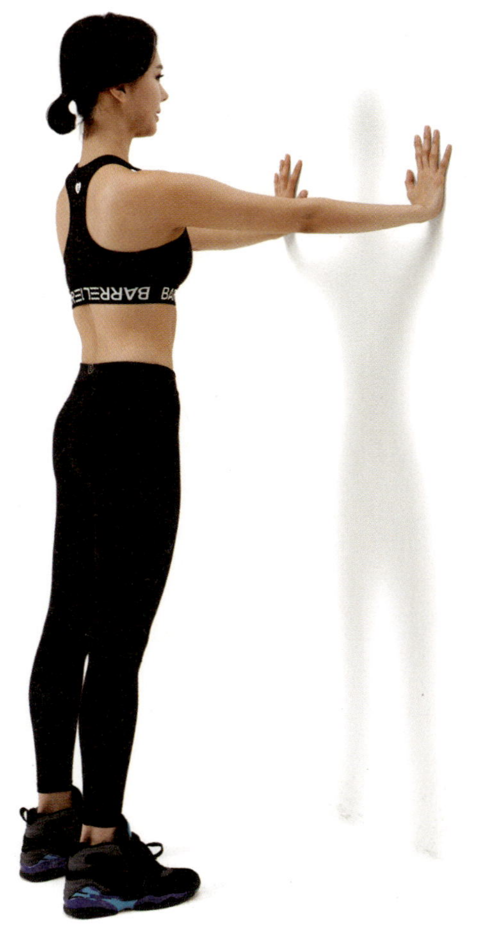

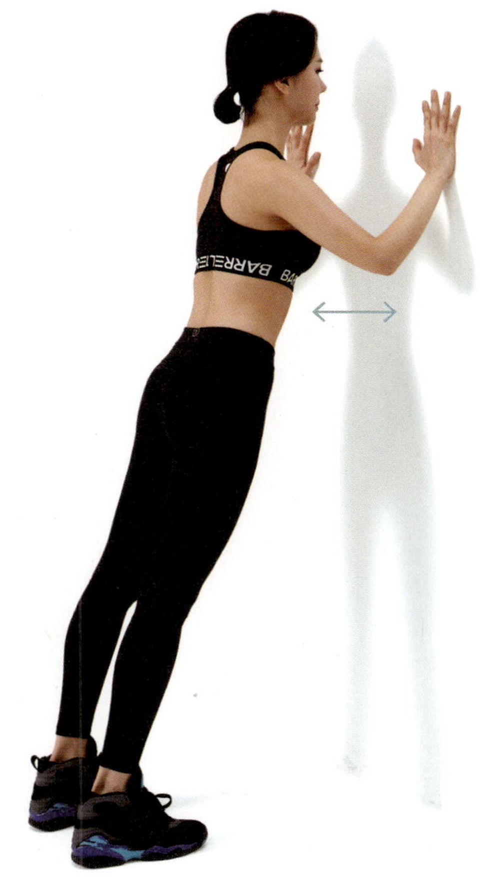

1 벽에서 40~50cm 정도 떨어져 양발은 어깨너비로
벌리고, 양팔은 어깨보다 넓게 벌려 가슴 높이 정도
의 위치에서 벽에 손을 댄다. 다리를 뒤로 보낼수록
팔에 더 많은 힘이 간다.

2 등을 곧게 펴고 체중을 팔에 실어 팔을 90도 가까
이 구부린다. 팔을 굽힌다기보다 가슴을 벽에 댄다
는 생각으로 하면 쉽다. 팔힘을 이용해 다시 제자
리로 돌아온다. ①과 ②를 반복한다.

Check Point 어깨가 웅크려지거나 말려 올라가지 않도록 등을 펴고 목을 길게 뻗는다.

"보이지 않는 마음은
거짓말을 늘어놓지만,
눈으로 보여주는 몸은 항상 정직해!"

지하철이나 버스에서 자리를 양보해주는 남자가 있어 '매너 짱!'이라며 감동했는데, 알고 보니 임산부인 줄 알고 양보했다는 에피소드가 있죠. 이런 웃지 못할 이야기의 주인공이 당신일 수도 있어요. 설마가 현실에서 일어난다면 얼마나 당혹스럽겠어요. 이런 상황을 담담하게 받아들일 자신이 없다면 부지런해져야 해요. 엘리베이터나 지하철을 기다리는 동안, 지하철이나 버스 안에서도 운동하세요. 포기하지 말고 티 나지 않게 애쓰는 것이야말로 진정 다이어트에 성공하는 길이죠.

지하철 안에서 **복식호흡 하기**

> 숨 쉬기 운동만 제대로 해도 평소보다 칼로리 소모를 두 배나 늘릴 수 있어요. 호흡만 제대로 해도 복근이 생긴다는, 믿을 만한 연구 결과도 있다니까요. 평소 호흡에 신경 쓰지 못한다면 퇴근이나 하교 시간을 복식호흡 하는 시간으로 정해보세요.

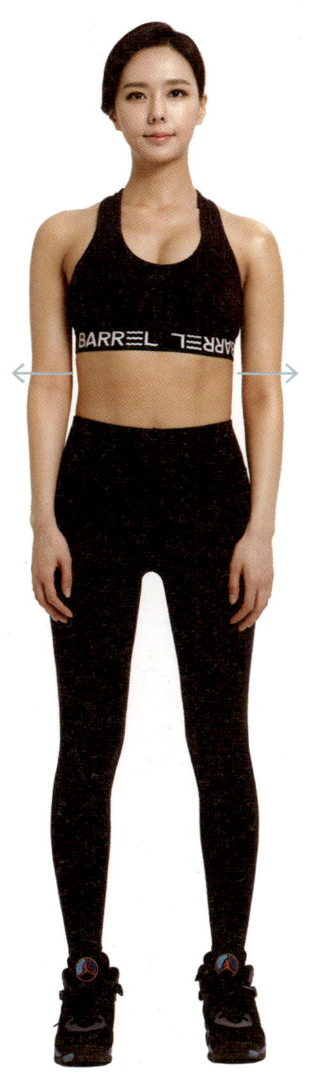
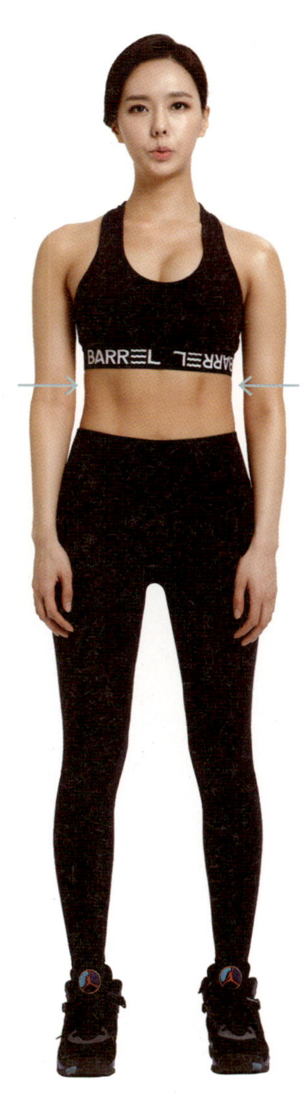

1 등을 펴고 곧은 자세로 서서 흉곽이 벌어진다고 상상하며 코로 숨을 들이쉰다. 이때 가슴과 어깨가 위로 올라가지 않도록 주의한다.

2 입으로 숨을 내쉬면서 흉곽이 쪼그라드는 것을 느낀다. 몸속에 있는 숨을 모두 다 토해낸다는 생각으로 끝까지 숨을 내쉰다. 괄약근에 힘을 주고 지퍼를 끝까지 채워 올리듯 전부 내뱉은 다음 약 20초간 숨을 참고 버틴다. 다시 ①의 동작을 반복한다.

엘리베이터 안에서 **벽에 등 대고 서 있기**

> 근육이 단련되어 있지 않으면 바른
> 자세로 2~3분 이상 유지하기가
> 힘들어요. 하지만 자세만 바로 해도 숨어
> 있는 키가 3cm 드러나고, 살도 쉽게
> 찌지 않아요. 틈틈이 벽을 이용해 몸의
> 바른 자세를 기억해보세요. 3분씩 3세트
> 정도 하세요. "

Check Point
벽에 꼭 붙인다.

벽에 등을 대고 선다. 머리, 어깨 양쪽, 등, 골반이 벽에 붙도록 한다. 턱은 아래로 잡아당기고 시선은 정면을 바라본다. 턱 끝에 손가락을 대서 가볍게 눌러도 좋다. 서 있는 동안 힙이 풀려 복부가 골반 앞으로 나오지 않도록, 몸에 긴장감이 풀려 어깨가 앞으로 굽지 않도록 신경 쓴다.

버스를 기다리며 **스탠딩 카프레이즈**

> 혈액순환을 도와주고 아름다운 종아리 라인을 만들어주는 일명 '까치발
> 운동'이에요. 계단처럼 높낮이 차이가 있는 곳에서 하면 종아리 스트레칭에
> 좀더 효과적이죠. 중량이 있는 기구를 들고 하지 않는 이상 종아리가
> 두꺼워질 염려도 없답니다. 15~20회씩 3세트 정도 하세요.

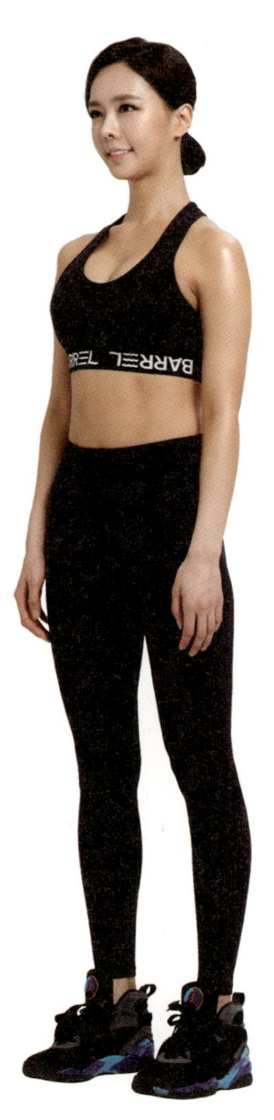

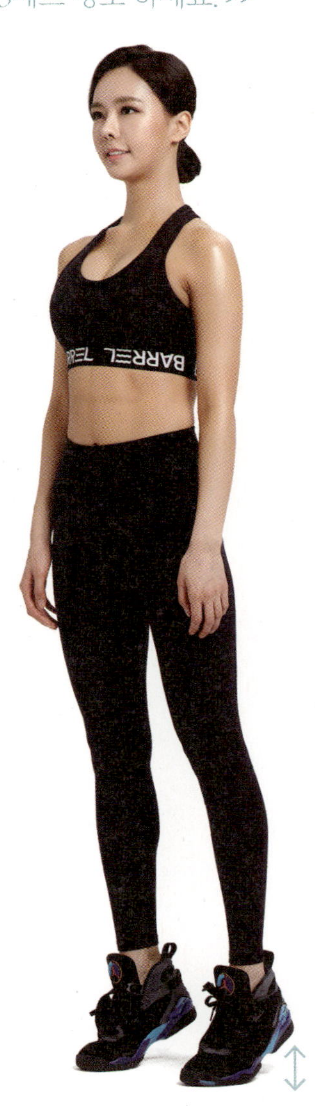

1 시선은 정면을 향하고 똑바로 선다.

2 몸의 중심이 앞으로 쏠리지 않도록 주의하며 발뒤꿈치를 최대한 높이 들어 올린다. 이때 종아리가 당기는 것을 느낀다. 최고점에서 약 3초간 멈춘 후 천천히 발을 바닥에 디디며 ①의 동작을 취한다. ①, ②를 반복한다.

지하철을 기다리며 **원레그 카프레이즈**

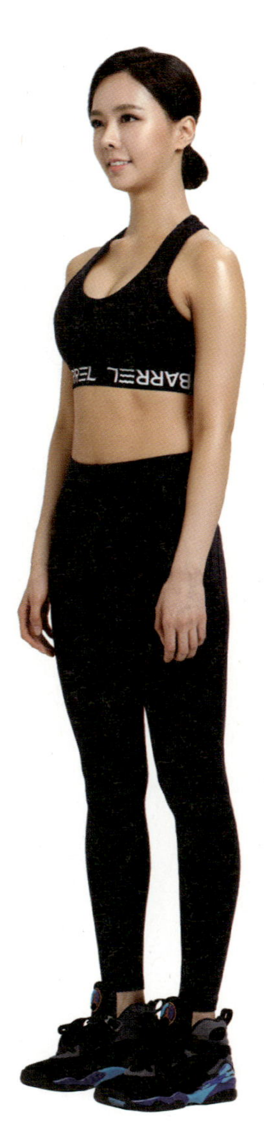

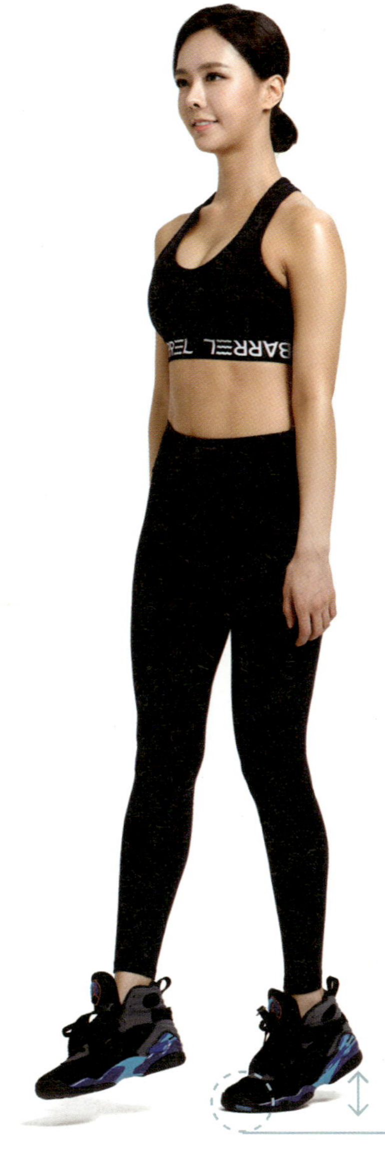

> 전신의 균형을 잡아주는 밸런스 운동인 카프레이즈는 척추와 뼈를 재정렬해 잘못된 자세를 잡고, 몸매의 균형을 잡아줄 뿐 아니라 인지 능력도 생겨 뇌에 자극을 줘요. 평소 스마트폰만 들여다보며 디지털 치매를 향해 달려가는 사람들에게 도움되는 동작이죠. 15~20회씩 3세트 정도 하세요. "

1 시선은 정면을 향하고 똑바로 선다.

2 한쪽 발을 가볍게 들어 올린 상태에서 다른 쪽 발뒤꿈치를 들어 올렸다 내렸다를 반복한다. 발을 바꿔가면서 같은 동작을 반복한다. 들어 올린 발을 다른 쪽 다리 발목 뒤쪽에 대면 좀더 안정적으로 할 수 있다.

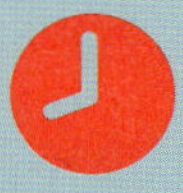

"식욕에 지배당하는 푸드 좀비,
정신 차려!"

식사 시간이 다가오면 온갖 갈등이 일어나죠. 안 먹자니 배가 고프고, 먹다 보면 적정량을 넘어서고, 먹고 나서는 폭풍 후회하고…. 가정교육 제대로 받고, 배울 것 다 배우고, 앞뒤 꽉꽉 막힌 사람도 아닌데 왜 먹는 것 앞에서는 올바른 판단을 내리지 못하는지 자책할 필요 없어요. 먹은 만큼 움직이면 되니까요. 인생도 기다림, 사랑도 기다림, 주방도 기다림의 연속이죠. 물을 끓이거나 프라이팬이 예열되기 기다리거나 음식을 졸이거나 눌어붙지 않도록 계속 저어야 하는 등 끝이 없잖아요. 이런 자투리 시간을 이용해서도 운동은 가능해요. 물이 끓어 넘치듯 충분한 시간이에요. 주방은 싱크대나 조리대처럼 앞이 막혀 있는 공간으로 무릎이 부딪히지 않는 운동을 위주로 하는 게 좋아요.

국을 데우는 동안 **와이드 스쿼트**

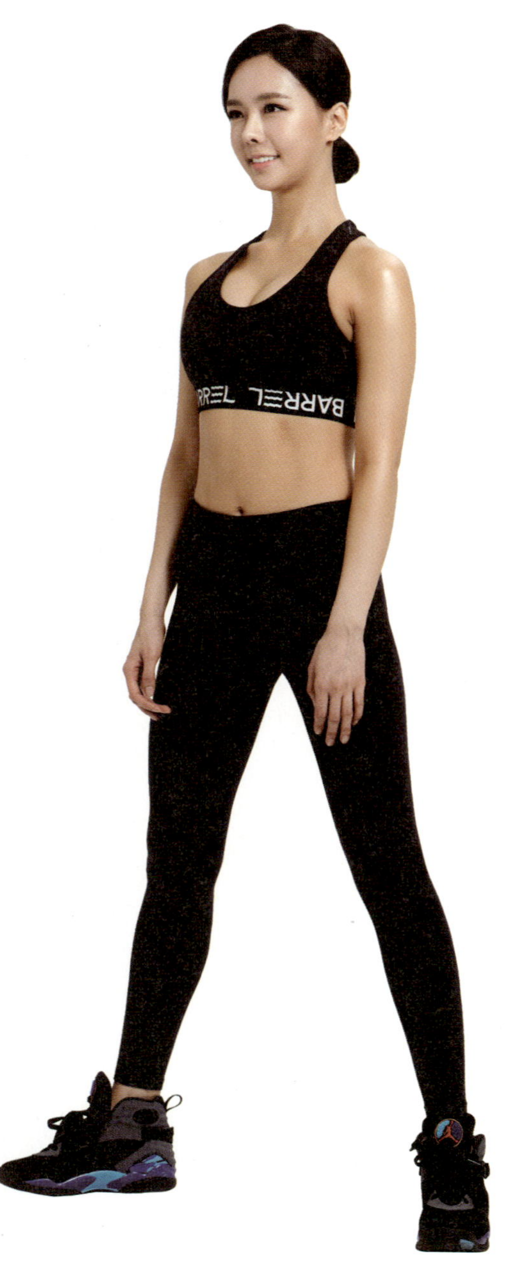

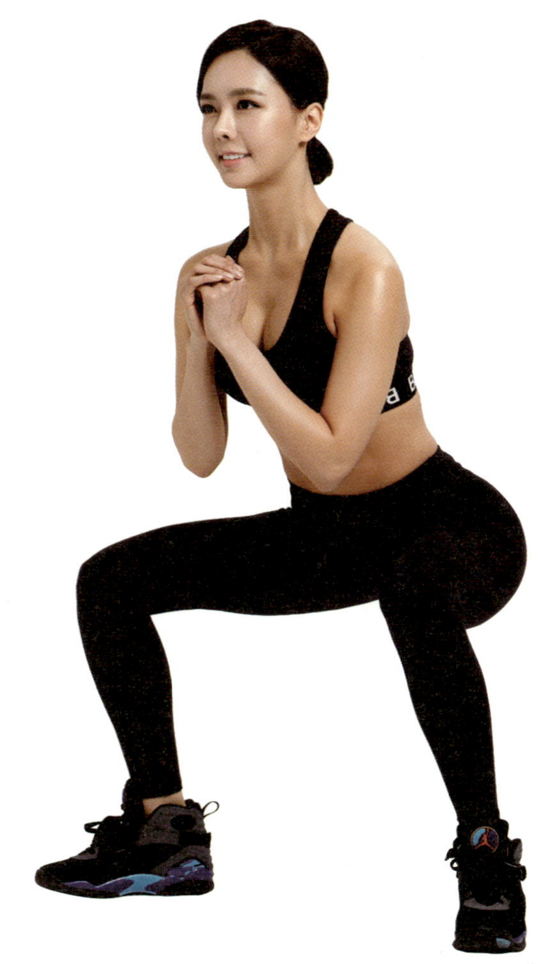

> 허벅지 안쪽과 엉덩이 옆 라인을 탄력적으로
> 만드는 데 효과적이에요. 무릎을 구부릴 때는
> 다리 안쪽 근육이, 올라올 때는 엉덩이 옆쪽이
> 자극되는 것을 느끼면서 천천히 하세요.
> 15~20회씩 3세트 하세요.

1 다리를 어깨너비보다 넓게 벌리고 양발은 45도 정도 밖을 향하게 연다.

2 상체를 고정한 채 호흡을 들이쉬며 천천히 무릎을 내린다. 무릎이 더 이상 내려가지 않는 곳에서 멈췄다가 숨을 내쉬면서 천천히 ①의 동작으로 돌아온다. ①, ② 동작을 반복한다.

전자레인지가 돌아가는 동안 **와이드 투명 의자**

> **"** 주먹을 불끈 쥐고, 엉덩이에 힘을 꽉! 주고,
> 입에서 '아~!' 신음 소리가 터질 때까지
> 버티세요. 이렇게 정적인 자세로도 충분히
> 근육 운동이 돼요. 한계를 느낄 때까지
> 해보자고요. **"**

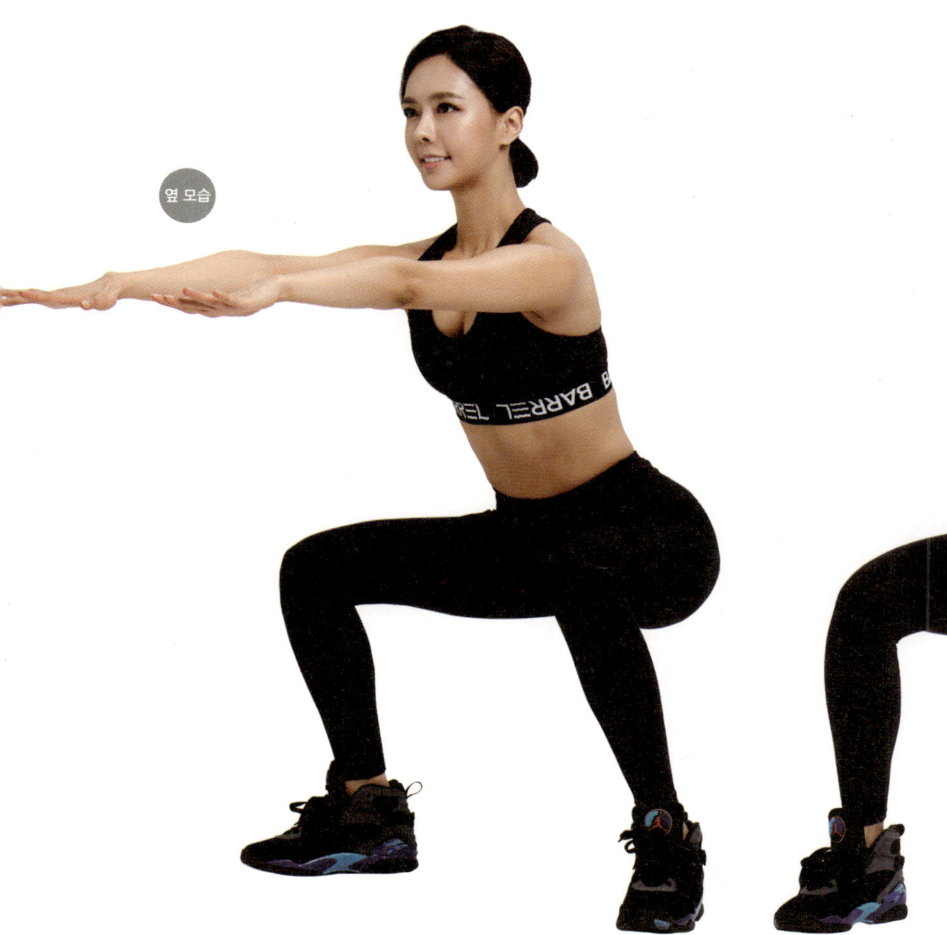

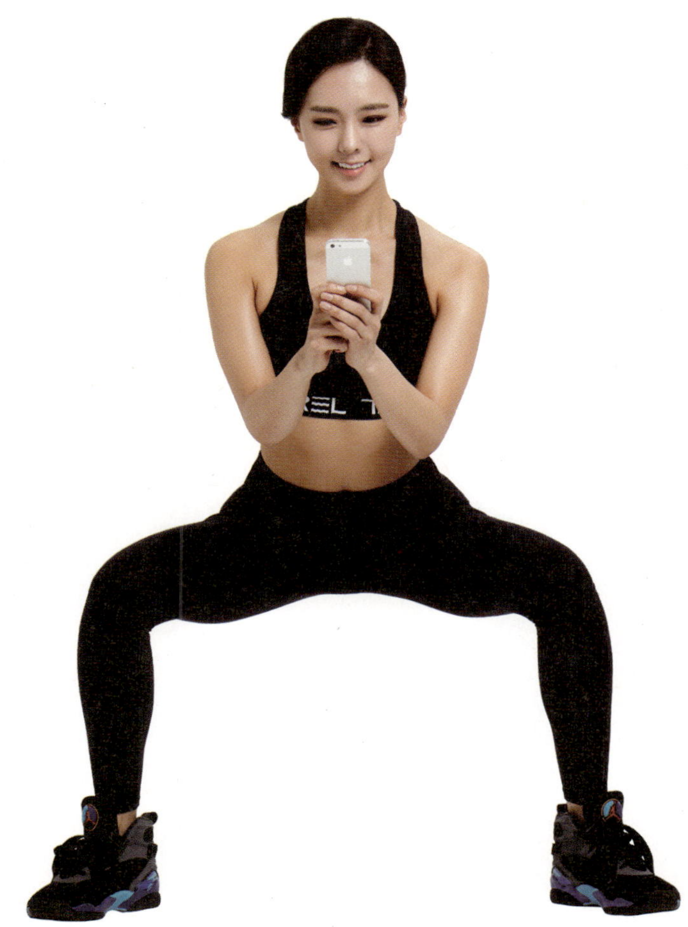

다리를 어깨너비보다 넓게 벌리고, 양발은 45도 정도 밖으로 향해
연 상태에서 엉덩이를 낮추고 앉아 자세를 유지한다. 한계를 느낄 때
까지 그대로 유지한다. 힘이 들면 일어섰다 잠시 쉬었다가 다시 동
작을 반복한다.

고구마를 삶는 동안 벽에 등 대고 투명 의자

> " 하체와 코어를 단련시켜줄 뿐 아니라 골반 비틀어짐도
> 최소화할 수 있는 좋은 운동이에요. 벽에 의지하기 때문에
> 쉬워 보이지만, 결코 만만치 않을 거예요. 포기하지 말고,
> 허벅지가 타들어갈 때까지 견디세요. "

기본 동작

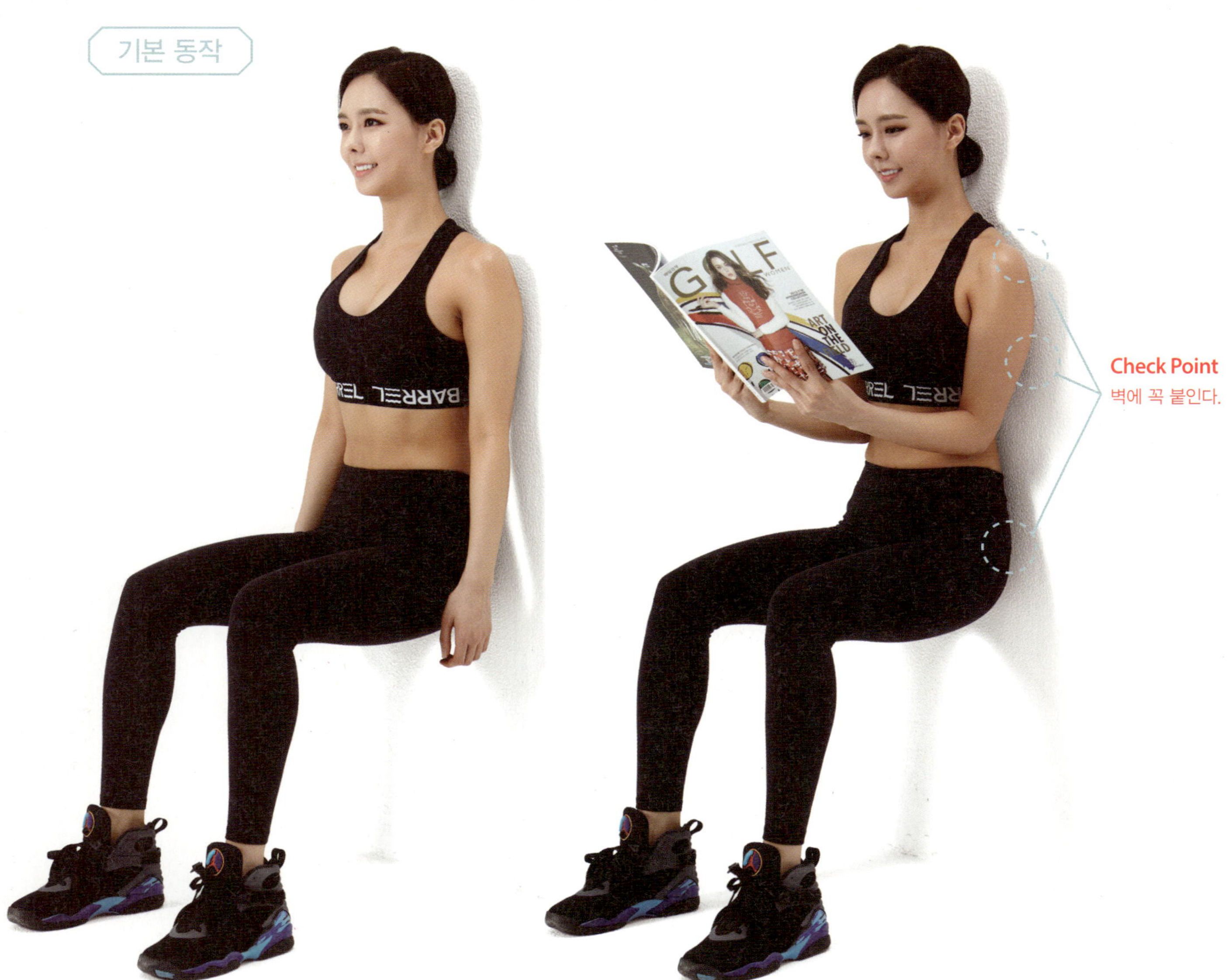

양발은 어깨너비로 벌리고 머리, 어깨 양쪽, 등, 골반은 벽에 붙인 상태
에서 허벅지와 종아리가 90도가 되도록 다리를 구부린다. 허벅지에 힘
이 들어가는 것을 느끼며 할 수 있는 만큼 버틴다.

프라이팬이 예열되는 동안 **사이드 스쿼트**

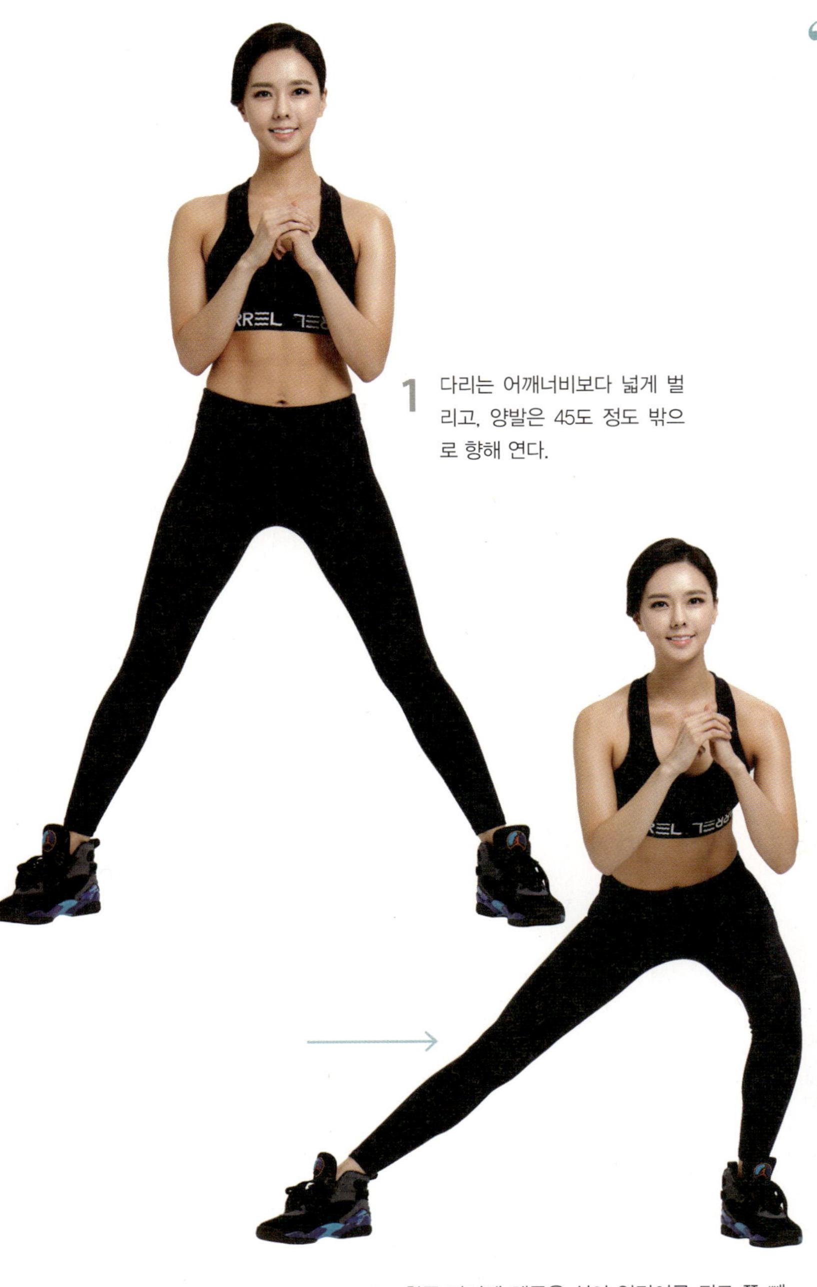

> **사이드 스쿼트는 한쪽 다리에만 체중을 싣는 운동이에요. 복부를 긴장시키고 엉덩이에 힘을 꽉 주도록 해요. 유연성이 부족할 경우에는 다리를 좀더 넓게 벌리고 서면 약간은 편하게 할 수 있어요. 15~20회씩 3세트 하세요.**

1 다리는 어깨너비보다 넓게 벌리고, 양발은 45도 정도 밖으로 향해 연다.

2 한쪽 다리에 체중을 실어 엉덩이를 뒤로 쭉 빼면서 앉았다가 엉덩이에 힘을 주면서 제자리로 올라온다. 엉덩이를 빼고 앉을 때 무릎을 구부린 반대쪽 다리의 허벅지 안쪽이 늘려지는지 충분히 느낀다.

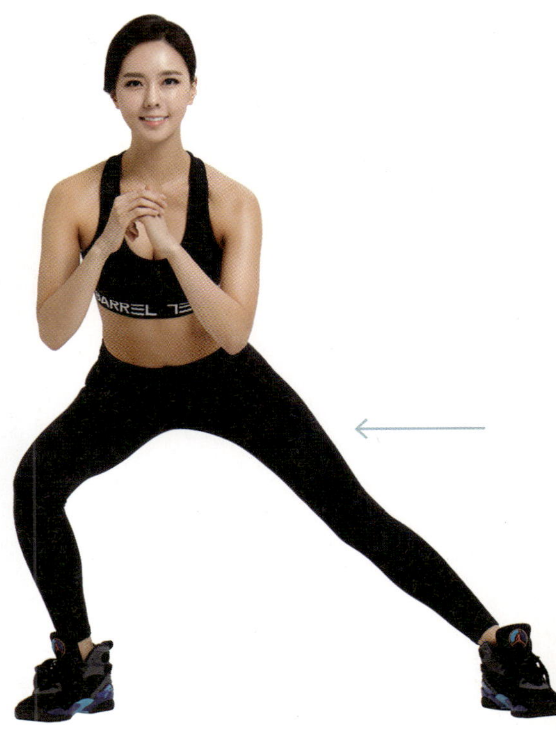

3 반대쪽 다리도 같은 방법으로 운동한다.

"누우면 지방으로,
움직이면 근육으로!
다이어트에도 방향성이 있어!"

침구를 정리하는 데 약 40kcal, 걸레질하는 데 약 29kcal, 이불 빠는 데 약 137kcal! 집안일은 생각보다 많은 칼로리를 소모하게 만들어요. 피곤하다고 쓰러지지 말고, 막대 걸레 한번 더 잡으세요. 다이어트에도 방향성이 있어요. 자꾸 누우면 살이 찌고, 자꾸 움직이면 살이 빠져요. 어느 쪽으로 움직일지 결정해야 해요. 온종일 사람과 일에 치여 운동 자체가 버겁고 힘이 들 수도 있지만, 지방으로 엉킨 몸의 실타래도 풀어야 하잖아요.

발걸레질하며 **리버스 브이 런지**

> ❝ 다리 모양을 'V'로 만드는 리버스 브이 런지는
> 허벅지 안쪽을 자극하므로 똑바로 섰을 때
> 허벅지 사이가 떠서 보기 싫은 사람에게 좋아요.
> 15~20회씩 3세트 정도 하세요. ❞

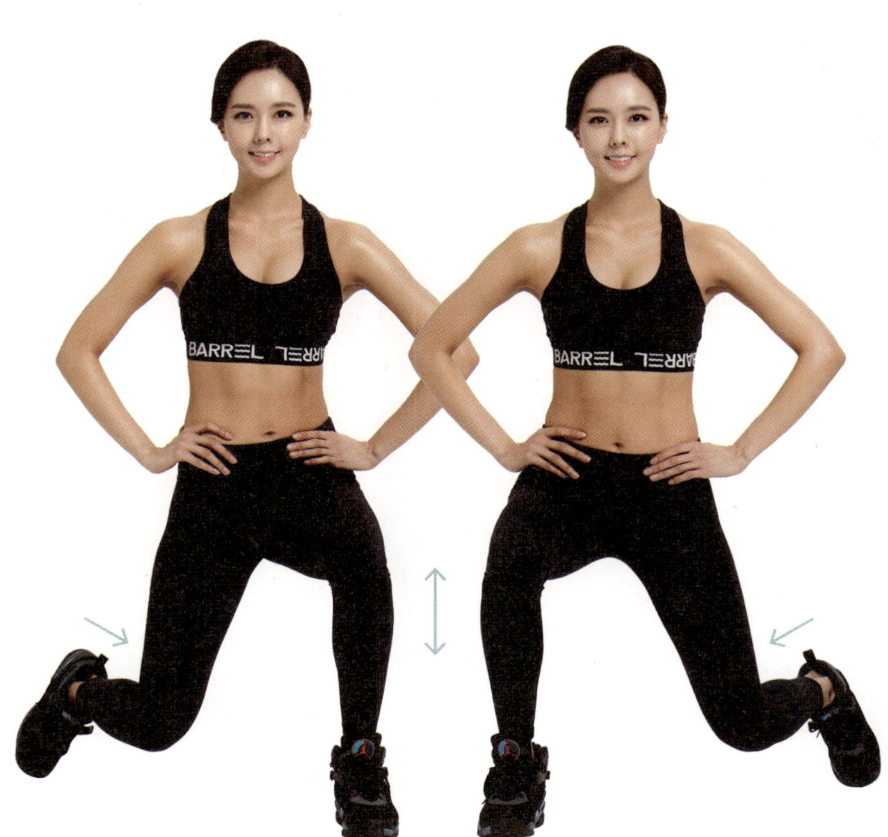

1 등을 곧게 세우고 양발을 어깨너비로 벌리고 선다.

2 상체는 움직이지 않은 채 그대로 둔 상태에서 숨을 들이쉬면서 한쪽 발을 대각선 뒤로 내딛어 무릎이 땅에 닿을 정도로 몸을 내린다. 이때 앞쪽에 둔 발은 바닥에 완벽하게 붙이고 발끝이 무릎 밖으로 튀어나가지 않도록 한다.

3 숨을 내쉬면서 하체의 힘을 이용해 천천히 제자리로 돌아온 다음 다리를 바꿔 운동한다. ②와 ③을 반복한다.

막대 걸레를 밀며 **워킹 런지**

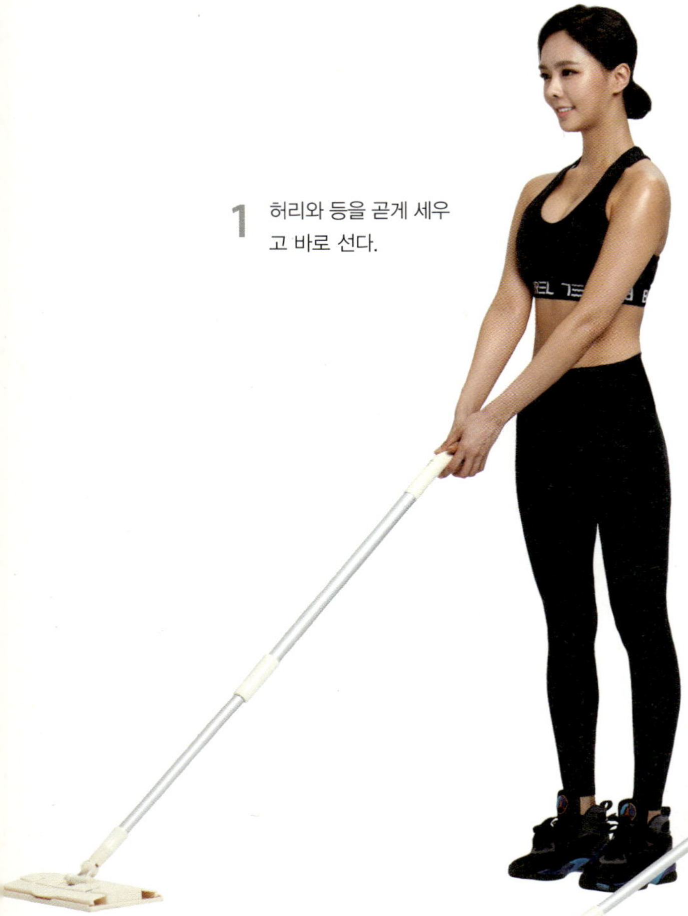

1 허리와 등을 곧게 세우고 바로 선다.

2 한쪽 발을 약 70~100cm 정도 벌려 앞으로 내딛는다. 상체를 꼿꼿이 세운 상태에서 숨을 들이쉬며 뒤로 빠져 있는 다리의 무릎이 지면에 닿는다는 느낌으로 천천히 내린다. 시선은 정면을 향하도록 하고, 앞으로 내민 무릎이 발끝을 벗어나지 않도록 한다.

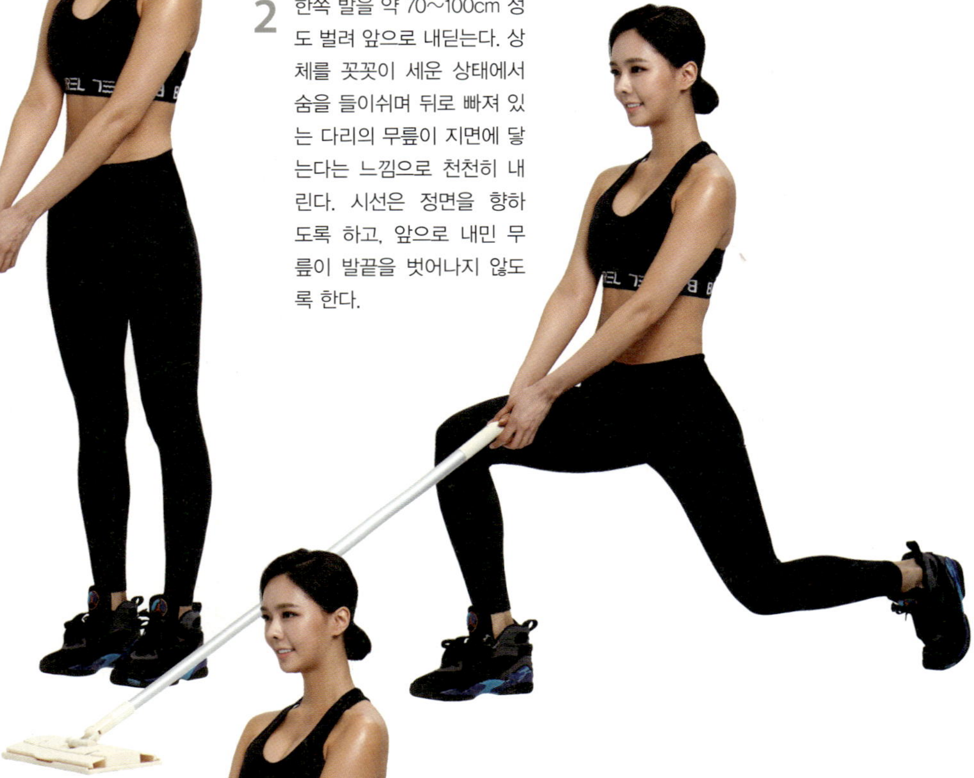

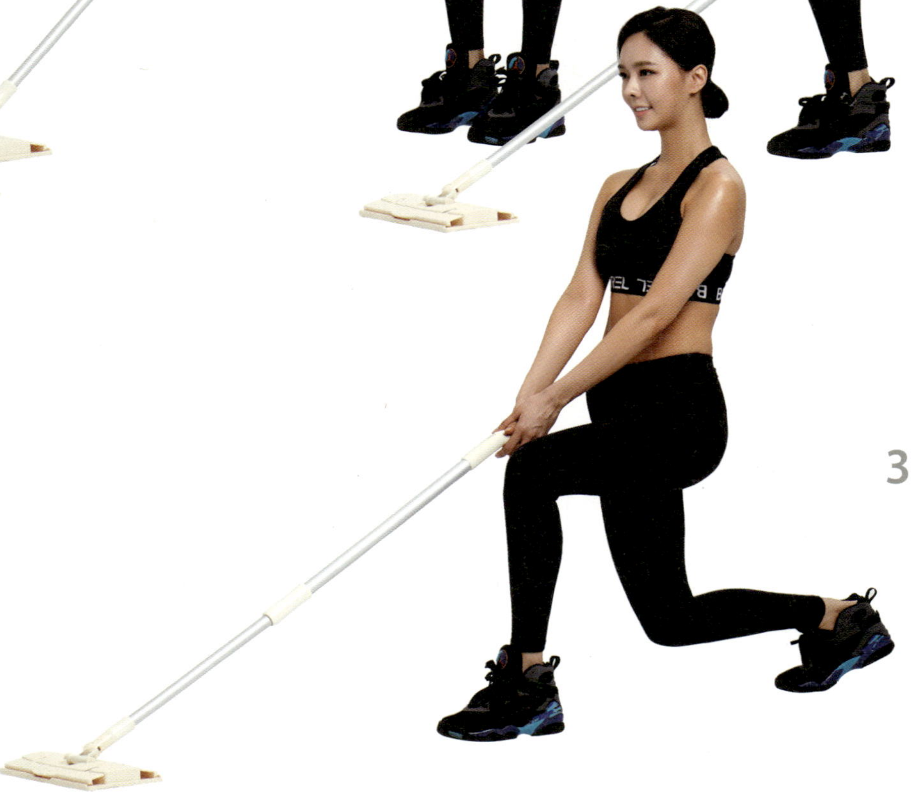

3 숨을 내쉬며 하체의 힘을 이용해 천천히 일어난다. 동시에 반대쪽 발을 앞으로 내딛으며 같은 동작을 반복한다.

Check Point 몸의 중심이 무너지지 않고 허리가 앞으로 숙여지지 않도록 한다.

기본 동작

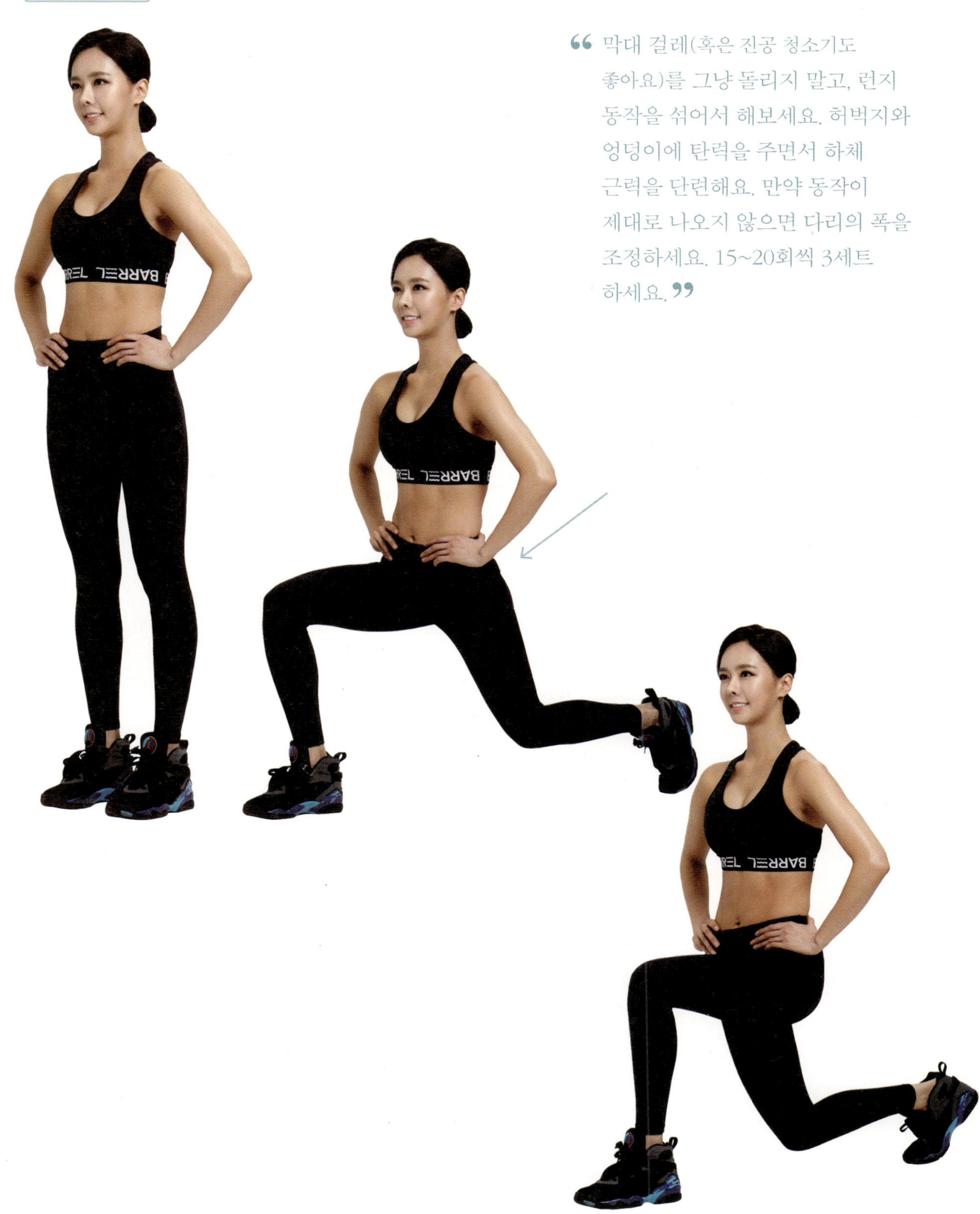

막대 걸레(혹은 진공 청소기도 좋아요)를 그냥 돌리지 말고, 런지 동작을 섞어서 해보세요. 허벅지와 엉덩이에 탄력을 주면서 하체 근력을 단련해요. 만약 동작이 제대로 나오지 않으면 다리의 폭을 조정하세요. 15~20회씩 3세트 하세요.

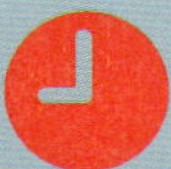

"포기하면 편할 거야.
포기하고 싶은 게
진심이니?"

누구나 평소 좋아하는 드라마가 한 편은 있을 거예요. 본방 사수에 목숨을 걸기도 하고, 여자 주인공에 빙의해 몰입할 때도 있죠. 그러나 고작 TV일 뿐 이잖아요. 브라운관 속에서 벌어지는 나와는 상관없는 일에 흥분하지 말고, 내가 주인공이 되어 드라마틱한 삶을 살아야죠. 가슴 떨리는 여행도 가고, 소설보다 더 멋진 연애도 하고, 폼 나게 쇼핑도 하고, 빡세게 운동도 하면서 요. 그러니까 TV는 눈으로만 보세요. 몸을 방바닥에 밀착하고, 드라마 여주 인공처럼 멋진 몸이 되는 상상을 하면서 의지를 불태워보세요.

플랭크

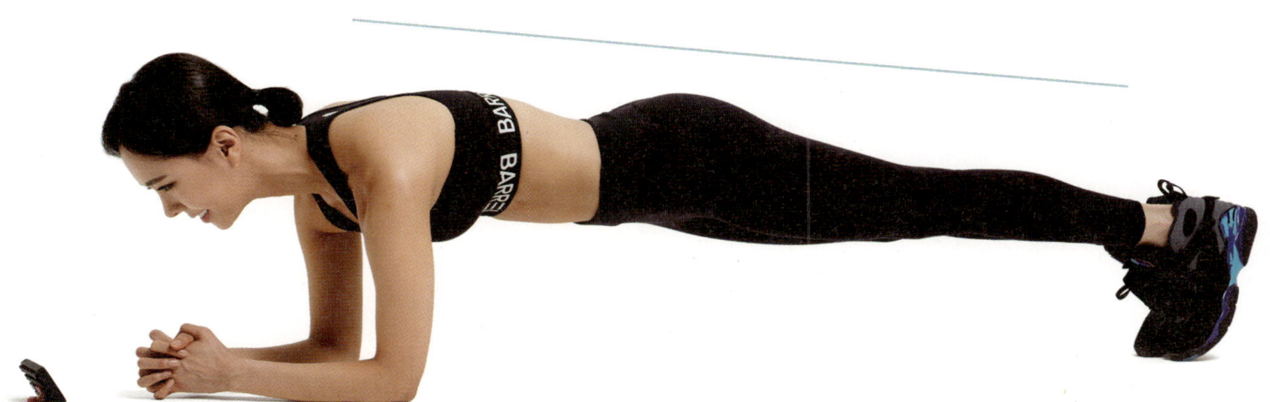

양발은 모아 발끝에 힘을 주고, 손은 가슴 가운데로 모아 깍지를 껴 팔꿈치를 바닥에 대고 엎드린다. 이때 어깨와 팔꿈치가 직각이 되도록 하고, 엉덩이가 낮거나 올라가지 않고 등과 엉덩이, 다리가 일직선이 되도록 한다. 어깨가 말려 올라가지 않도록 목을 길게 뺀다. 날개뼈가 솟구치지 않고 등이 평평해지도록 가슴 쪽에 힘을 준다. 이 자세에서 한계를 느낄 때까지 버틴다. 팔꿈치가 아프면 팔을 펴고 해도 된다.

운동의 기본, 어깨와 목을 편히

모든 운동에서 중요한 것은 최대한 힘을 빼고 어깨와 목을 편안하게 하는 거예요. 초보자들은 어깨에 힘이 들어가거나 목에 힘이 없어 자꾸 목이 아래로 떨어져요. 근력이 없기 때문이죠. 요령을 몰라서 목이 아픈 경우도 있으니 목이 심하게 불편하다면 운동을 중단하고 다른 동작으로 근력을 키운 다음 시도해보세요.

사이드 플랭크

> 옆구리살을 빼거나 옆구리를 튼튼하고 강하게
> 만드는 데 도움이 되는 운동이에요. 또한
> 골반과 허리 라인을 잡아 몸 전체의 균형을
> 잡는 데 효과적이에요. 다리에도 힘이 많이
> 들어가기 때문에 다리 근육 강화에도 좋아요.
> 10초, 30초, 1분… 한계를 극복해보세요.
> 좌우 각각 3회 이상하세요.

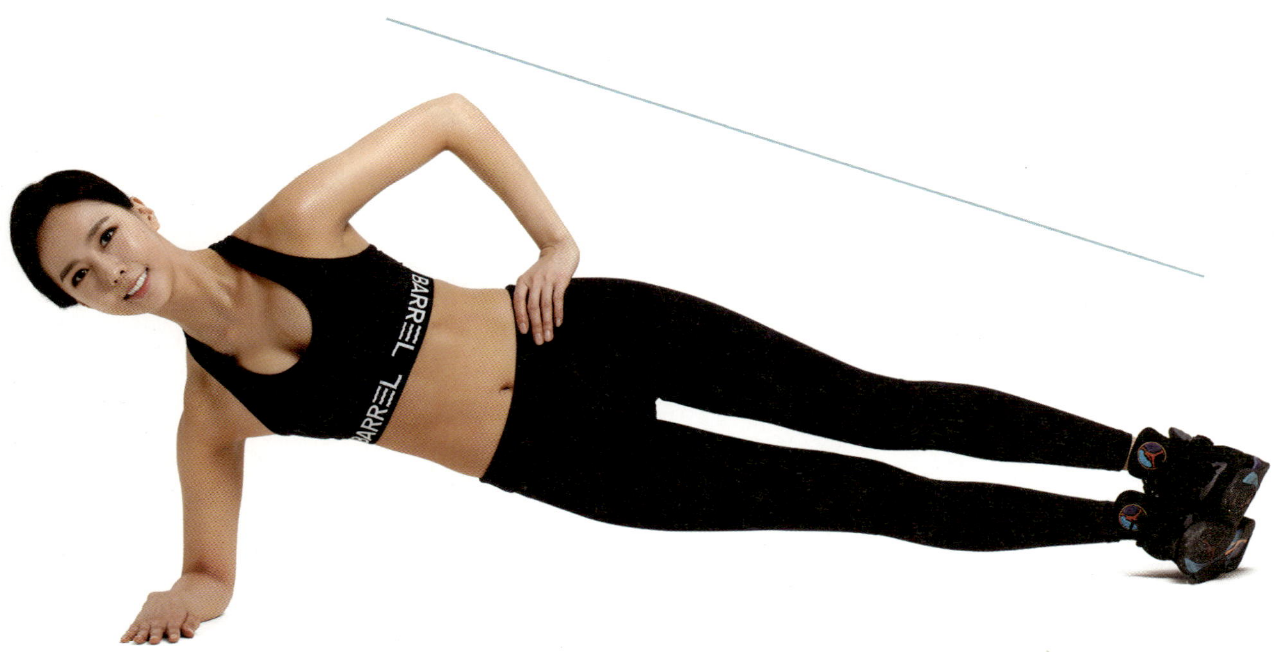

두 발을 모으고 몸 아래쪽 팔꿈치는 바닥에, 몸 위쪽 손은 골반에 가볍게 댄다. 엉덩이를 들어 올려 머리부터 발끝까지 일직선이 되도록 한다. 이때 어깨와 팔꿈치가 수직이 되도록 한다. 팔을 어깨보다 안쪽에 두면 몸이 밀릴 수 있으므로 주의한다. 이 상태로 일정 시간 유지한 후 반대쪽도 같은 방법으로 한다.

리버스 플랭크

> **"** 머리와 몸통, 다리를 일자로 유지하는 것이
> 중요해요. 복부와 상체의 군살을 빼는 데
> 효과적이며 등과 엉덩이 근육 등 몸 전체를
> 단련하는 효과가 있어요. 10초, 30초, 1분…
> 천천히 늘려가보세요. 3회 이상하세요. **"**

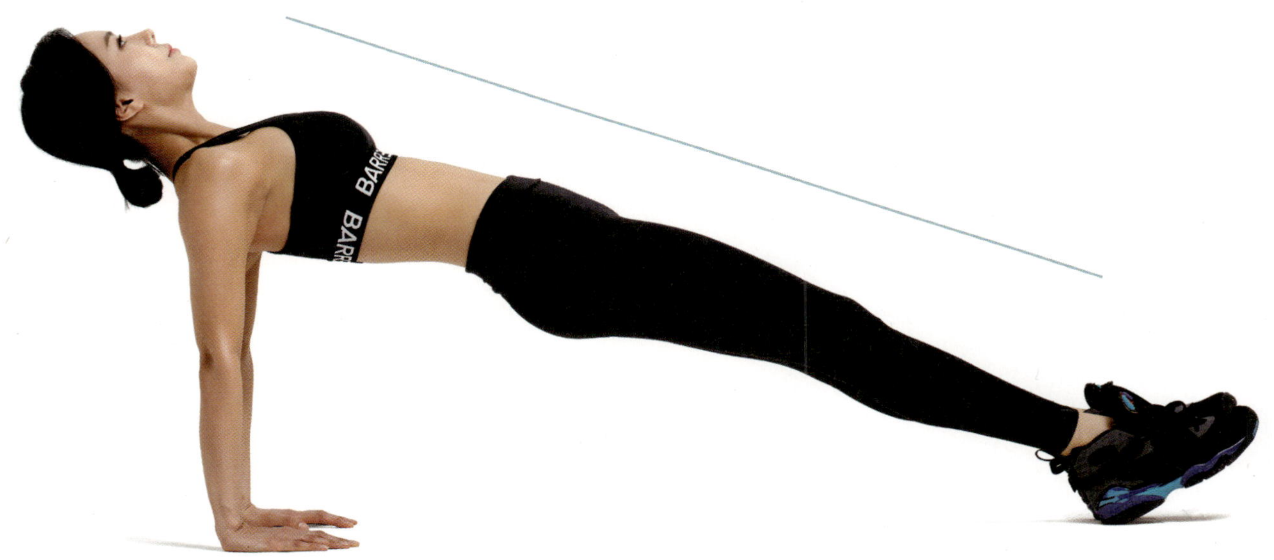

두 발을 바닥에 쭉 뻗고 허리는 곧게 편다. 발끝을 세우고 팔은 어깨와
수직이 되게 바닥을 짚는다. 엉덩이를 들어 올려 머리부터 발끝까지 일
직선이 되게 한다. 복부와 괄약근에 힘을 주고 엉덩이가 처지지 않으며
목이 뒤로 넘어가지 않도록 주의하며 버틴다.

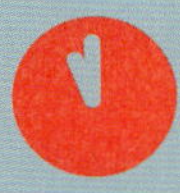

"체중계를 보지 말고 거울을 봐!
한숨이 탄성으로 바뀔 때까지!"

"거울아, 거울아! 누가 세상에서 제일 예쁘니?" 매일매일 거울을 들여다본 여왕은 자기 관리가 철저했을 거예요. 저도 매일 샤워하기 전 전신 거울에 온몸을 비추어 봐요. 놓치기 쉬운 등까지 꼼꼼하게 체크하죠. 그런 자신의 모습을 살피는 것이 쑥스러울 수도 있지만 마음에 드는 가방을 고르듯 두 눈을 부릅뜨고 구석구석 살펴보세요. 명품 백이나 비싼 옷보다 훨씬 더 소중한 자신이잖아요. 회피하고 외면해서는 절대 살을 빼지 못해요. 군살이나 라인 붕괴처럼 문제가 발생했다면 더 집중해서 열심히 운동해야죠. 항상 자신의 몸에 안테나를 쫑긋 세우고 관찰하세요.

욕조에 물을 받는 동안 **내로우 스쿼트**

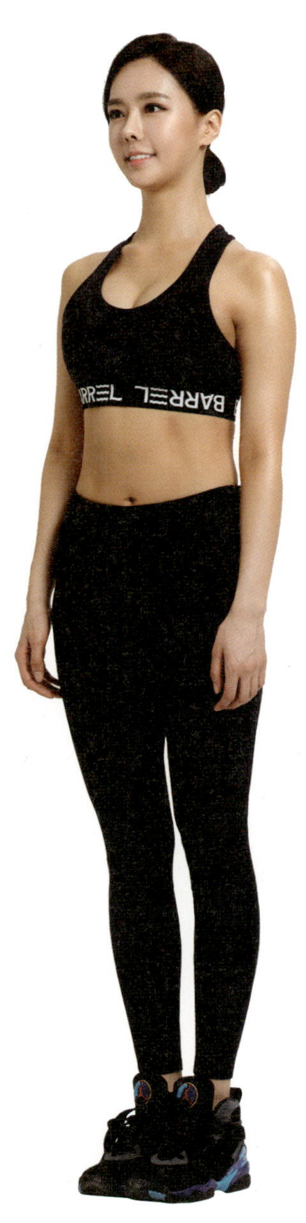

1 양발을 11 자로 붙이고 허리를 곧게 편 상태로 선다.

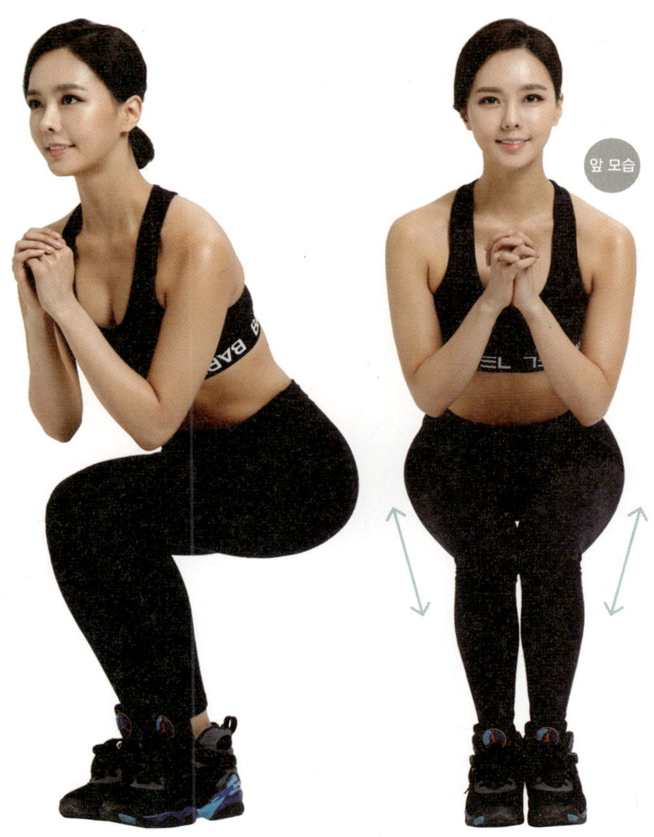

2 다리가 벌어지지 않도록 주의하면서 숨을 들이쉬며 충분히 엉덩이를 뒤로 쭉 빼고 앉았다가 숨을 내쉬며 일어난다. 무릎이 발끝 앞으로 튀어나오지 않도록 주의한다. 이 동작을 반복한다.

바디로션을 바르며 **햄스트링 스트레칭**

> 햄스트링은 허벅지 뒤쪽 부분의 근육과 힘줄을 말해요. 보는
> 사람이 없어도 바디로션을 바를 때 섹시하고 우아하게 허리를
> 숙여 발라보세요. 평소에 잘 사용하지 않는 허벅지 뒤쪽 근육이
> 당기면서 매끈한 허벅지 라인을 얻을 수 있어요. 근육이 너무
> 당겨 아프면 무릎을 살짝 구부려도 좋아요. 3회 이상 하세요.

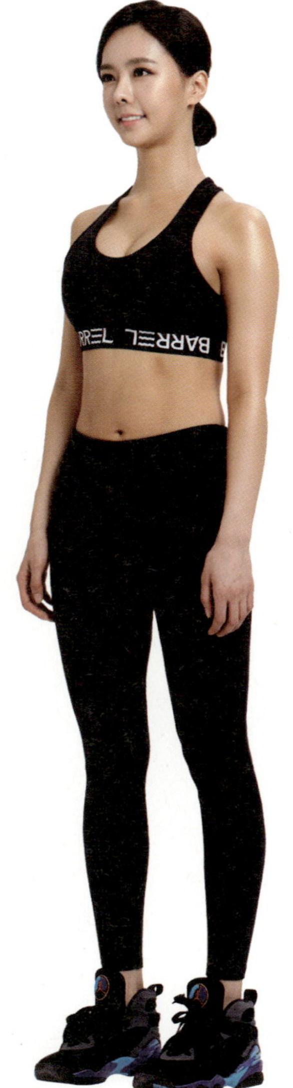

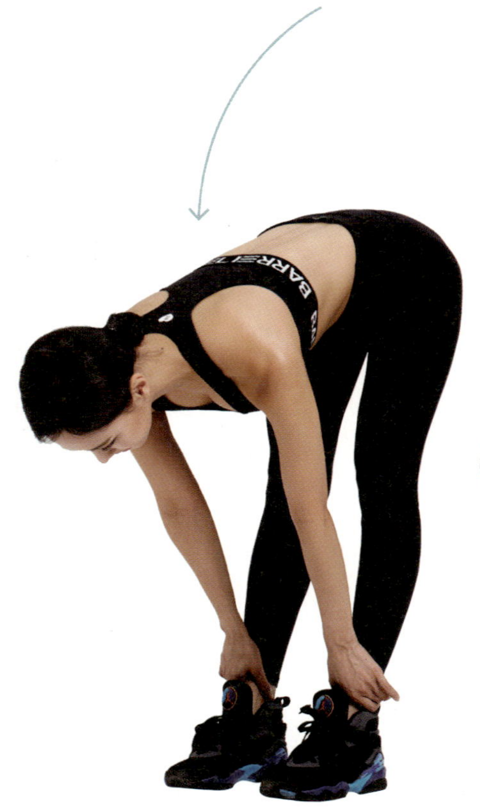

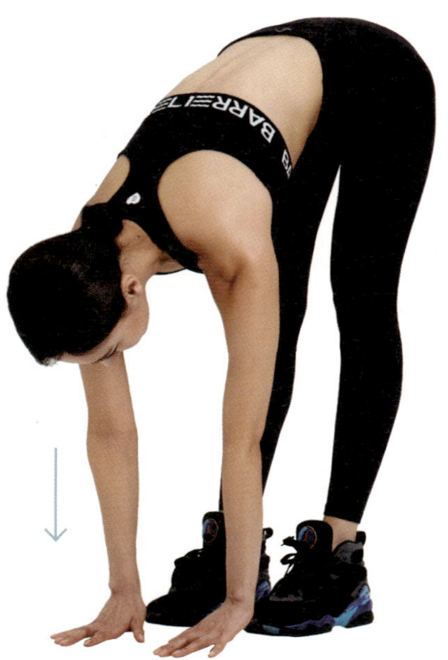

1 등을 곧게 펴 자세를 바르게 선다.

2 몸을 앞으로 최대한 숙여 발목을 잡는다. 허벅지 뒤쪽의 근육이 자극 되는 것을 충분히 느끼면서 10~15 초간 정지한다.

3 발목을 잡고 스트레칭하는 것에 익 숙해졌다면 손바닥을 바닥에 짚고 해도 좋다.

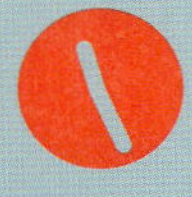

"먹을 땐 행복하지만
몸은 불행을 향해
달려가고 있다는 걸 기억해."

시간이 없을 수도 있어요. 정말 엉덩이 한번 뗄 시간 없이 화장실 가는 시간
도 아까울 만큼 온종일 바쁠 때도 있잖아요. 하지만 그건 가뭄에 콩 나듯, 두
끼를 연속으로 굶을 때처럼 가끔이잖아요. 아마 제대로 활용하지 못하고 허
공으로 날아가는 시간이 제법 많을 거예요. 제가 제일 아깝다고 느끼는 시간
중 하나는 바로 머리를 말릴 때예요. 남자는 수건으로 툭툭 털어서 드라이
바람 몇 번 쐬면 그만이지만, 여자는 훨씬 더 공을 들여야 하잖아요. 특히 긴
머리는 더해요. 10분은 족히 걸려요. 드라이어를 잡은 손은 그대로 두고, 몸
을 충분히 움직여보세요. 살을 빼고 싶다면 조금이라도 더, 한 번이라도 더
운동해야죠.

머리를 말리며 1

사이드 스트레치

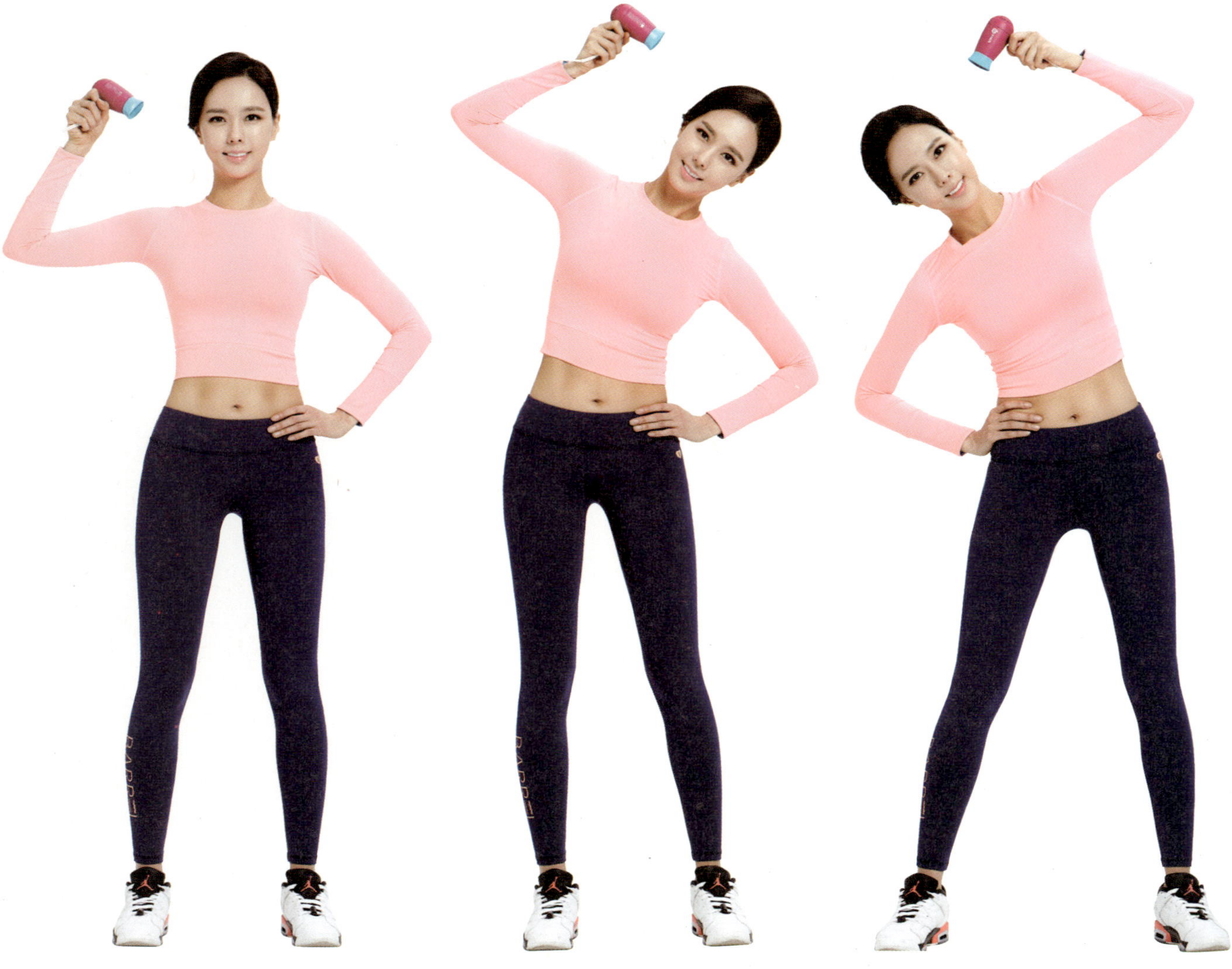

1 어깨너비로 다리를 벌리고 선다.

2 골반이나 어깨가 틀어지지 않도록 주의하면서 똑바로 왼쪽으로 몸을 기울여 10~15초간 정지한다. 이때 오른쪽 옆구리가 최대한 늘어나는 것을 느낀다.

3 반대쪽도 같은 방법으로 스트레칭한다.

기본 동작

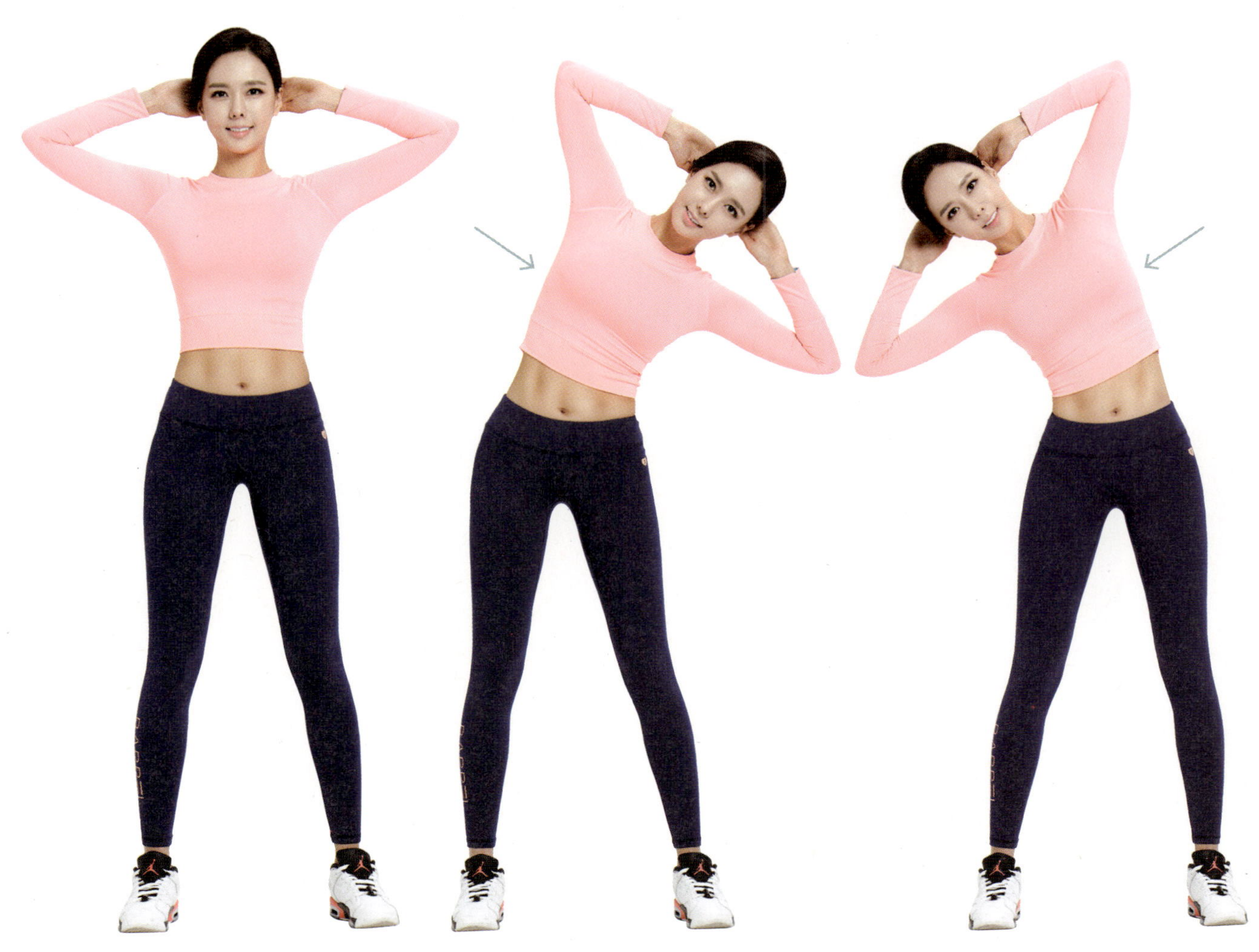

NG 몸을 옆으로 기울일 때 몸통이 앞이나
뒤쪽으로 넘어가서는 안 된다.

트위스트 스트레치

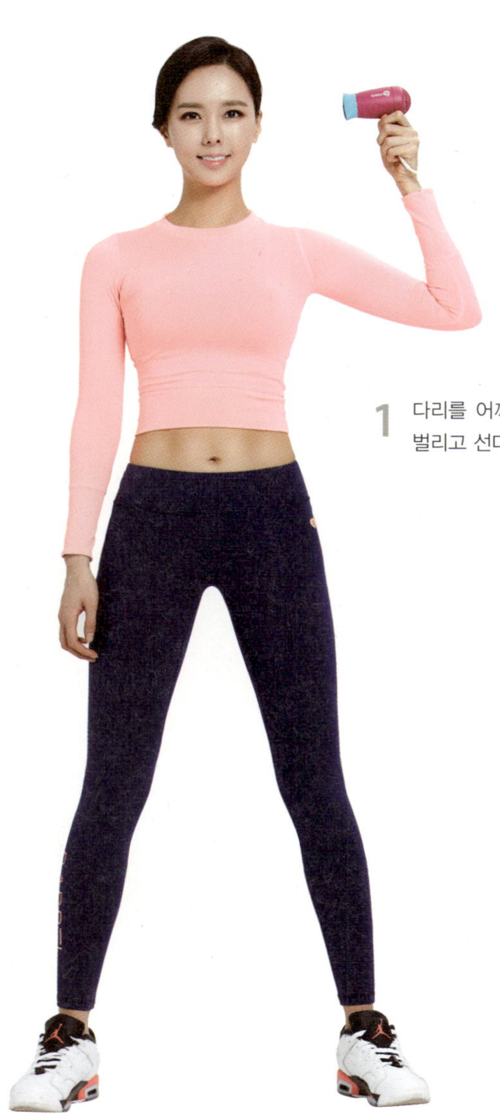

1 다리를 어깨보다 넓게 벌리고 선다.

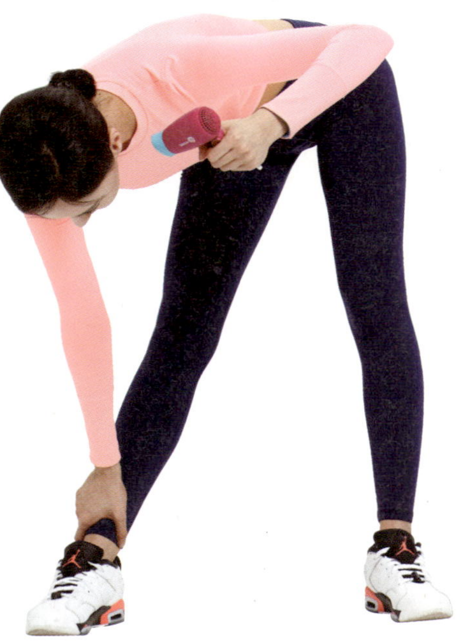

2 무릎이 구부러지지 않도록 주의하면서 몸통을 오른쪽으로 비틀어 숙일 수 있는 만큼 숙여 10~15초 정도 정지한다. 이때 한 손은 발목을 잡아준다.

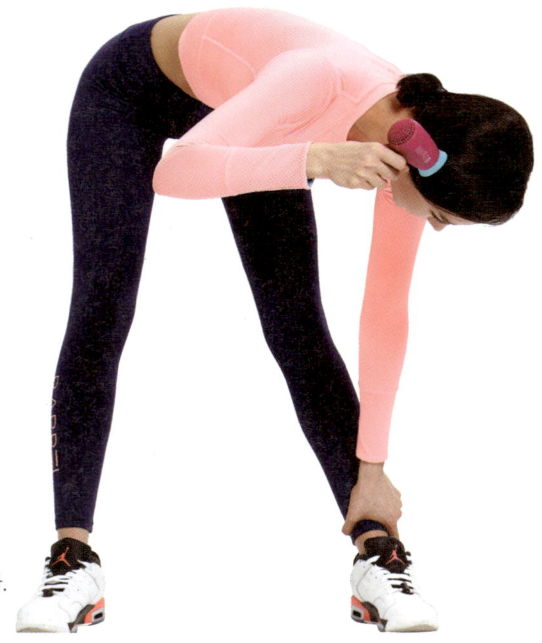

3 반대쪽도 같은 방법으로 스트레칭한다.

기본 동작

머리 뒤쪽은 몸을 숙이면 좀더 쉽게 말릴 수
있어요. 이때 일직선으로 몸을 숙이지 말고, 몸을
오른쪽 왼쪽으로 숙인다면 옆구리에 자극을 줄 수
있어요. 3회 이상 하세요.

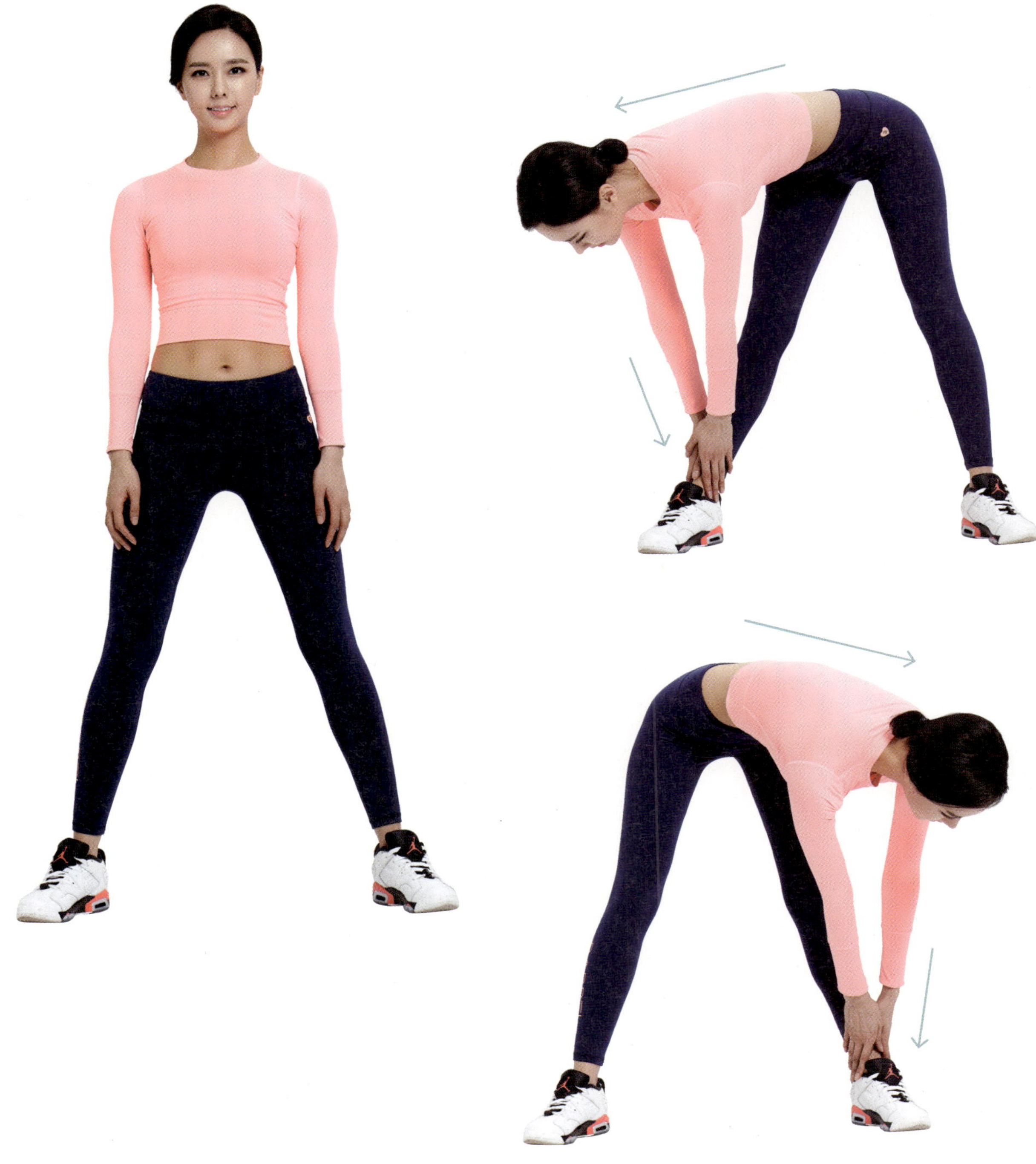

"오늘을 놓쳐서 후회한다면
후회한 시간을 후회할 거잖아!"

이제 잠자리에 들 시간이에요. 힘차게 달려온 하루를 돌아보며 스스로를 위로하고 칭찬해야 할 순간이죠. 열심히 몸을 움직였다면 아마 뿌듯하게 하루를 마감할 수 있을 거예요.

'후회하기 싫음 후회할 일들을 후회하기 전에 후회 말아!' iKON의 노래 '리듬 타'의 가사예요. 후회할 걸 뻔히 알면서 먹고, 후회할 걸 뻔히 알면서 운동하지 않고, 후회하는 자신이 한심해 또 후회하고…. 후회라는 뫼비우스 띠에 갇혀 언제까지나 뱅글뱅글 도는 건 이제 그만하기로 해요. 입으로만 후회하는 시간은 식상할 때도 됐잖아요. 후회를 후회하지 않도록 몸을 움직여보세요. 이 고비를 넘기면 가뿐한 마음으로 다음 날 아침을 맞을 수 있을 거예요. 이렇게까지 이야기했는데도 여전히 몸을 움직이지 않는다면, 당신야말로 진정한 '독종'이에요.

스파인 스트레치 포워드

> 필라테스 한 동작을 배워볼까요? 이 동작은
> 스트레칭이 목적이 아니라 척추를 쉬도록 하는
> 데 있으니 역지로 심하게 몸을 구부릴 필요가
> 없어요. 잠자기 전 편안한 마음으로 몸의 안정화를
> 생각하면서 하면 좋아요. 3회 이상 하세요. "

1 다리는 어깨보다 넓게 벌리고 발끝
은 몸 쪽으로 당겨 무릎을 펴고 앉
는다. 숨을 들이쉬면서 머리의 정
수리를 천장 쪽으로 끌어올린다는
생각으로 허리를 곧게 편다.

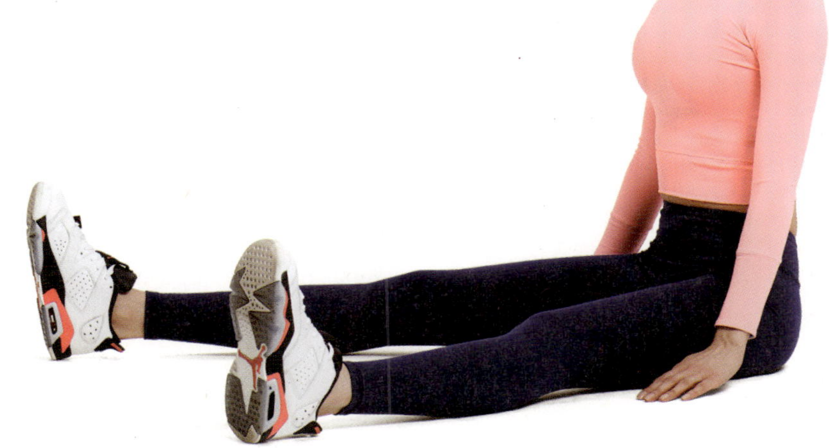

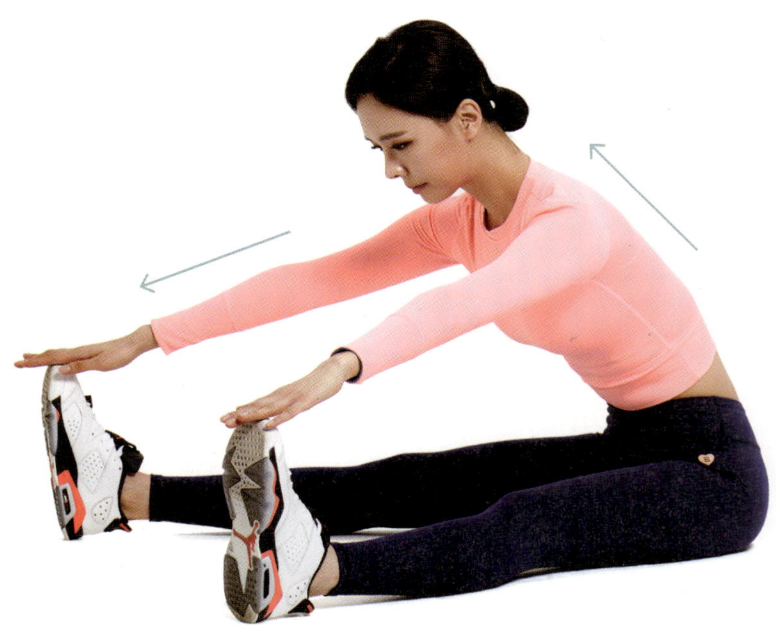

2 숨을 내쉬면서 목을 꺾고 척추를 하나
하나 꺾는다는 느낌으로 몸을 숙여 손
이 발끝에 닿게 한다. 몸을 앞으로 뻗
되 복부는 안쪽으로 당겨 상체를 'C' 자
모양으로 둥글게 만든다. 배꼽을 보면서
하면 좀더 쉽다. 숨을 마시면서 거꾸로
허리부터 척추 아래, 척추 위, 목, 마지
막에 고개 순으로 들어 올린다는 느낌
으로 ①의 동작을 취한다. 툭툭 꺾이는
것이 아니라 부드럽게 이어지듯 동작을
한다. ①과 ②를 반복한다.

원레그 스트레치

> 졸려도 잠시 피곤한 다리를
> 스트레칭하세요. 누워서 다리를
> 스트레칭하며 몸을 이완시키면 마음도
> 허공을 헤매며 편안하게 이완될 거예요.
> 등은 물론 허벅지 뒤쪽 라인, 엉덩이까지
> 시원하게 당겨지는 걸 느껴보세요. 좌우
> 각각 3회 이상 하세요.

1 편안하게 누워 한쪽 다리를 들어 올려 양손으로 무릎을 가
볍게 잡는다.

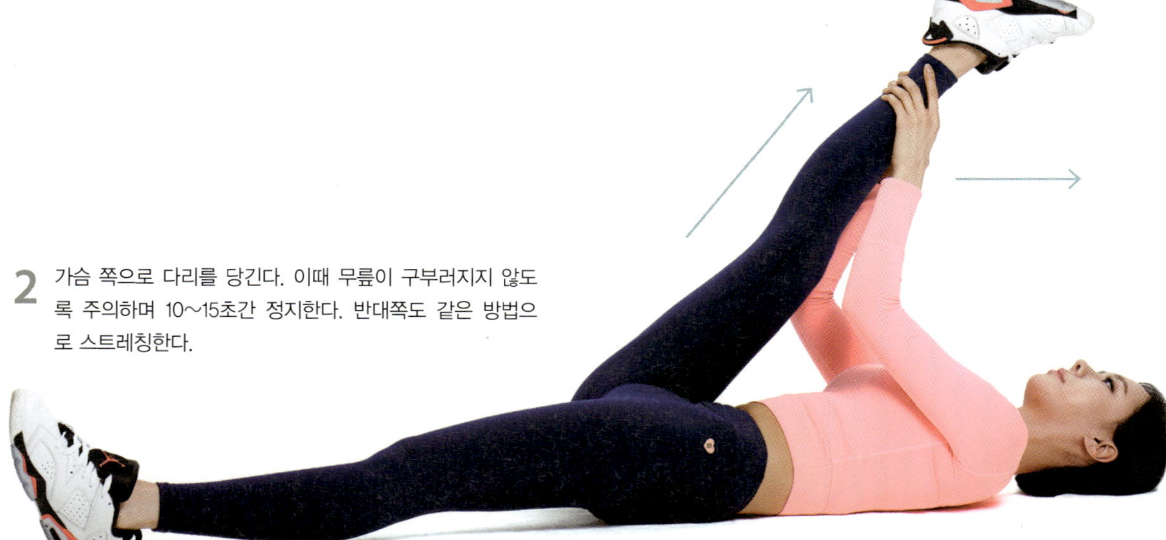

2 가슴 쪽으로 다리를 당긴다. 이때 무릎이 구부러지지 않도
록 주의하며 10~15초간 정지한다. 반대쪽도 같은 방법으
로 스트레칭한다.

앵클 온더니

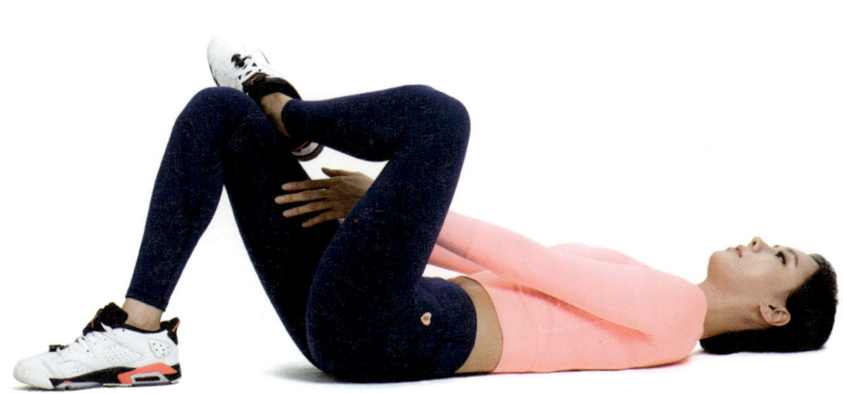

1 편안하게 천장을 보고 누워 오른쪽 허벅지 위에 왼쪽 다리의 복숭아뼈를 올려놓는다.

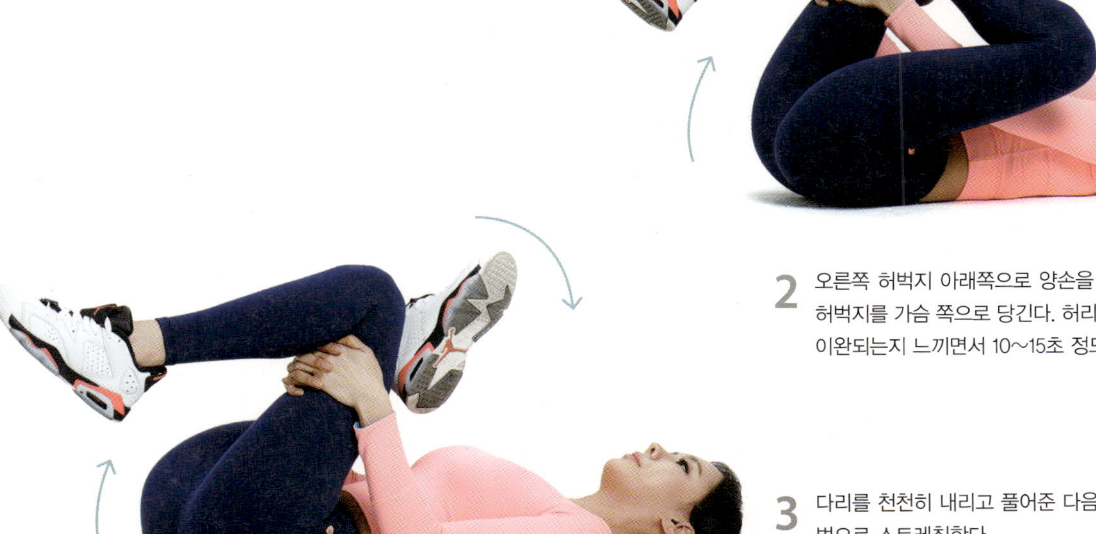

2 오른쪽 허벅지 아래쪽으로 양손을 넣어 깍지를 낀 후 왼쪽 허벅지를 가슴 쪽으로 당긴다. 허리와 엉덩이 뒤쪽이 충분히 이완되는지 느끼면서 10~15초 정도 정지한다.

3 다리를 천천히 내리고 풀어준 다음 다른 쪽 다리도 같은 방법으로 스트레칭한다.

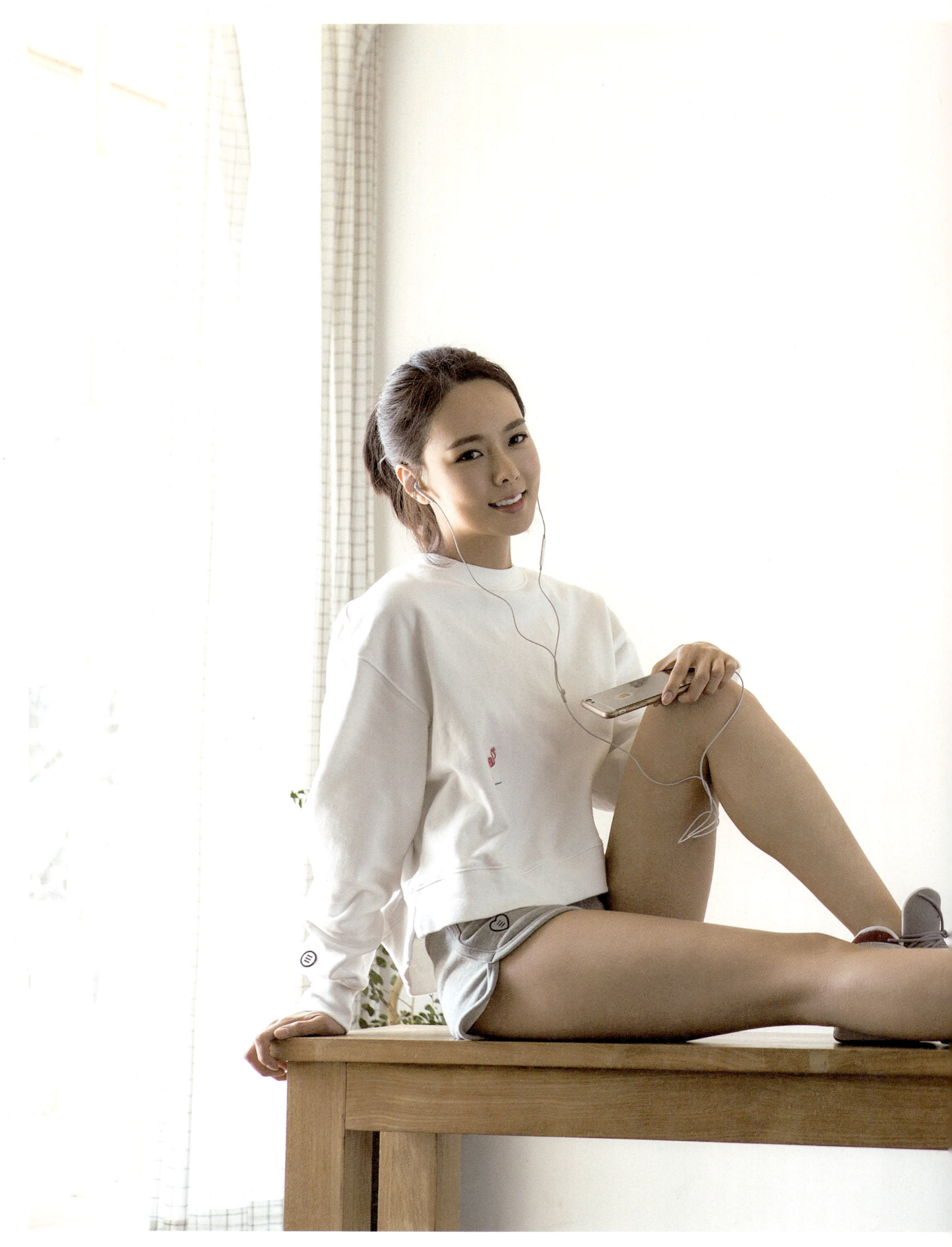

PART 4

보충 시간,
10분 주말 운동

여전히 이런저런 핑계로 주중에 운동을 못했다면,
주중에 짬짬이 운동을 했지만 제대로 운동을 한 건지 미덥지 못하다면 주말을 이용해보자.
훨씬 더 빨리, 더 예쁘게 멋진 몸매를 만들 수 있다. 지금부터는 운동 보충 시간이다!

Just 10 minutes

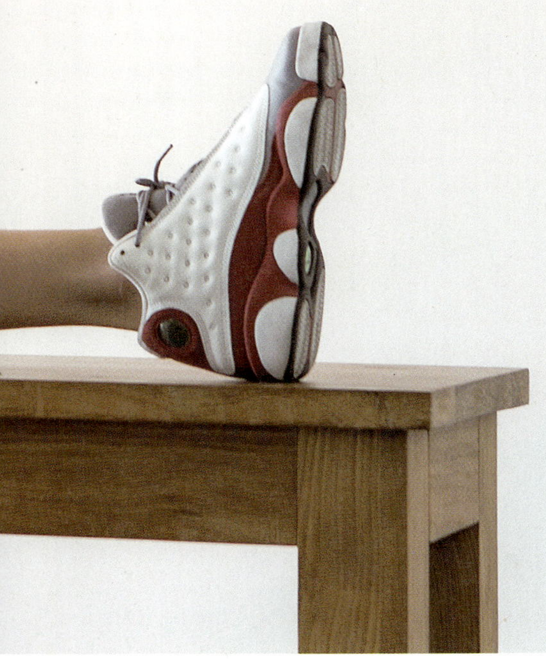

"돼지를 무시하지 마.
돼지는 의외로 깨끗하고
부지런한 동물이거든."

주말에 늦잠을 자는 건 당연해요. 부족했던 잠을 보충하며 게으름을 피워보세요. 이불 속에서 뒹굴거리는 건 누구에게나 꿀맛이죠. 하지만 항상 기억해야 할 것이 있어요. 운동이죠. 침대에 누워서, 침대에 앉아서 충분히 게으름을 피우면서 스트레칭을 해야죠. 놀면서 공부하라는 말처럼 허무한가요? 천만에요. 생각보다 온몸이 개운해져서 깜짝 놀랄 거예요.

기상해서 10분 운동 1

레그 레이즈

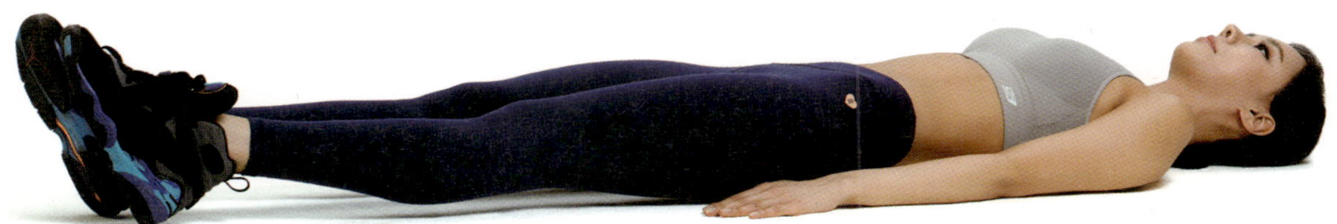

1 천장을 바라보며 똑바로 누워 양손을 엉덩이 옆에 둔다.

“똥배를 없애는 데 가장 좋은 운동 중 하나예요. 배에 힘이 없으면 하나도 못할 수 있어요. 처음에 너무 힘이 들어서 못하겠으면 침대 모서리를 잡고 해보세요. 한 번 할 때마다 15~20회씩 3세트 정도 하는 게 좋아요.”

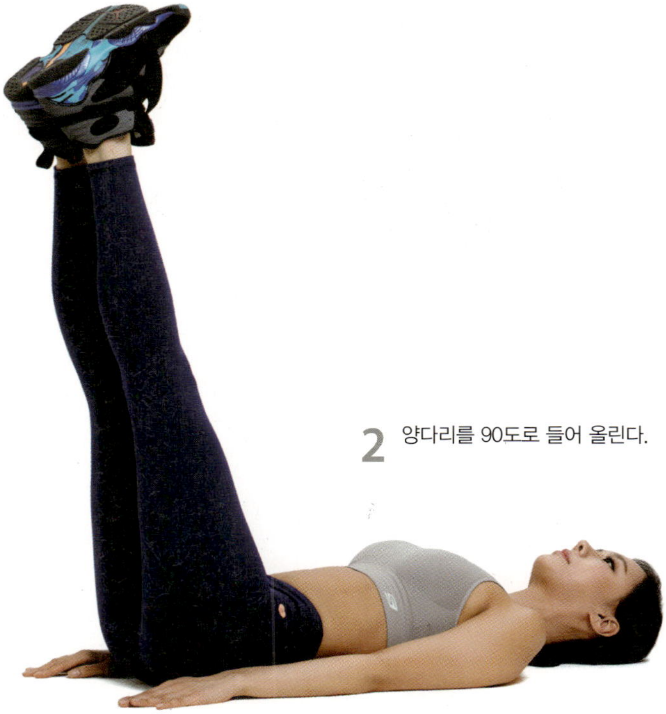

2 양다리를 90도로 들어 올린다.

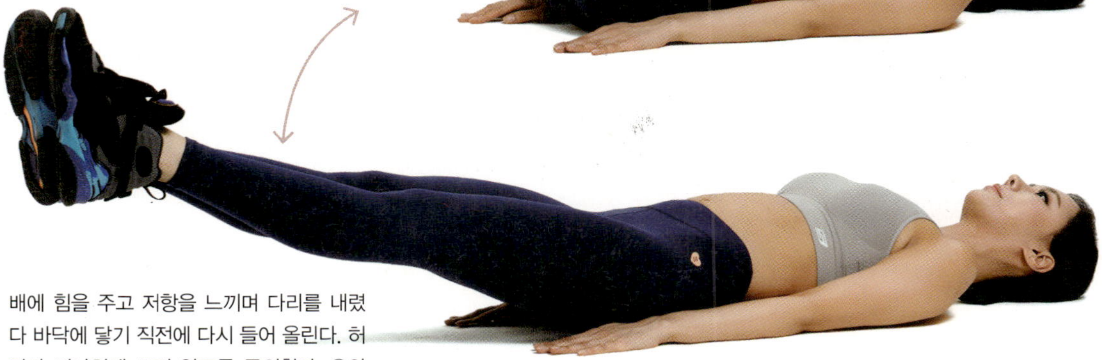

3 배에 힘을 주고 저항을 느끼며 다리를 내렸다 바닥에 닿기 직전에 다시 들어 올린다. 허리가 지나치게 뜨지 않도록 주의한다. ②와 ③ 동작을 반복한다.

크런치

> **크런치**는 윗배를 강화하는 운동으로 '윗몸일으키기'와는 전혀
> 다른 동작이에요. 크런치를 하는 동안 계속해서 복부에 긴장을
> 유지하고 허리가 바닥에서 떨어지지 않도록 주의하세요.
> 15~20회씩 3세트 정도 하세요.

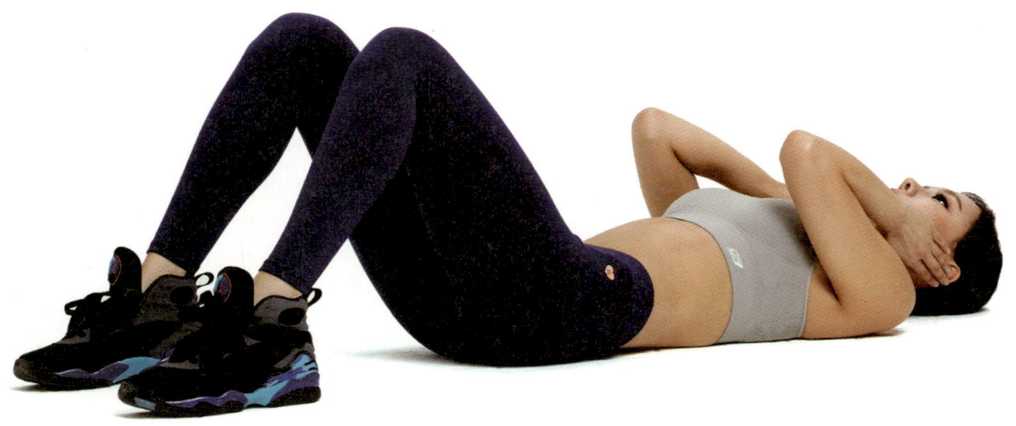

1 바닥에 누워 양다리를 어깨너비 정도로 벌려 무릎을 세우
고 양손을 귀에 댄다. 발이 바닥과 떨어지지 않도록 한다.

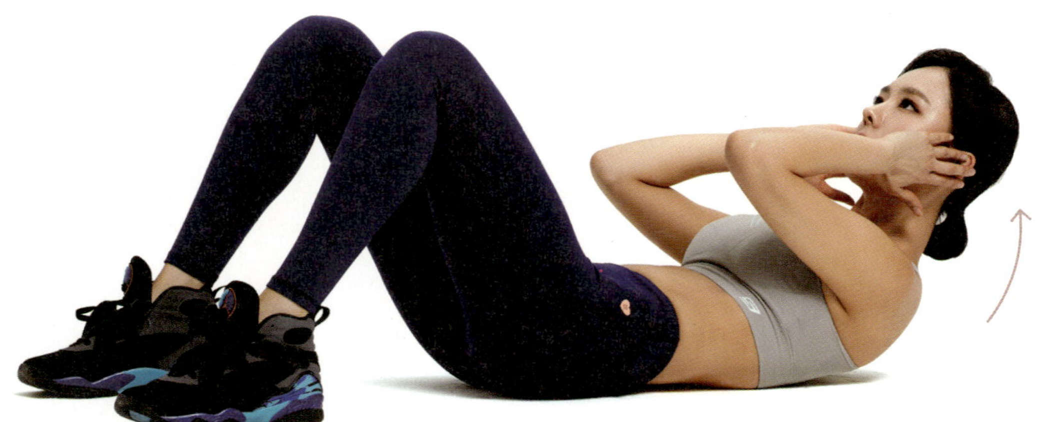

2 숨을 내쉬며 어깨가 바닥에서 10cm 정도 떨어지도록 고개
를 들고 등을 구부리면서 배에 힘을 준다. 상체를 들어 올릴
때 배의 근육에서 짜는 듯한 자극이 느껴져야 한다. 상복부
의 긴장을 느끼면서 천천히 내려갔다 머리가 바닥에 닿기 직
전에 다시 몸을 일으킨다. 이 동작을 반복한다.

원 헌드레드

> 복근에 힘을 주고 팔을 빠르게 100번 올렸다 내렸다 한다고 해서 이름
> 붙여진 원 헌드레드. 숨이 가쁘고 배가 당기고 팔이 저려 올 거예요.
> 배는 물론 겨드랑이 부근의 군살이 쪽쪽 빠지는 게 느껴질 거예요. 내 몸이
> 새로 태어나고 있다는 희열을 느껴보세요. 30번, 50번, 100번… 차근차근
> 늘려보세요. 3세트 정도 하세요.

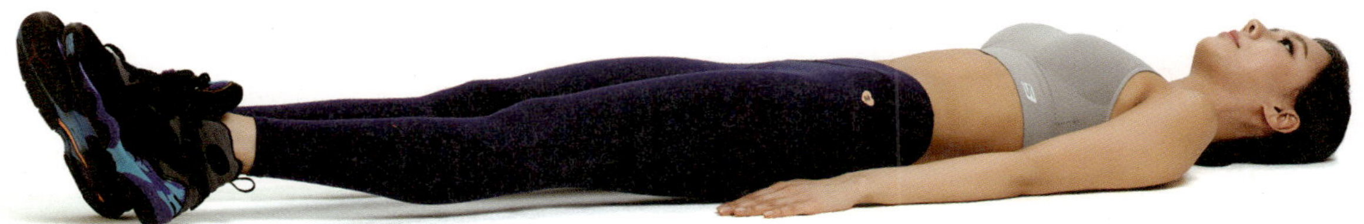

1 천장을 바라보고 똑바로 눕는다. 팔은 자연스럽게 엉덩이 옆에 둔다.

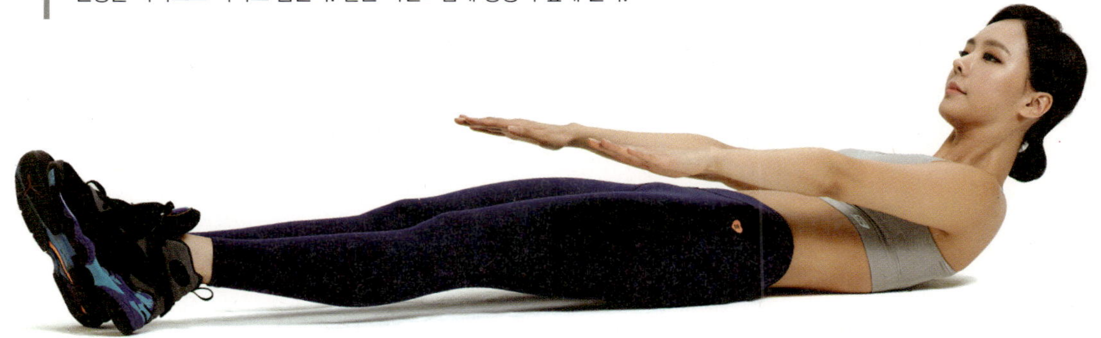

2 하체는 고정한 채 양팔을 앞으로 쭉 뻗으며 상체를 들어 올린다. 반동을 주거나 목에
힘을 주지 않고 복부의 힘을 이용한다.

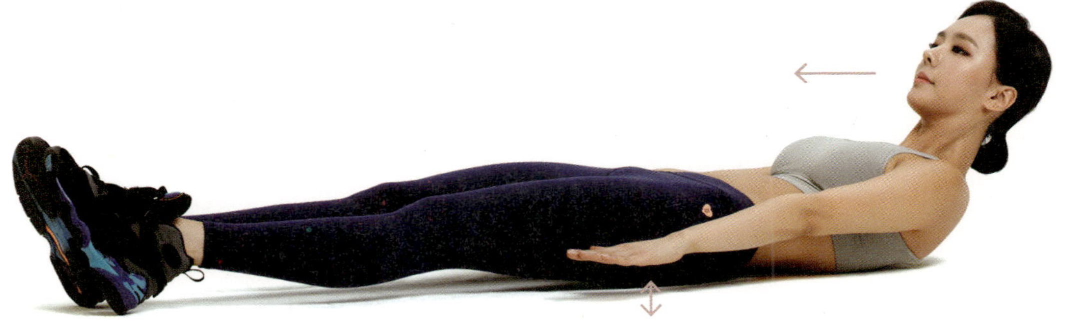

3 ②의 상태에서 팔을 빠르게 올렸다 내렸다를 반복한다. 목에 지나치게 힘을 주거나
어깨가 말리지 않도록 주의한다.

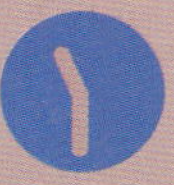

TV를 보면서 10분

"말라봤어야 그 기분을 알고,
여왕 대접을 받아봤어야
그 느낌을 아는 법이야."

주말 아침, 〈출발 드림팀〉을 하네요. 걸그룹 멤버들이 까꺄~ 몸매를 뽐내며
달리고 있어요. 부럽다며 침만 흘리고 있을 때가 아니에요. 매번 다른 사람
을 바라보며 부러워하다 인생 최고의 절정기를 허무하게 보내고 말 건가요!
주중에 놓친 프로그램을 보는 것도 좋지만 운동도 빼먹어선 안 돼요. 다음
운동 중 두 가지를 골라 10분 동안 하드하게 취향저격하는 건 어떨까요?

마운틴 클라이머

> **❝** 복근 운동과 코어 운동의 끝판왕인 마운틴 클라이머. 단시간에 칼로리를
> 많이 소모하고 복부와 허리 군살을 제거하는 데 효과적이에요. 게다가
> 팔과 어깨 근육을 자극해 두툼한 팔뚝살을 빼는 데도 좋은 운동이에요.
> 15~20회씩 3세트 정도 반복하세요. **❞**

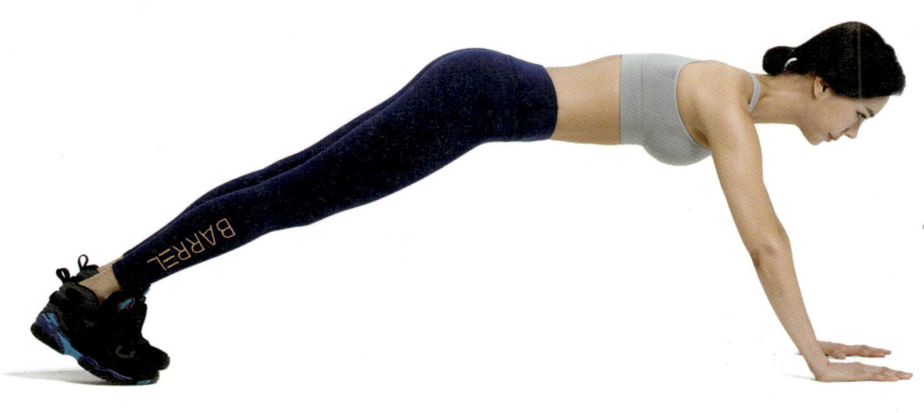

1 엎드려뻗쳐 자세를 취한다. 양손은 어
깨너비보다 조금 더 넓게 벌려 바닥을
짚고 양다리도 어깨너비 정도로 벌려
바닥을 지탱한다.

2 상체는 고정하고, 엉덩이가 올라가
지 않도록 주의하면서 오른쪽 다리
의 무릎을 가슴 쪽으로 끌어당긴다.
허벅지가 아니라 배의 힘으로 다리
를 움직인다고 생각한다. 엉덩이를
높이 올린 상태에서 무릎을 까딱거
리는 정도로는 아무런 효과를 얻을
수 없다.

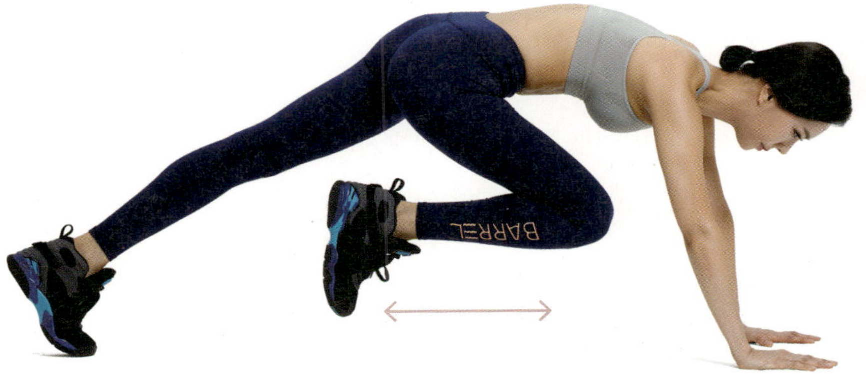

3 오른쪽 다리를 원래의 위치로 가
져가는 동시에 왼쪽 다리의 무릎
을 가슴 쪽으로 끌어당긴다. 이 동
작을 좌우 번갈아가며 빠르게 반
복한다.

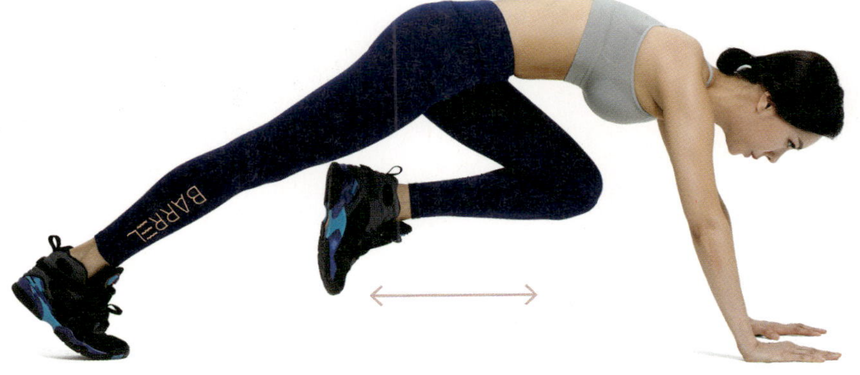

슈퍼맨

하늘을 나는 듯한 슈퍼맨 동작은 등살 제거와
허리 근력을 강화시킬 뿐 아니라 처진 엉덩이를
올리는 데도 좋은 운동이에요. 15~20회 반복하고,
마지막 회에서는 10~15초 정도 버틸 수 있는 만큼
버텨보세요. 이렇게 3세트를 반복하세요. "

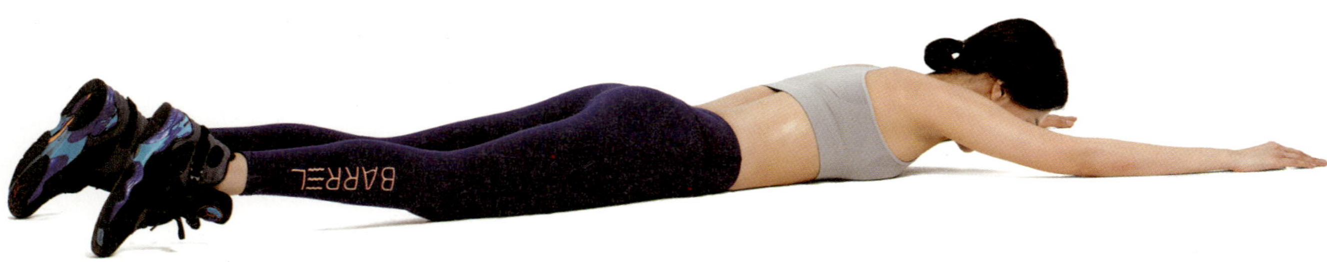

1 배가 바닥에 닿도록 엎드린 상태에서 양팔과 다리를 쭉 뻗
는다. 얼굴은 이마가 바닥에 닿도록 한다.

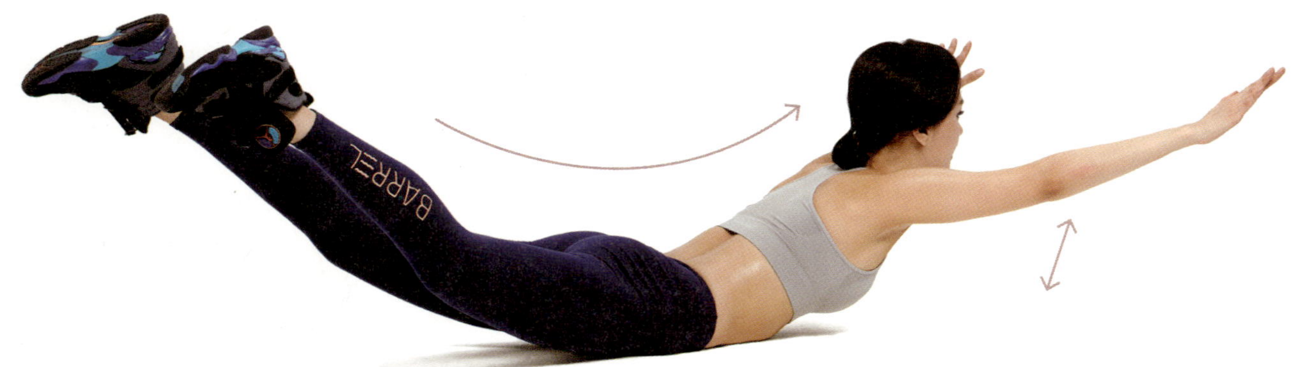

2 숨을 들이마셨다가 내쉬며 양팔과 허벅지를 동시에 들어 올
린다. 허리를 꺾는 게 아니라 엉덩이와 허벅지 뒤쪽에 힘을
줘 팔다리를 들어 올린다. 팔과 다리를 최대한 올릴 수 있는
만큼 올린 다음 저항을 느끼며 천천히 팔다리를 원래의 위치
로 가져온다. ①과 ② 동작을 반복한다.

TV를 보며 10분 운동 3

에어 바이시클

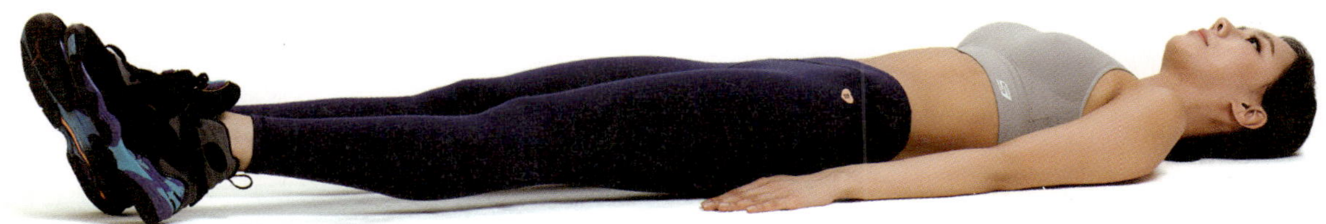

1 바닥에 누운 상태에서 양손은 골반 옆 바닥에 둔다.

“옆구리살과 복근을
동시에 강화시키는 운동!
이 동작으로 두 마리
토끼를 잡아보자고요!
15~20회씩 3세트
운동하세요.”

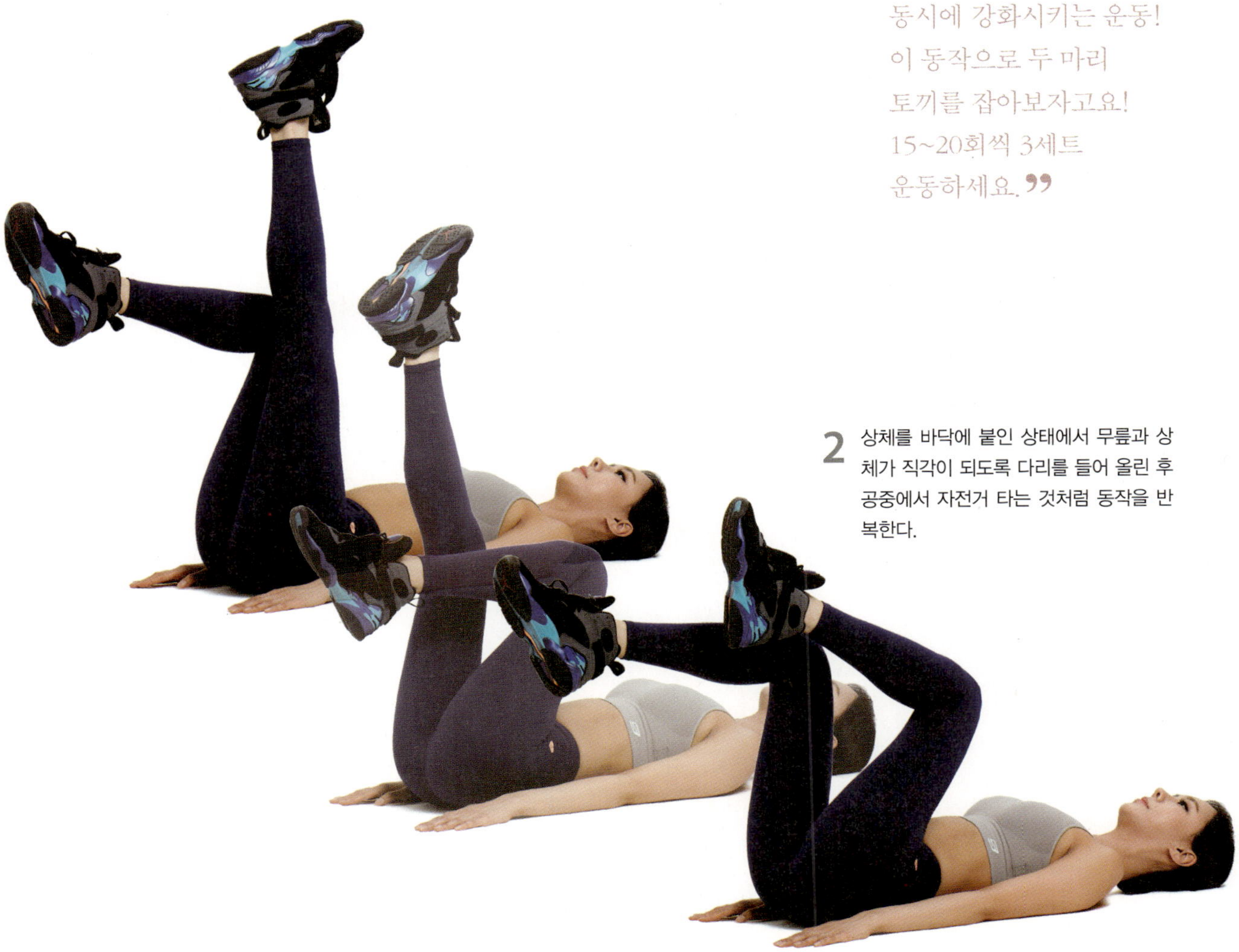

2 상체를 바닥에 붙인 상태에서 무릎과 상체가 직각이 되도록 다리를 들어 올린 후 공중에서 자전거 타는 것처럼 동작을 반복한다.

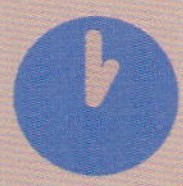

"엉뚱녀, 뚱이…
자주 듣다 보니 친근해졌다고?"

주변 정리를 깔끔하게 하는 사람이 일을 잘한다는 연구 결과가 있어요. 청소를 열심히 하면 살이 빠진다는 연구 결과는 어떤가요? 헬스클럽에 다니며 살을 빼는 것보다 청소나 빨래, 이불 털기처럼 일상생활에서 활동량이 많은 쪽이 살이 더 잘 안 찐다는 말이겠죠. 그러니 청소에 운동까지 곁들이면 KTX급으로 살이 빠질 거예요. '지겨워, 귀찮아' 하는 생각 말고 살이 빠지는 마법의 주문이라고 생각하며 마인드 컨트롤을 해보세요.

바운스 스쿼트

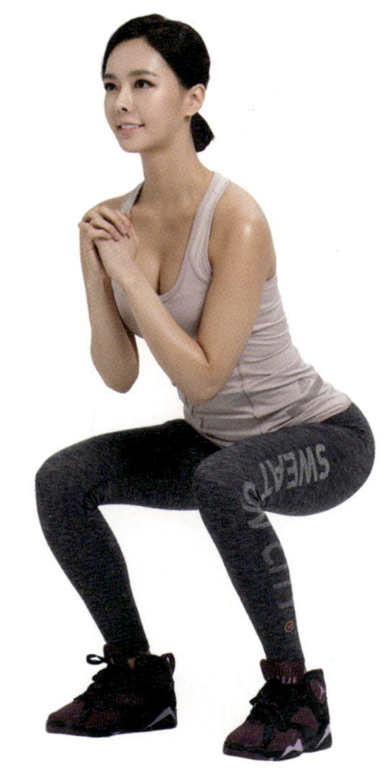

> 주방일을 하면서 리듬을 타는 바운스 스쿼트.
> 음악을 크게 틀어놓고 집안일을 하고, 운동도
> 하면 몸속에 숨어 있는 엔도르핀이 분출될
> 거예요. 15~20회씩 3세트 정도 해보세요.
> 바운스 스쿼트의 정확한 동작은 71쪽을
> 참고하세요.

워킹 런지 · 리버스 브이 런지

> 청소기를 돌리면서는 워킹
> 런지와 리버스 브이 런지를
> 해보세요. 미니스커트를 입고
> 당당하게 거리를 걷는 자신을
> 상상하면서요. 남자들의 시선이
> 일시에 느껴지는 비키니도
> 좋겠죠. 각각 15~20회씩 3세트
> 정도 운동해보세요. 워킹 런지의
> 정확한 동작은 114쪽, 리버스
> 브이 런지의 정확한 동작은
> 113쪽을 참고하세요.

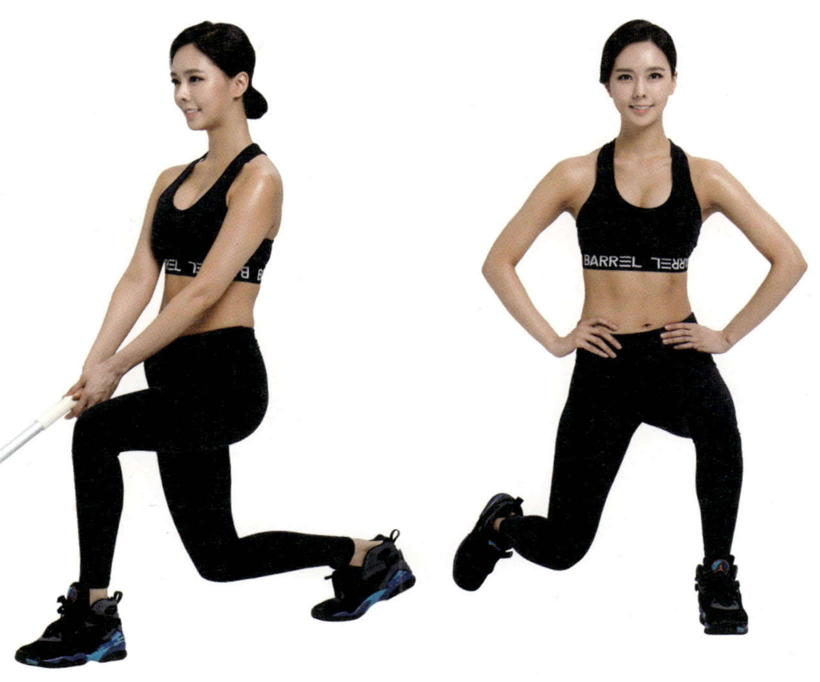

점프 런지

> 런지 자세에 점프를 접목시킨 점프 런지는 중량을
> 이용하지 않아도 점프를 통해 근력을 강화할 수
> 있는 운동이에요. 세탁기를 돌리는 동안, 높은 곳에
> 먼지를 털면서… 창의성을 발휘해 적용해보세요.
> 15~20회씩 3세트 정도 하세요.

1 한쪽 발은 앞으로 한쪽 발은 뒤로
약 70~100cm 정도 벌려, 뒤에 둔
다리가 바닥에 직각이 되도록 무
릎을 구부린다.

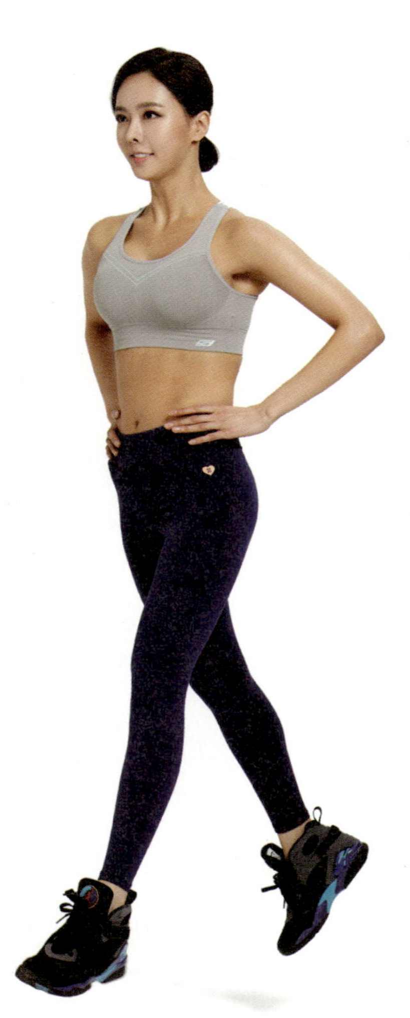

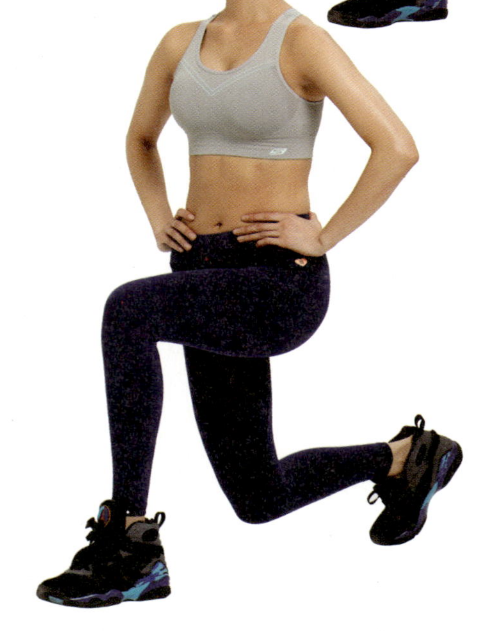

2 몸을 쭉 펴서 일직선을 만
든다고 생각하며 점프한다.

3 균형을 잃지 않도록 주의하면서 다리를 바꿔
무릎을 구부리면서 부드럽게 내려온다. 다리
를 바꿔가며 ①~③ 동작을 반복한다.

프로그 점프

> **❝** 이름 그대로 개구리가 뛰는 모습을 생각하면 돼요. 하체 단련뿐 아니라
> 숨어 있는 키까지 끄집어낼 수 있는 전신 운동이에요. 베개나 옷의
> 먼지를 털면서 해보면 어떨까요! 15~20회씩 3세트 정도 하세요. **❞**

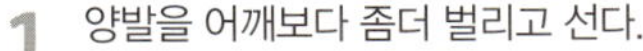

1 양발을 어깨보다 좀더 벌리고 선다.

2 상체는 세우고 엉덩이를 뒤로 빼면서 허벅지가 바닥과 직각이 되도록 앉았다가 몸을 쭉 펴서 일직선을 만든다고 생각하며 힘차게 위로 점프해 앞으로 이동한다. 이번에는 무릎을 구부려 앉은 자세에서 힘차게 점프하며 뒤로 이동한다. 앞으로 뛰었다 뒤로 뛰었다를 반복한다.

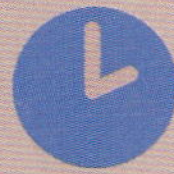

p.m 2:00
책이나 스마트폰 보면서 10분

"SNS는 인생의 낭비다?
SNS를 하면서 플랭크 한 번 더!"

난 스마트폰 중독이야. 차라리 쿨하게 인정해버리자고요. 대신 죽어도 놓을
수 없는 휴대폰을 붙잡고 운동도 하는 거예요. 웹툰을 보다가 낄낄거리거나
드라마를 보다가 훌쩍거리면 자세가 무너지지 않을까 하는 엉뚱한 걱정은
접고, 차라리 휴대폰 들고 있는 동안은 운동이라는 철칙을 세우는 거예요.

플랭크

66 책이나 스마트폰을 보면서는 엎드려서 코어를
단련하는 플랭크는 빼놓을 수 없죠. 1분씩 3회 정도
하면 좋아요. 동작은 117쪽을 참고하세요. 99

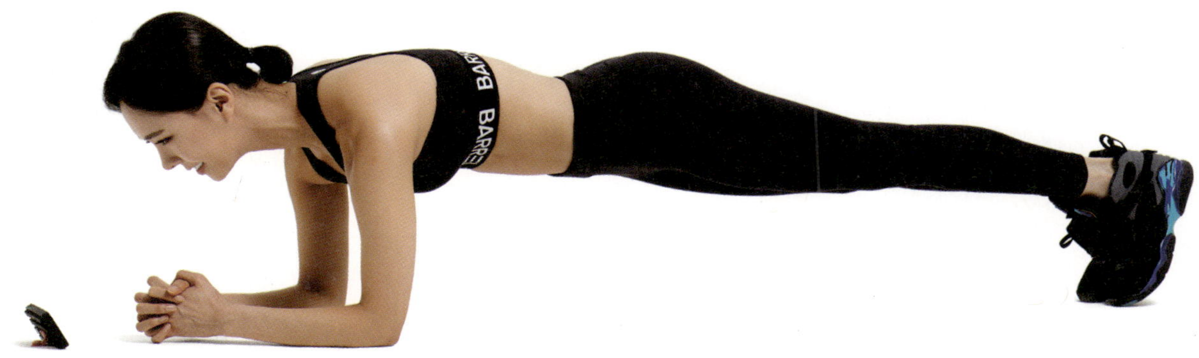

와이드 투명 의자

66 책장이나 테이블 등에 책이나
스마트폰을 세워두고 와이드 투명 의자
자세로 앉아 있어보세요. 기사 하나 볼
때까지 견디기, 책 한 페이지 다 읽을
때까지 버티기 등 작은 목표를 세우고
시도한다면 더욱 좋겠죠? 와이드 투명
의자 자세는 109쪽을 참고하세요. 99

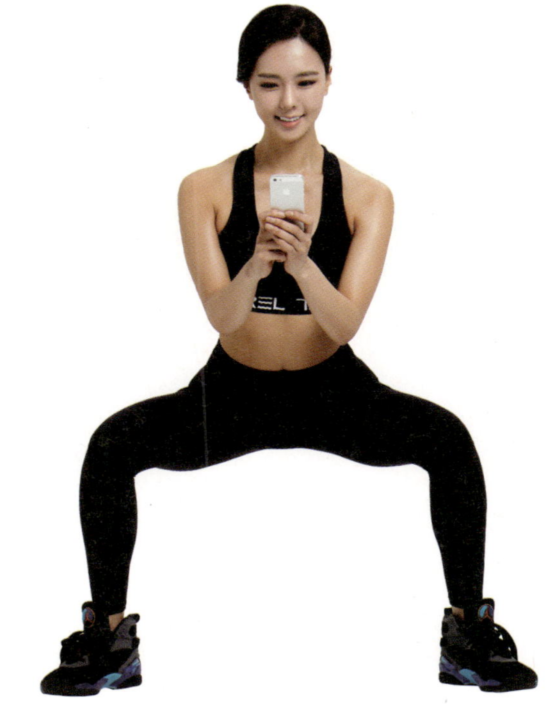

스피커 모드로 수다 떨며 10분

"저 연예인 뚱뚱하다고 마음껏 비웃어. 거울에 비친 내 모습을 보고 나서도 그럴 자신이 있다면."

"쟤 어딘가 얼굴이 변한 것 같아." "살이 쪘나봐. 심한데?" "저런 몸으로 TV에 나오네." 무료한 일상에 연예인 뒷담화는 그렇게 차지게 재밌을 수가 없어요. 그런데 뒹굴거리는 자신의 모습을 거울에 비춰본다면? 전화 통화 모드를 빨리 스피커폰으로 바꾸세요. 그리고 한 동작이라도 더 몸을 움직여보세요. 친구보다 예뻐지고 있다는 쾌감을 남몰래 느낄 수 있을 거예요.

스피커 모드로 수다 떨며 10분 운동 1

스쿼트

"'하루라도 스쿼트를 빼먹으면 지방이 즐거워 날뛴다'는 사실을 잊지 말고 주말에도 틈을 내서 스쿼트를 하세요. 15~20회씩 3세트 하면 좋아요. 스쿼트의 정확한 동작은 69쪽을 참고하세요."

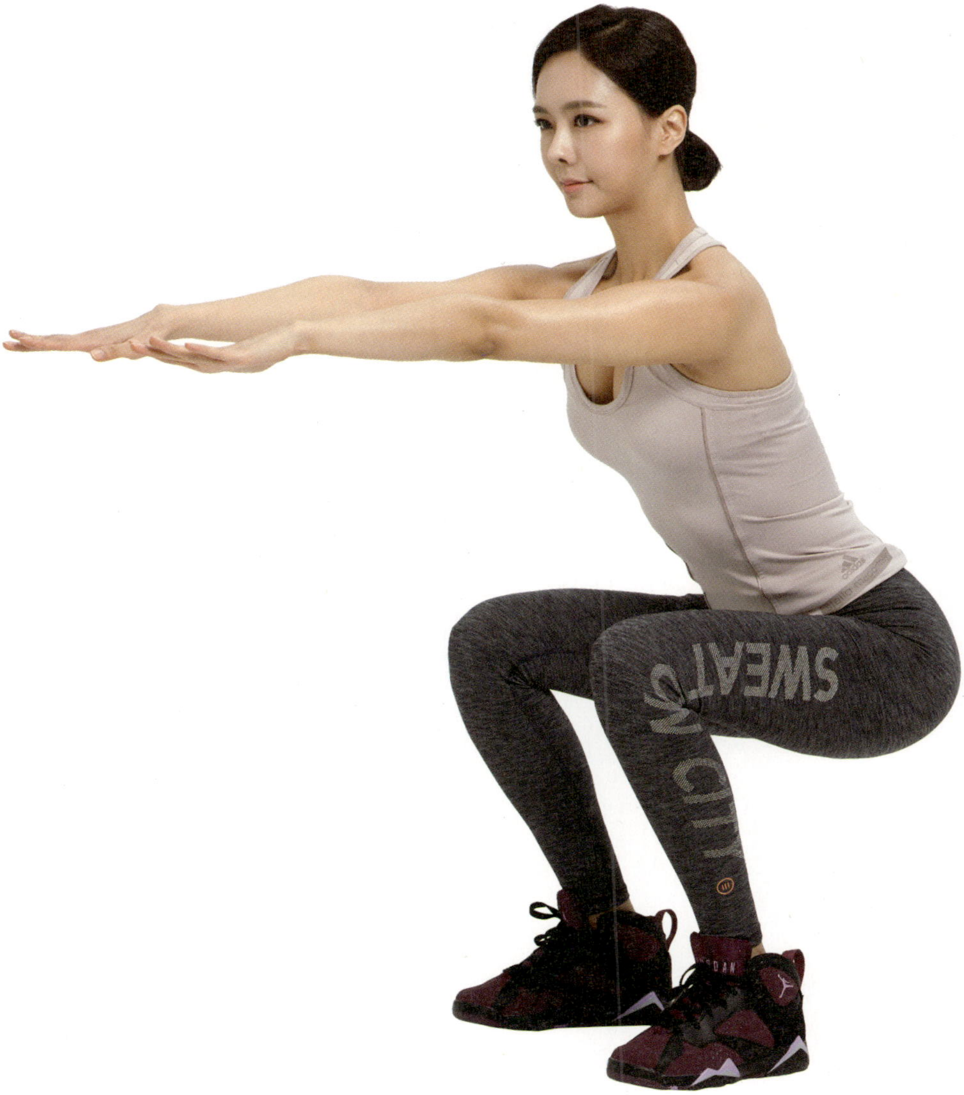

덩키킥

> 퍼지고 처진 엉덩이로는 옷태가
> 살아나지 않아요. 힙업은 물론
> 탄력 있는 힙을 만드는 데 탁월한
> 덩키킥! 스쿼트나 런지 같은
> 운동을 한 다음 덩키킥을 하면
> 효과가 좋아요. 15~20회씩 3세트
> 정도 하세요.

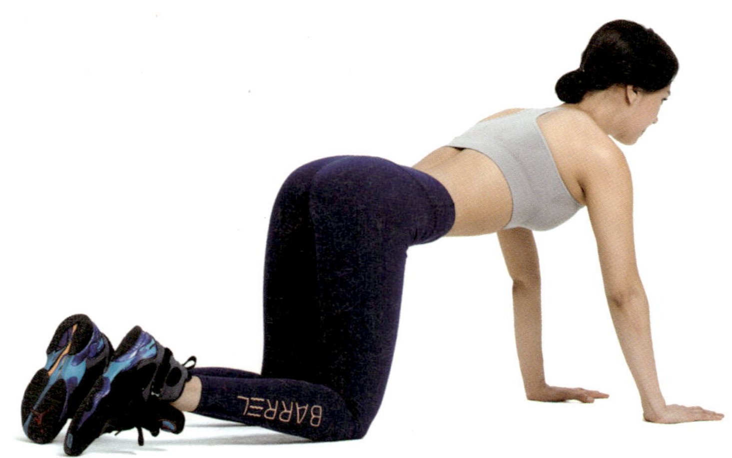

1 무릎과 손을 바닥에 대고 엎드린다. 이때 골반이 바닥과 수평이 되도록 유지하며, 허리가 아치형으로 휘지 않도록 주의한다. 양손은 어깨 바로 아래에 둔다.

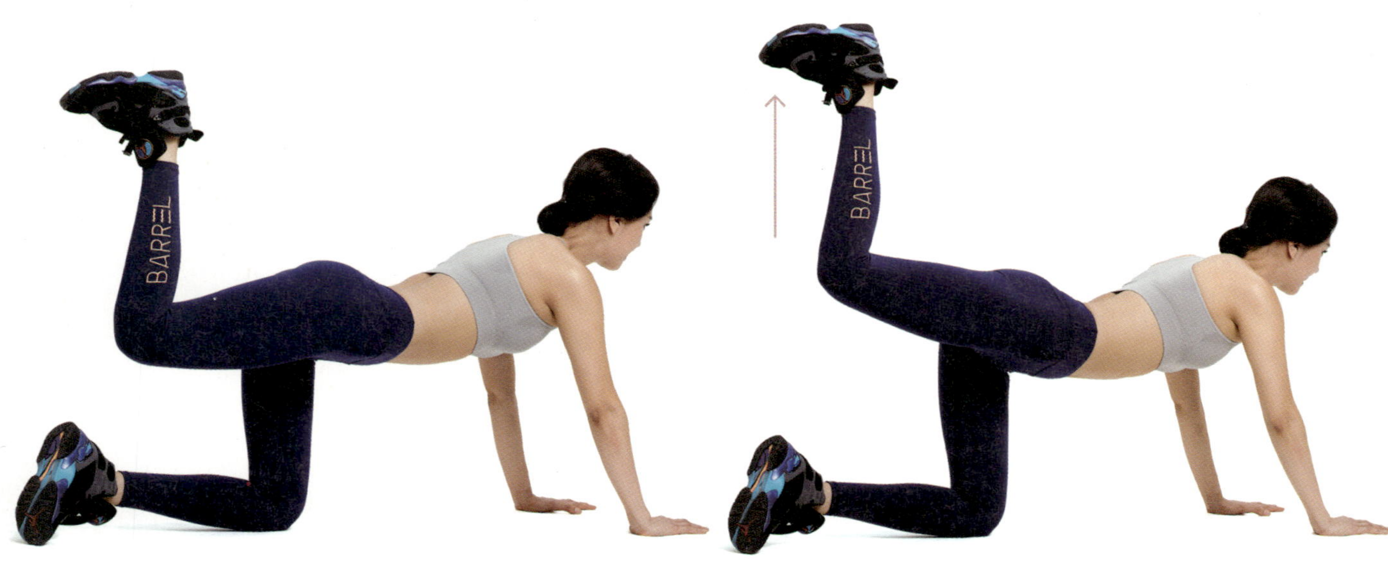

2 종아리와 허벅지가 90도가 되도록 한쪽 다리를 들어 올린다. 이때 발바닥은 천장을 향하게 하고 발바닥과 발목이 90도 형태가 되도록 신경 쓴다. 다리를 높이 드는 것보다 엉덩이에 긴장감을 느끼는 것이 더 중요하다.

3 다리를 올린 상태에서 한번 더 위로 올려 1~2초 정도 유지하다 엉덩이에 긴장감을 느끼면서 다리를 천천히 등 높이로 내린다. ②와 ③ 동작을 반복한 후 반대쪽도 같은 방법으로 운동한다.

브릿지

> 힙업은 물론 요통이 있거나 장시간 책상에 앉아 있는 사람에게
> 특히 좋은 운동이에요. 수시로 이 동작을 반복하면 뭉친 허리
> 근육을 시원하게 풀어줄 수 있어요. 3회 이상 하세요. 〞

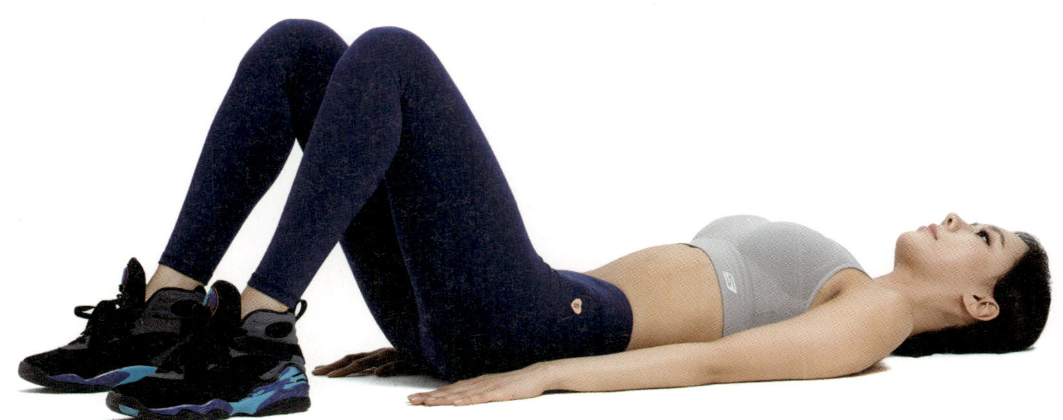

1 천장을 바라보고 눕는다. 양팔은 손바닥을 펴서 엉덩이 옆에
두고 양발은 어깨너비 정도로 벌려 무릎을 세운다.

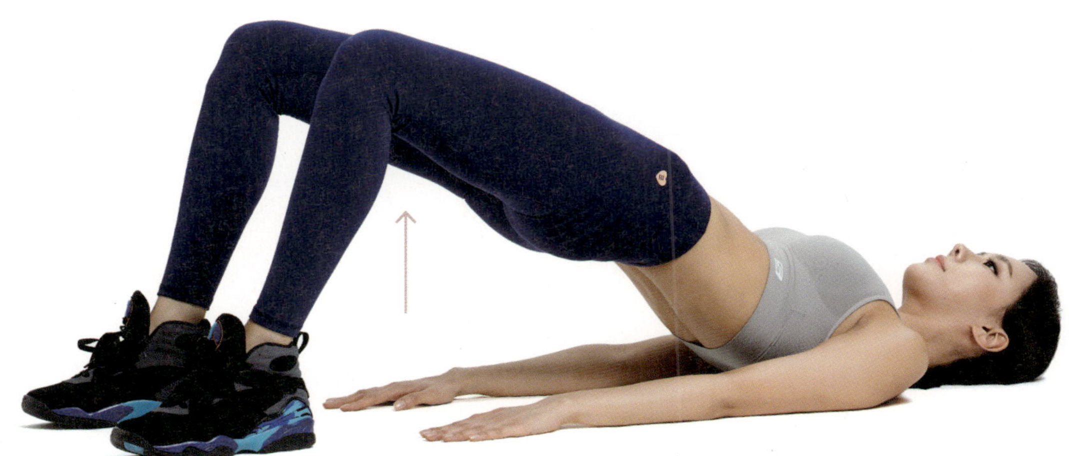

2 숨을 내쉬면서 골반을 위로 들어 올린다. 다리 힘이 아니라
엉덩이에 힘을 꽉 주고 엉덩이 힘으로 들어 올린다. 골반을
최대한 들어 올린 상태에서 5초 정도 정지하며 엉덩이가 처
지지 않도록 주의한다. 엉덩이 근육을 계속 긴장시키고 숨을
들이쉬며 ①의 자세를 취한다.

"마이너스 10kg이 목표?
3kg이라도 일단 빼자."

거창한 목표보다는 작은 목표에 만족하세요. 인생은 자잘함의 연속이에요.
너무 먼 목표는 좌절감만 불러오지만 작은 목표를 조금씩 완성시켜 나가면
못 오를 나무도 없어요. 산책은 우울한 기분도 없애고 몸도 개운하게 만들어
줄 거예요.

살 빠지게 걷기

하루 30~40분 땀이 촉촉하게 날
정도로 걸으세요. 시간을 단축시키고
싶다면 속성으로 걷기를 해보세요.
최대한 빠르게 걸은 다음 제자리걸음,
다시 빠르게 걸은 다음 제자리걸음을
반복하세요. 몸속 체지방이 활활
타오르는 상상을 하면서요. 살 빠지게
걷는 법은 76쪽을 참고하세요.

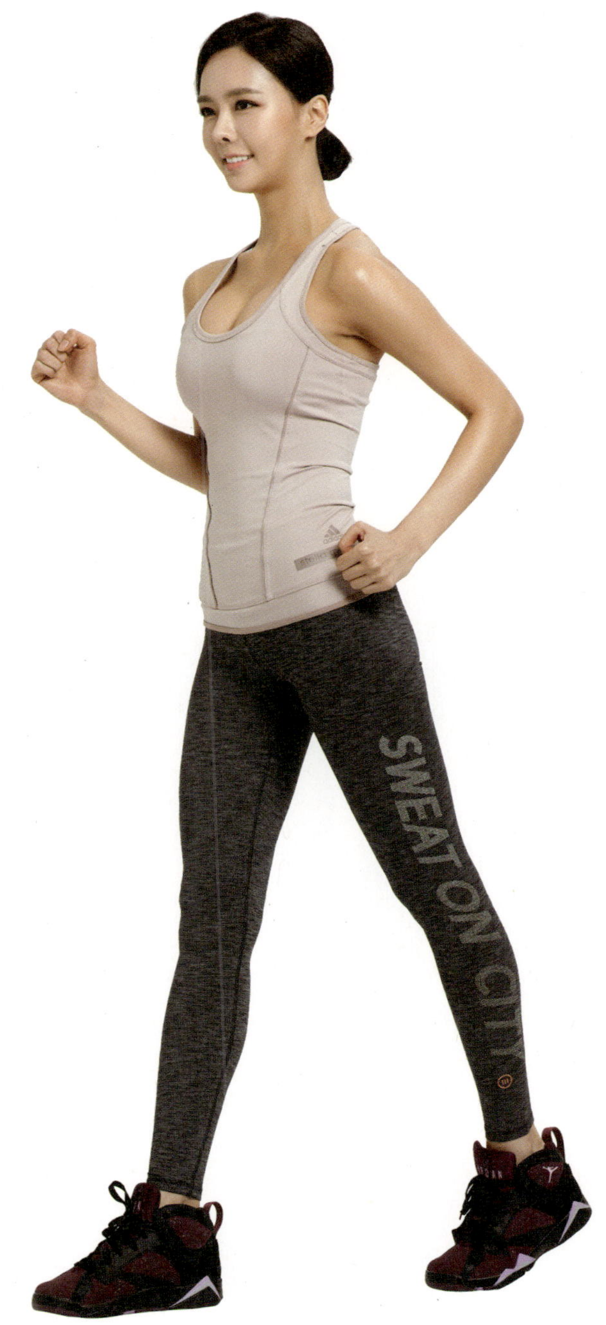

투명 줄넘기

66 줄넘기는 다리 전체의 근육을 사용하고 어깨와 팔, 손목 등
몸 전체를 이용하는 전신 운동이기 때문에 생각보다 많은
양의 칼로리가 소모돼요. 전체적으로 신체 기능도 향상되고,
민첩성과 순발력을 키우는 데도 굿! 99

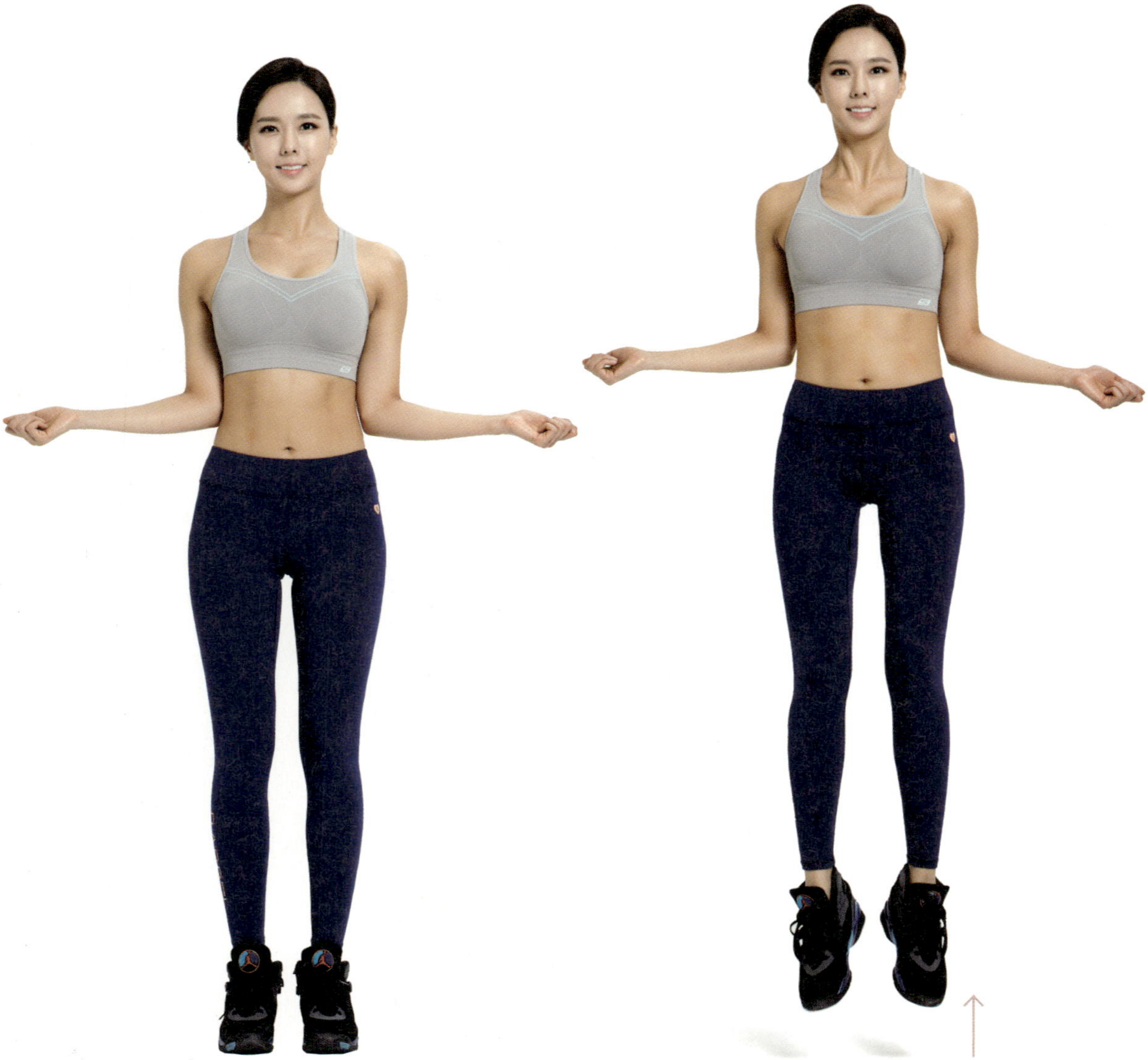

줄넘기를 하듯 수직으로 가볍게 뛰면서 팔을 가상으로 돌
린다. 1분에 120회 정도의 속도로 1분 하고 2분 휴식하는 방
법으로 3~5회 정도 반복한다.

점핑잭

"일명 'PT 체조', 빠르게 할수록 칼로리 소모량이 큰 전신 유산소성 근력 운동이에요. 공간에 제약도 없고, 도구도 필요 없어서 실내는 물론 공원 같은 곳에서도 가볍게 시도하기 좋아요. 15~20회씩 3세트 정도 해주세요."

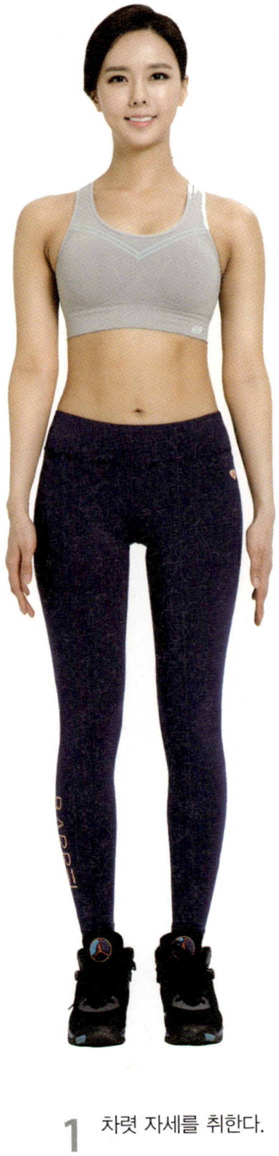

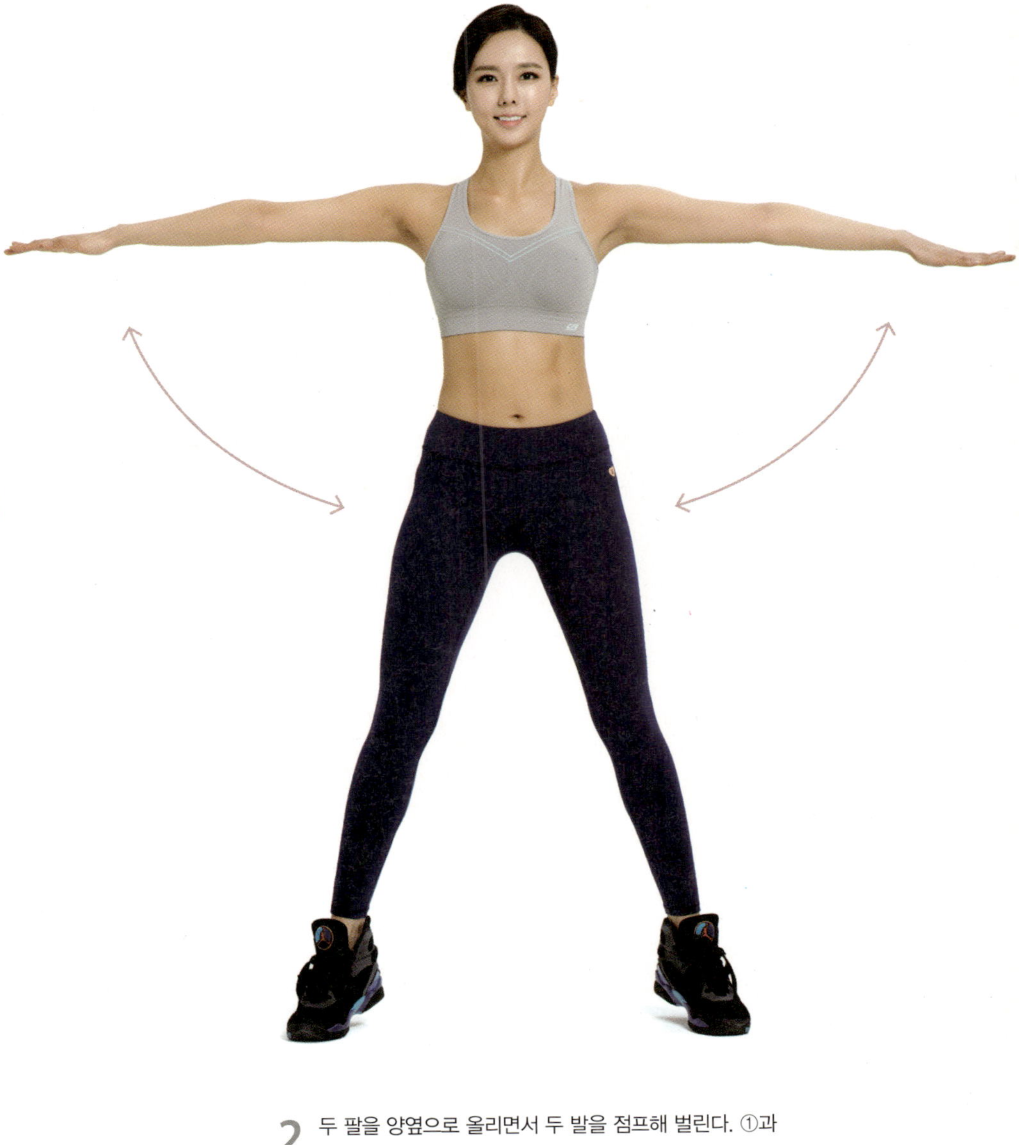

1 차렷 자세를 취한다.

2 두 팔을 양옆으로 올리면서 두 발을 점프해 벌린다. ①과 ② 동작을 반복한다.

워킹 런지

> 꿀벅지는 물론 엉덩이를 허리까지
> 끌어올릴 수 있는 힙 운동의 최강자,
> 워킹 런지. 꾸준히 한다면 결코 우리를
> 실망시키지 않을 텐데요. 마트에 가서
> 장을 보면서도 카트에 의지해 워킹
> 런지를 하면 좋아요. 15~20회씩 3세트
> 해보세요. 정확한 워킹 런지 동작은
> 115쪽을 참고하세요.

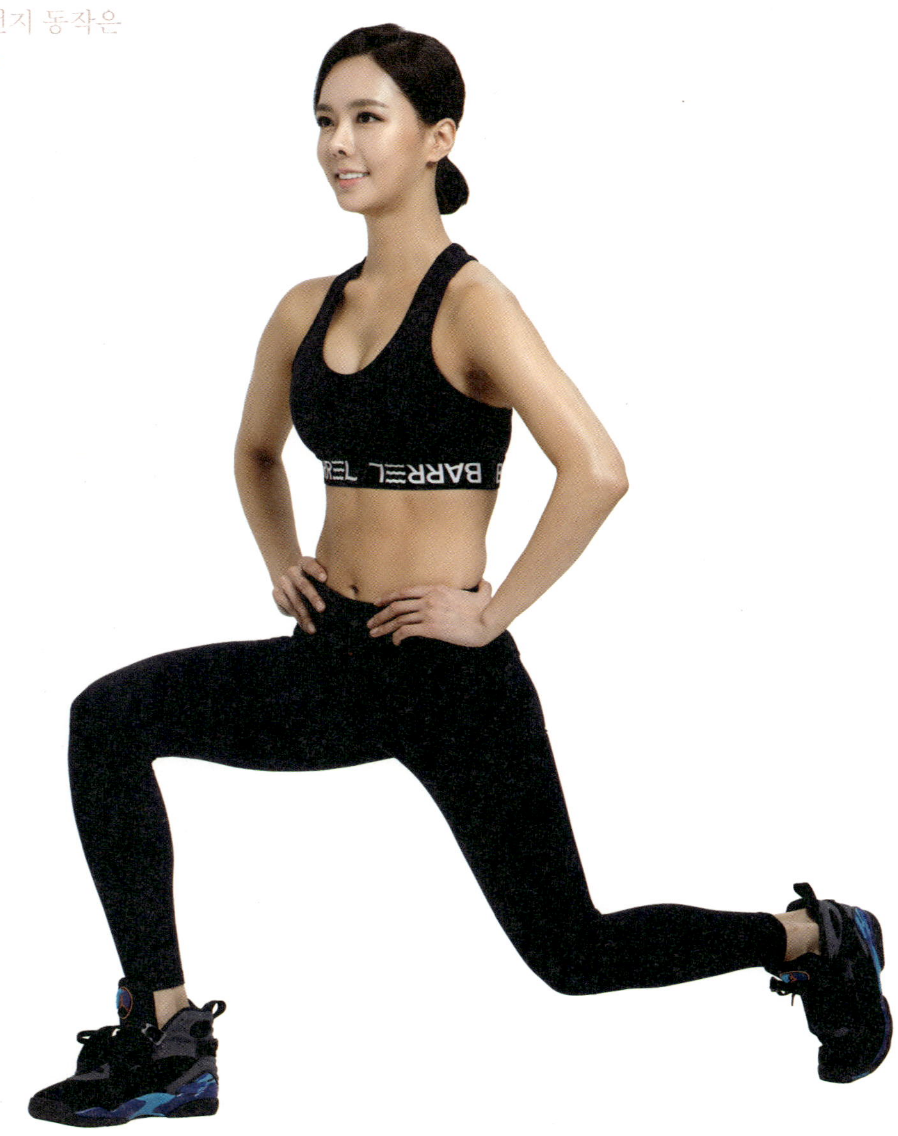

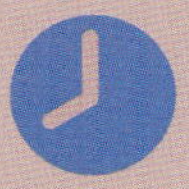

"1kg 살이 찌면
다른 사람과의 거리가
1m나 멀어지는 거야."

여유로운 주말에는 반신욕이 좋겠네요. 반신욕은 혈액순환을 도와주고, 체내 온도를 상승시켜 면역력을 높여줘요. 땀이 나니까 노폐물도 배출되어 살도 빠지고 피부도 좋아지죠. 반신욕은 20~30분 안에 끝내는 것이 적당해요. 너무 시간이 짧으면 몸속까지 따뜻해지지 않고, 너무 오래 하면 수분을 빼앗겨 현기증이 날 수도 있거든요. 반신욕은 공복 상태나 식사한 직후에 하면 빈혈 증상이 나타날 수 있으니 식후 1시간쯤 지나고 하는 게 좋아요. 물은 욕조에 편하게 앉았을 때 심장 아래에 오도록 높이를 맞추고, 너무 뜨겁지 않도록 체온보다 약간만 따뜻한 상태가 좋아요. 반신욕 후에는 체온이 유지되도록 옷을 따뜻하게 입고, 충분한 휴식을 취하세요. 생각보다 에너지 소모가 크므로 심하게 운동한 상태라면 반신욕보다는 족욕을 추천해요. 욕조에 몸을 담근 상태에서는 간단한 스트레칭으로 몸을 풀어주세요.

목 스트레칭

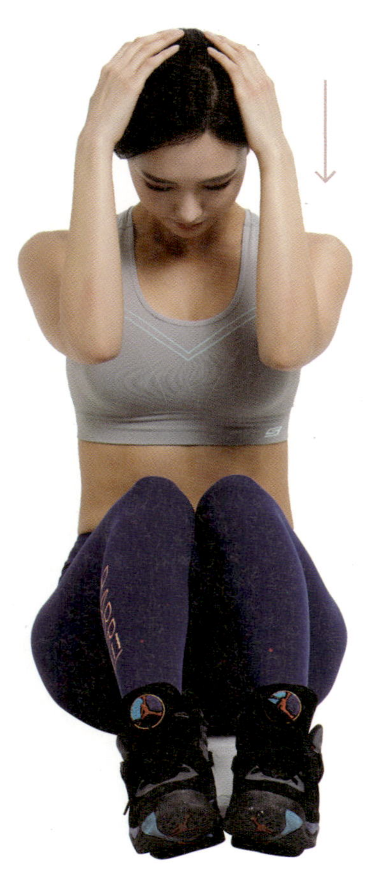

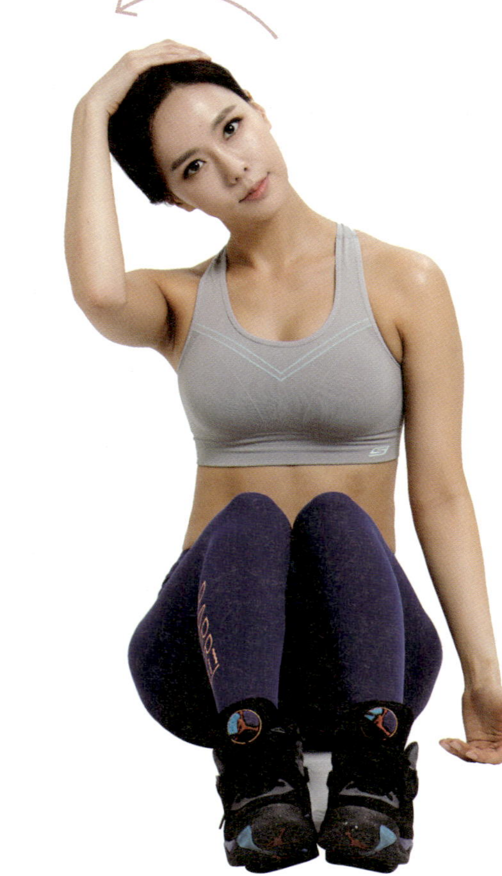

1 양손으로 머리를 감싸 천천히 아래로 당겨 내려 10~15초간 정지한다. 이때 뒷목이 스트레칭되는 것을 최대한 느낀다.

2 오른손으로 왼쪽 머리를 감싸듯 잡은 다음 천천히 오른쪽으로 당긴 상태에서 10초~15초간 정지한다. 이때 어깨나 등이 굽지 않도록 주의하고 목이 앞이나 뒤로 젖혀지지 않도록 한다.

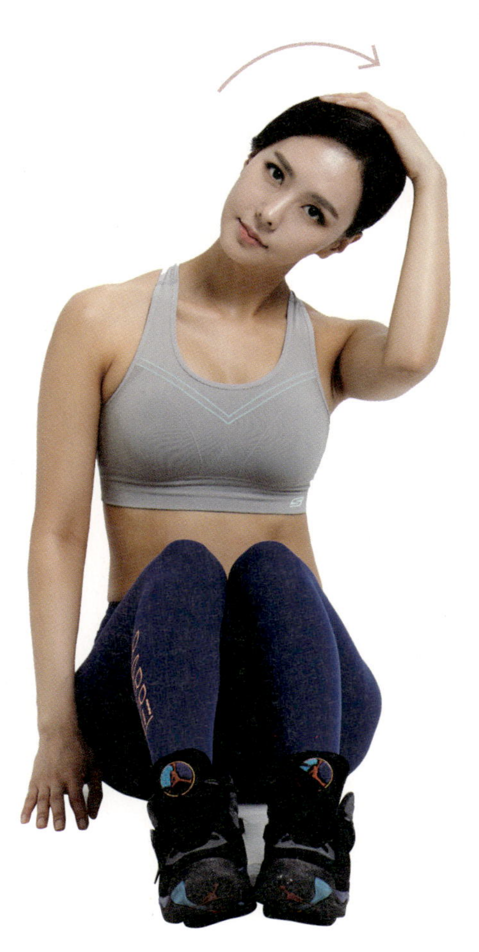

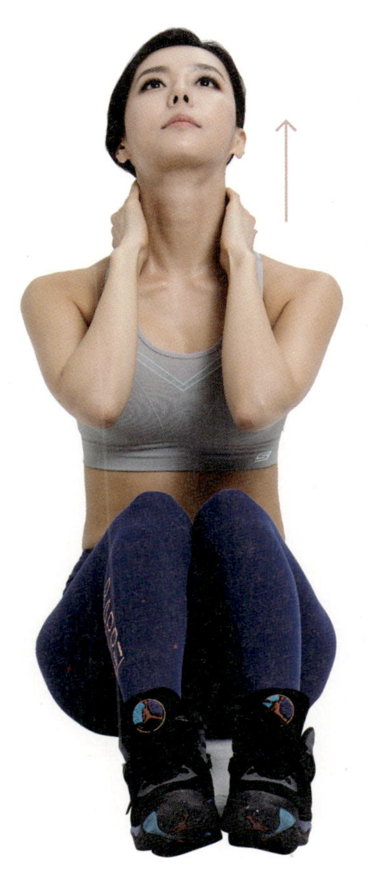

3 반대쪽도 같은 방법으로 10초~15초간 스트레칭한다.

4 양손으로 목 뒤를 감싸고 고개를 뒤로 최대한 천천히 젖힌 상태에서 10~15초 정도 정지한 다음 제자리로 돌아온다. 목 앞쪽이 스트레칭되는 것을 느낀다.

발목 돌리기

> 욕조에 편안하게 앉은 상태에서 무리하게 다른 운동을
> 하려고 하지 말고, 발목의 긴장을 풀어주세요. 종아리는
> 물론 허벅지까지 시원해지는 걸 느낄 수 있어요.
> 3회 이상 하세요.

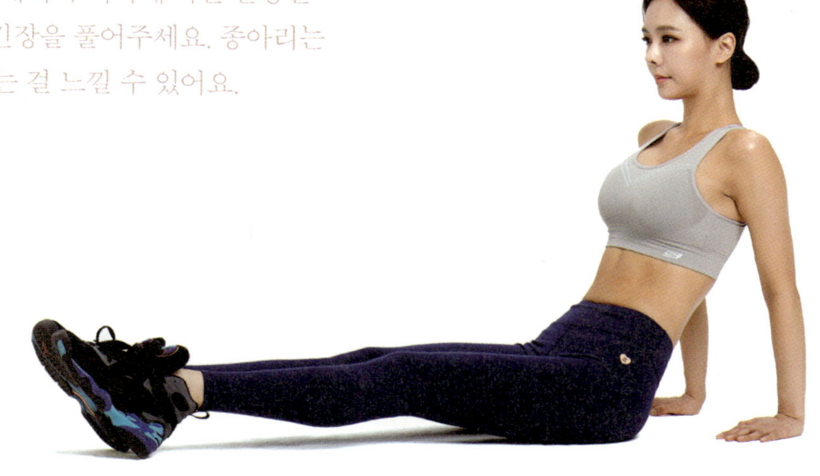

1 다리에 힘을 주고 발끝이 일직선이 되도록 편다.

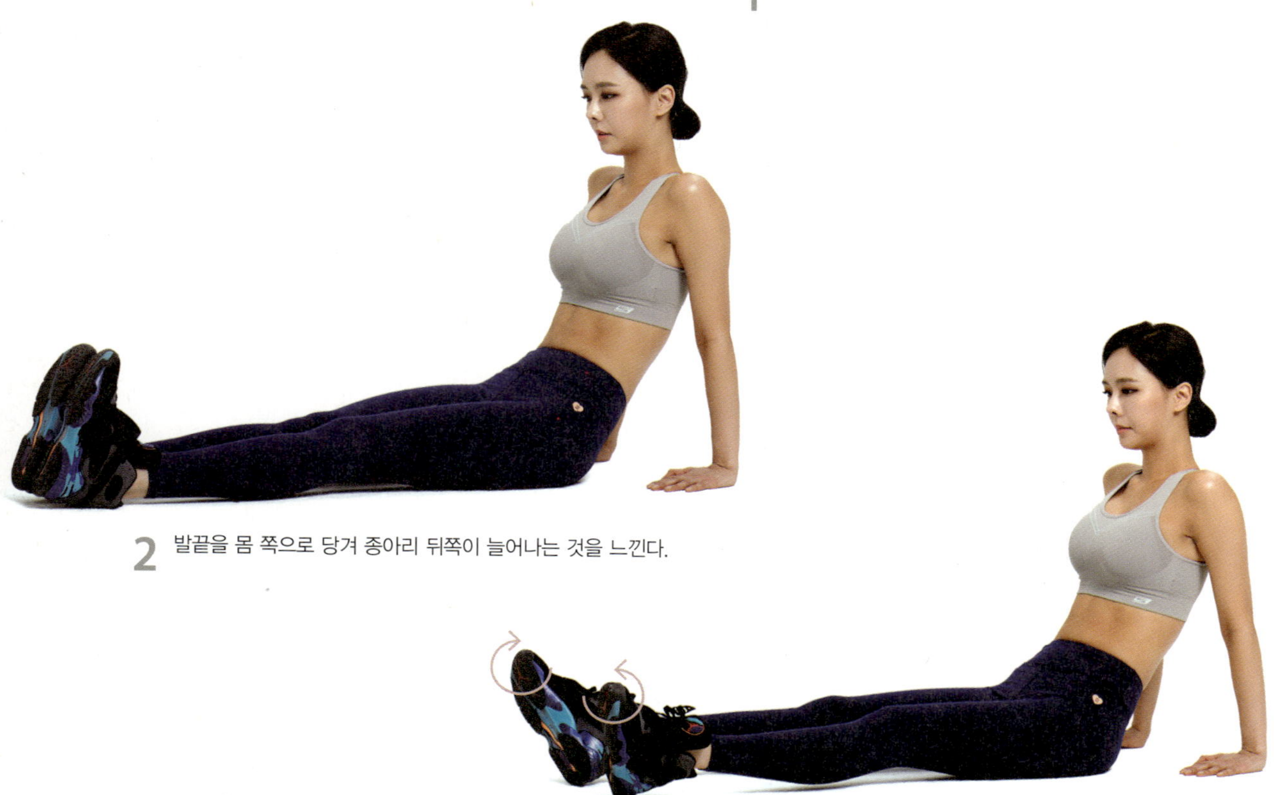

2 발끝을 몸 쪽으로 당겨 종아리 뒤쪽이 늘어나는 것을 느낀다.

3 발목을 천천히 돌려 다리 전체의 긴장을 풀어준다.

"좋아하는 누군가와 편하게
허그할 수 있겠어?"

좋아하는 연예인과 프리허그, 한 번쯤 해보고 싶으세요? 지금 상태로? 멀리 가지 말아요. 남친 앞에서 당당하게 벗을 수 있을까요? 회피하고 싶지만 질문에 답해야 합니다. "네, 그럼요"라고 답할 수 있는 사람은 바로 잠들어도 좋아요. 만약 "아니오, 절대 그럴 수 없어요"라고 답한 사람이라면? 선택은 당신의 몫입니다.

러시안 트위스트

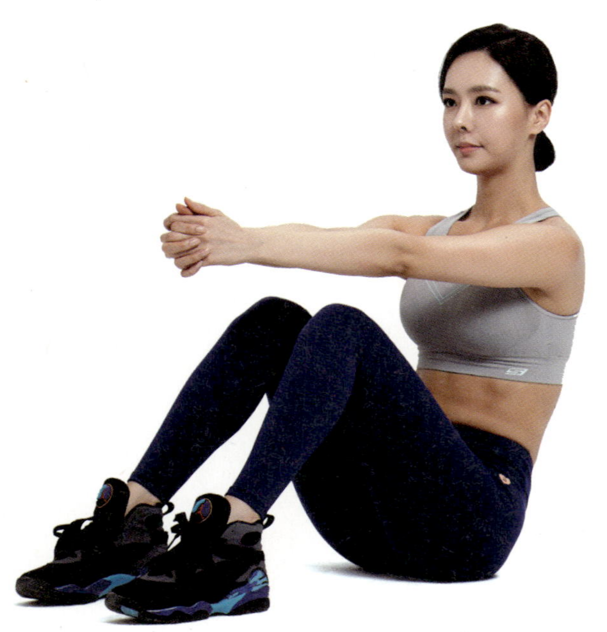

> 몸을 좌우로 비트는 러시안 트위스트는 옆구리와 허리살을 뺄 뿐 아니라 탄탄한 복부를 만드는 데도 주효한 운동이에요. 15~20회 3세트 정도 반복하세요

1 무릎을 구부리고 바닥에 앉는다. 다리는 어깨너비로 벌린다. 양손은 깍지를 껴 앞으로 쭉 편다.

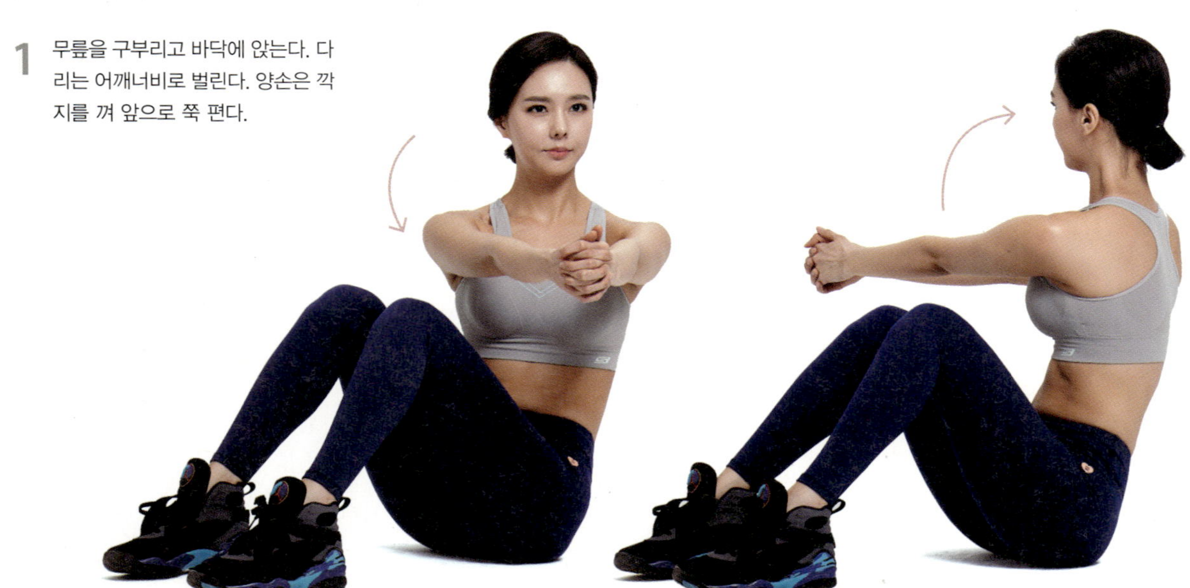

2 상체를 뒤로 45도 정도 기울인 다음 몸통을 왼쪽으로 틀어 3~5초간 정지한다. 허리를 지나치게 틀기보다 바른 자세를 유지하는 것이 중요하다. 옆구리에 충분히 자극을 느끼면서 한다.

3 방향을 바꿔 반대쪽도 같은 방법으로 운동한다.

잠자기 전 10분 운동 2

시저킥

"시저킥은 허벅지 안쪽 지방을 제거하는 데 효과적인 운동으로 복근 운동에도 좋아요. 15~20회씩 3세트 정도 반복하세요."

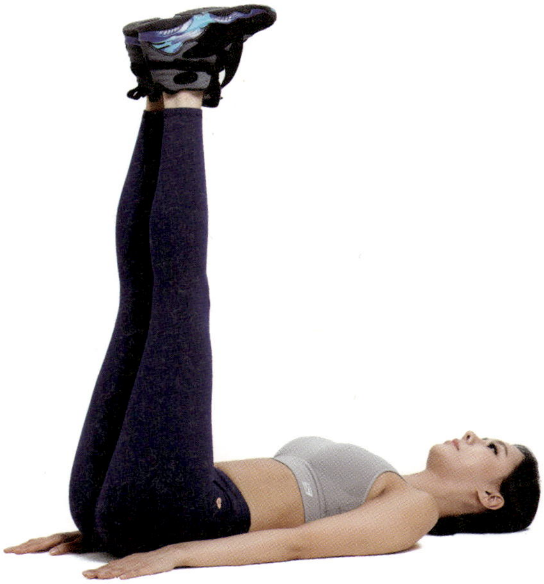

1 천장을 바라보며 누워 양손은 엉덩이 옆에 가지런히 두고, 다리는 직각으로 들어올린다.

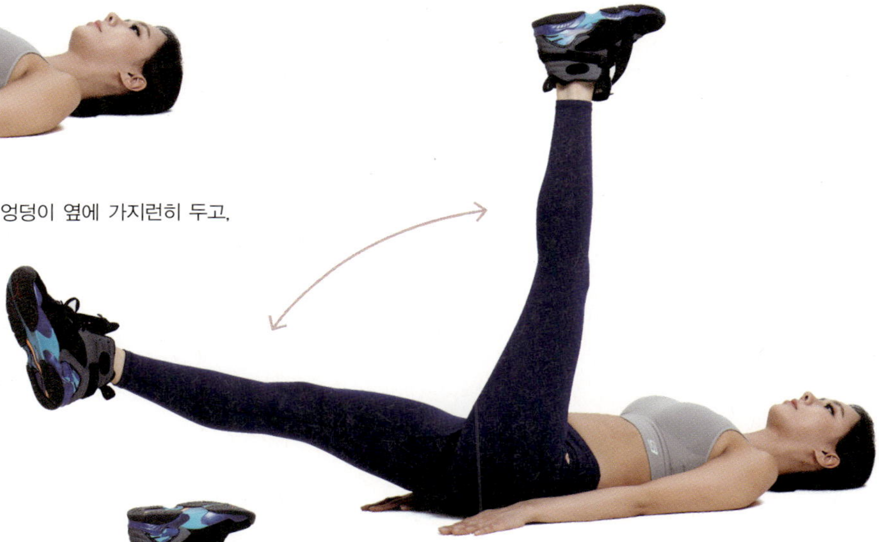

2 배에 힘을 주고 허벅지를 강하게 조이며 한쪽 다리를 바닥에 가까이 내린다.

3 다리를 바꾸어 위 동작을 취한다. 양 다리를 교차해가며 ②와 ③ 동작을 반복한다. 배에 힘을 풀지 않도록 주의하며 자연스럽게 복식호흡 한다.

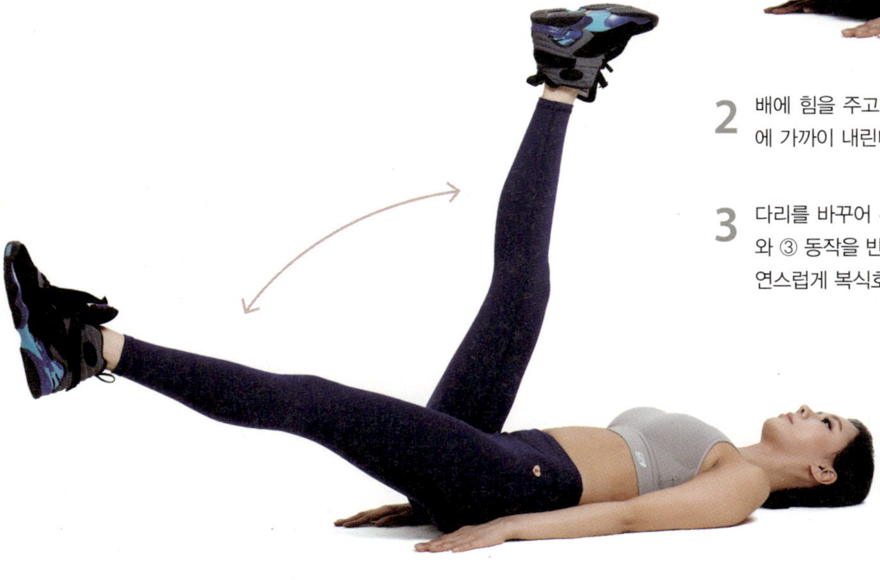

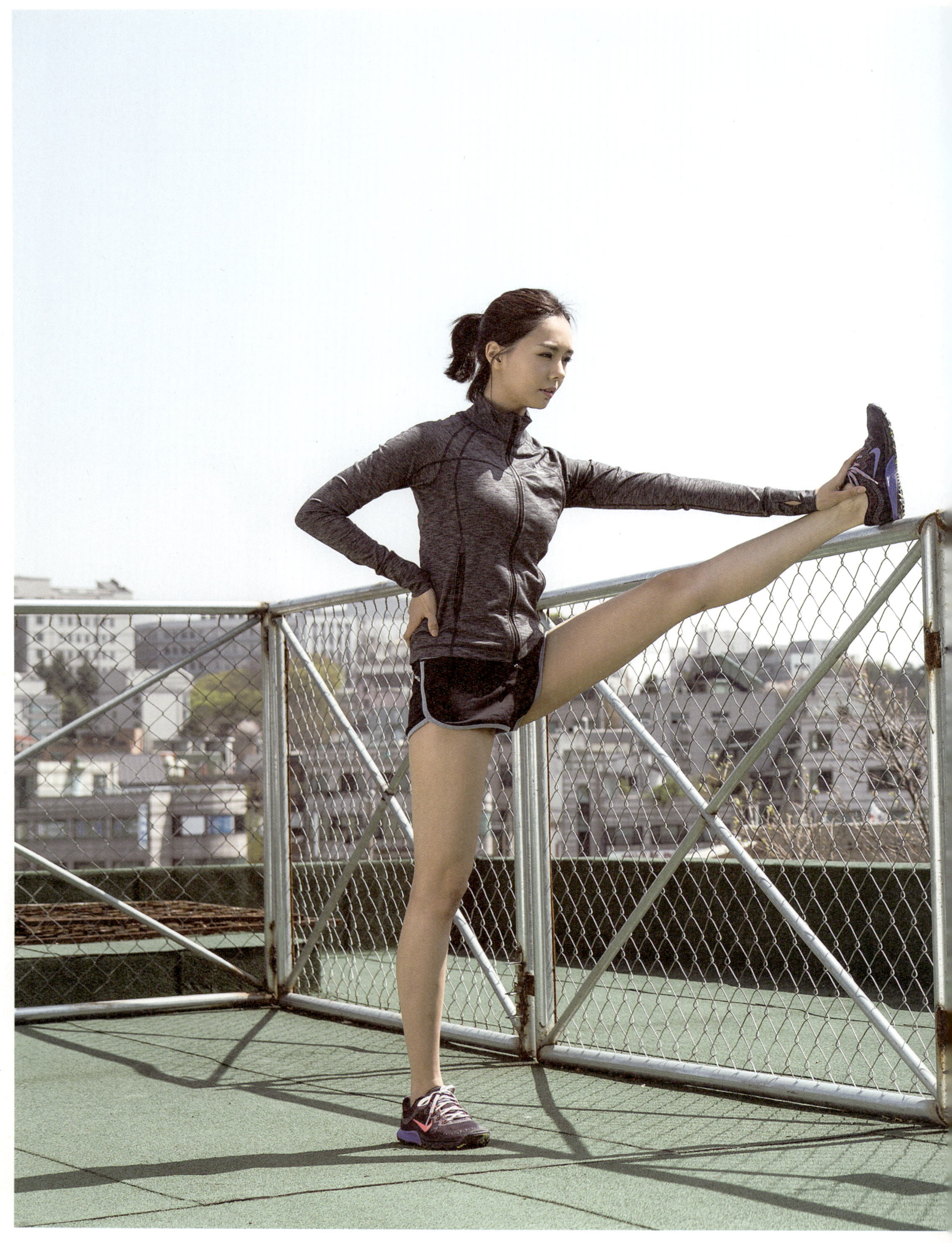

운명의 순간에서 나를 구해줘!
SOS 긴급 운동

인생에서 가장 중요한 순간을 앞둔 일주일 전.
운동으로 더 섹시하게, 당당하게, 탱탱하게, 날씬하게 만들자.

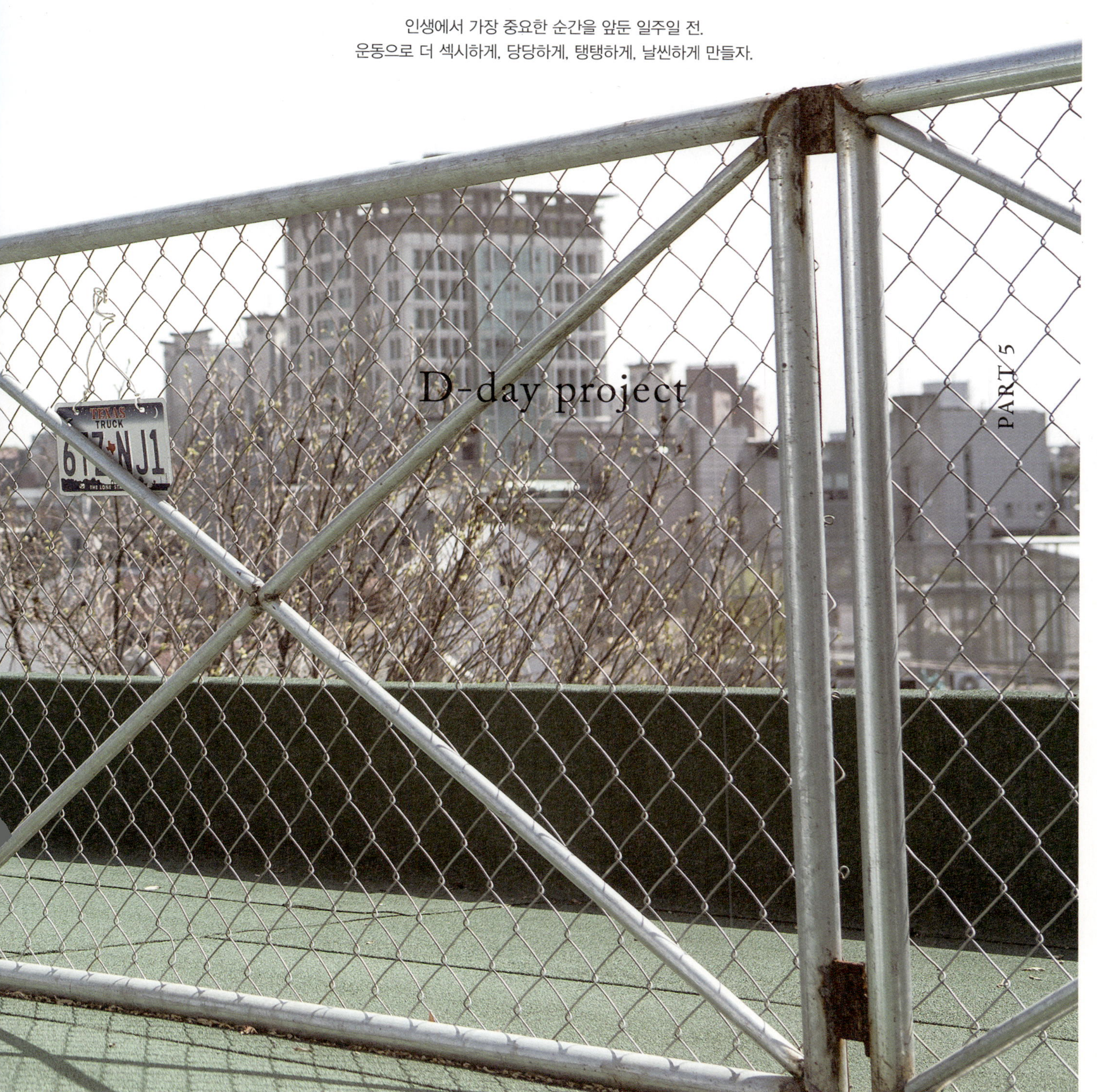

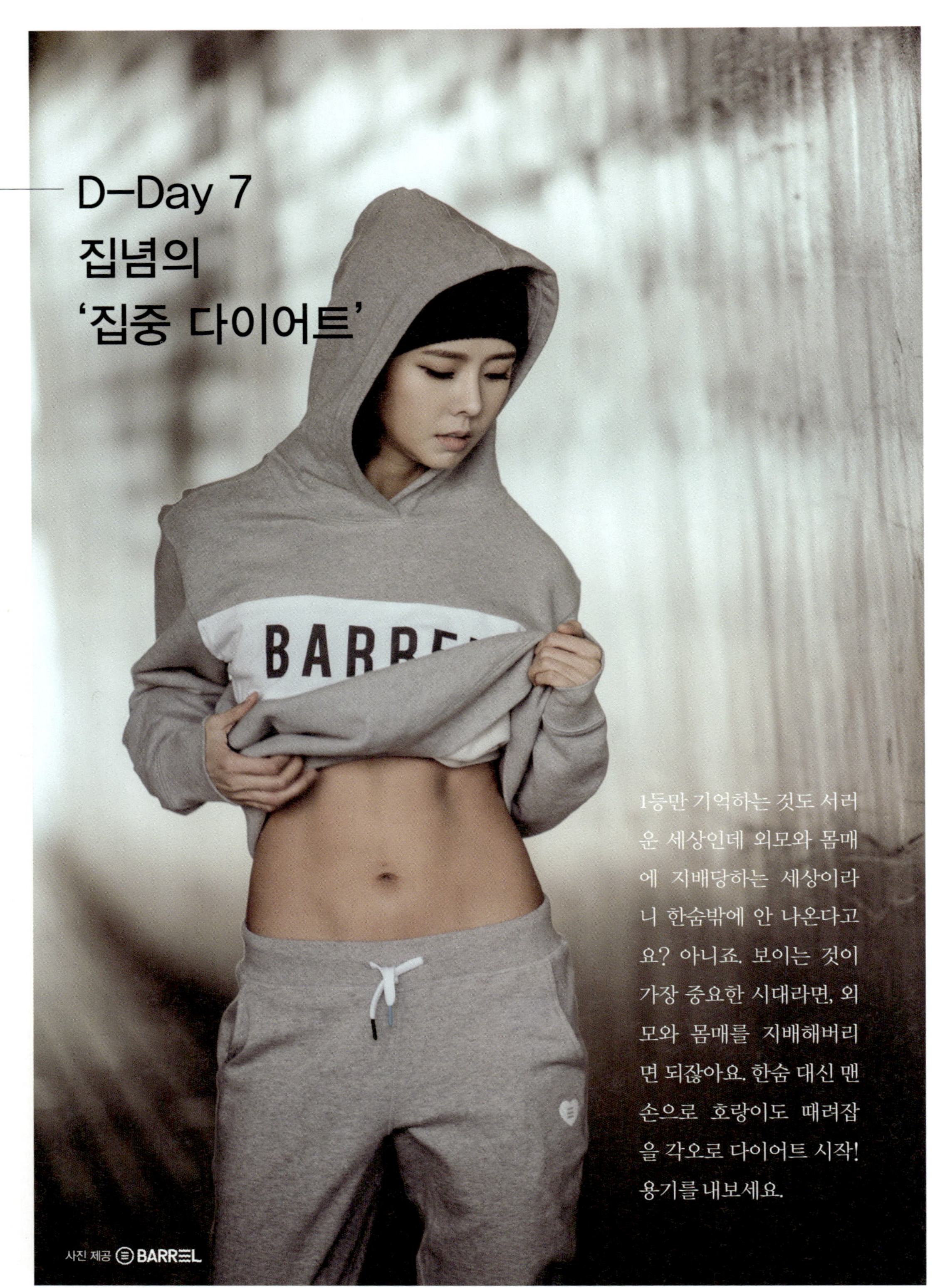

D-Day 7
집념의
'집중 다이어트'

1등만 기억하는 것도 서러운 세상인데 외모와 몸매에 지배당하는 세상이라니 한숨밖에 안 나온다고요? 아니죠. 보이는 것이 가장 중요한 시대라면, 외모와 몸매를 지배해버리면 되잖아요. 한숨 대신 맨손으로 호랑이도 때려잡을 각오로 다이어트 시작! 용기를 내보세요.

굶기 vs. 운동, 당신의 선택은?

중요한 날이 다가오네요. 소개팅에서 일생일대 이상형인 남자가 나올 희망을 걸어보는 날일 수도 있고, 남친과 수영장에 갈 수도 있고, 입사 면접에서 붙을 수도 떨어질 수도 있는 그런 특별한 날 말이에요. 급한 마음에 혹시 굶거나 하지는 않겠죠? 물론 저도 굶어봤어요. 하염없이 주린 배 움켜쥐고 내가 뭐하는 짓인가 씁쓸해한 적도 많아요. 하지만 어쩌겠어요. 정말 특별한 날, 예뻐 보이고 싶은, 예뻐 보여야 하는 날인데 살부터 빼고 봐야죠.

그런데 분명 몸무게가 줄고, 지퍼도 쉽게 올라가는데 거울 속에 비친 나는 인도 거리에서나 볼 법한 고행자처럼 정말 없어 보이더라고요. 마치 바람 빠진 풍선처럼 탄력도 없고, 시들시들하고 속된 말로 빈티 작렬인 거죠. 무작정 굶는 것이야말로 급하게 살을 빼고 싶을 때 최선의 방법이긴 해요. 하지만 인어공주에게 다리를 만들어주는 대신 칼로 에는 듯한 고통을 주는 마법의 약처럼 부작용도 있어요. 살이 빠지는 대신 수분이 빠지면서 열 살쯤 늙어 보이고, 볼품없어 보이는 게 굶기의 부작용이죠. 살을 빼는 최고의 지름길이지만, 동시에 최악의 방법이기도 한 굶기는 그래서 해서는 안 되는 선택이에요.

중요한 날이 다가오면 불안하죠. 내가 그동안 뭐 했나, 미리미리 다이어트나 해둘걸 하고 짜증이 턱밑까지 치밀어요. 스트레스 때문에 더 먹는다고요? 아, 그럼 안 되죠. 이럴 때 필요한 게 바로 믿음입니다. '내 살이 쏙 빠지게 해주세요' 하는 종교적 믿음이 아니라 신체의 신비, 인간의 힘을 믿는 거죠.

탱탱하게 탄력있게 D-Day7 프로젝트

음식은 앞의 식단 파트에서 이야기했던 것처럼 양을 반으로 줄여서 유지하되, 평소보다 '싱겁게' 먹으면서 일주일 동안 '빡세게' 운동해보세요. 음식을 거기서 더 줄이면 〈정글의 법칙〉처럼 극한 체험을 하게 될 테니 자제하세요. 만약 그동안 먹고 싶은 만큼 먹었다 싶으면 굶지 말고 식사 양을 반으로 줄이세요. "에게, 일주일 동안 먹을 거 다 먹으면서 어떻게 살을 빼라는 거야?"라며 태클을 거는 분이 꼭 있죠? 하지만 살은 빠집니다. 식사량을 반으로 줄이고 평소 안 하던 운동을 빡세게 하는데 살이 안 빠지는 게 더 이상하죠.

시간 없다고 굶어서는 절대 안 돼요. 중요한 날, 눈 밑에 다크서클을 달고 실제 나이보다 10년은 더 들어 보이게 하지 않으려면 더욱더 식단 관리와 운동에 목매세요. 하루는 하체, 하루는 상체 식으로 상하체 운동을 번갈아 하고, 복근 운동은 매일 하는 게 포인트예요. 앞서 소개한 습관 다이어트 운동에 추가로 7일 집중 다이어트 운동을 덧붙여 해보세요. 일주일 전에 비해 '뭔가' 다른데, '뭔가' 탱탱하고, '뭔가' 탄력적이고, '뭔가' 섹시해진 모습으로 등장할 수 있어요. 평소 하던 동작에 새로운 동작 몇 가지가 추가되는 거니까 어려운 건 없을 거예요. 단지 시간이 좀 늘어난다는 것 외에는요. 으라차차, 운동! 이제 시작해볼까요?

D-day **7**

평소보다 빡센 운동에 힘들 수도 있어요. 하지만 절대 포기하지 마세요.
일생일대의 중요한 날에 굴욕스러운 모습으로 나갈 수는 없잖아요. 인내하면 살은 떠나갑니다.

워밍업
투명 줄넘기 3분
154쪽 참고

본 운동
스쿼트 20개 3세트
149쪽 참고
내로우 스쿼트 20개 3세트
121쪽 참고
와이드 스쿼트 20개 3세트
108쪽 참고

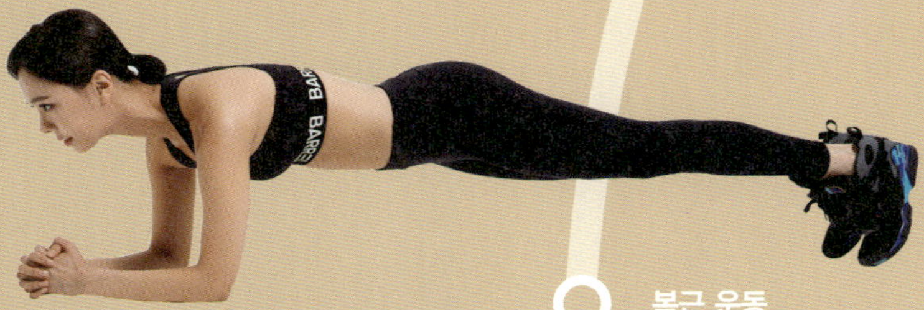

복근 운동
플랭크 1분
117쪽 참고

D-day **6**

어제의 운동으로 몸이 뻑적지근 아프군요. 그렇다고 울상 짓지 마세요.

제대로 운동했다는 좋은 신호예요. 근육이 반응하기 시작했다는 증거이기도 해요.

본 운동
암 워킹 15개 3세트
170쪽 참고
월 푸시업 15개 3세트
101쪽 참고
프런트+사이드 레터럴 레이즈
20개 3세트
94쪽 참고
※ 덤벨이 있으면 들고 하세요.
덤벨이 없으면 생수병 등으로
대신해도 좋아요.

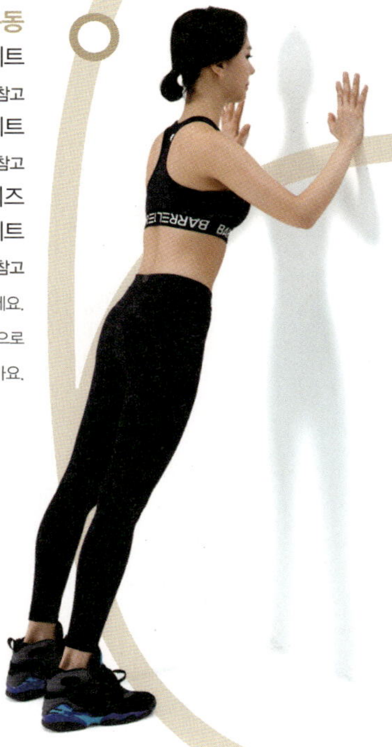

워밍업
마운틴 클라이머 1분
139쪽 참고

복근 운동
시티드 니업 20개 3세트
87쪽 참고

암 워킹

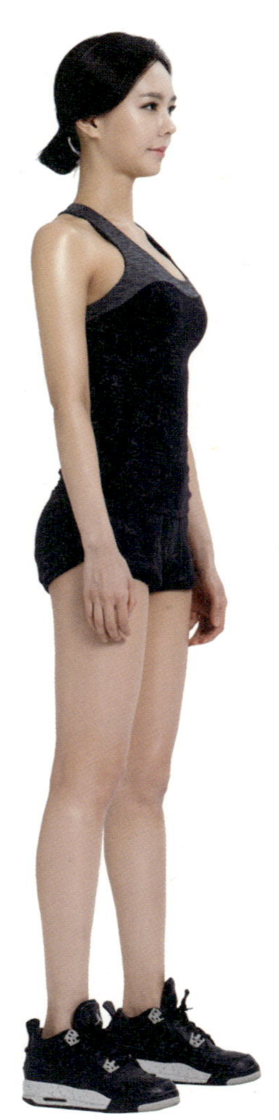

1 양발은 어깨너비로 벌리고 선다.

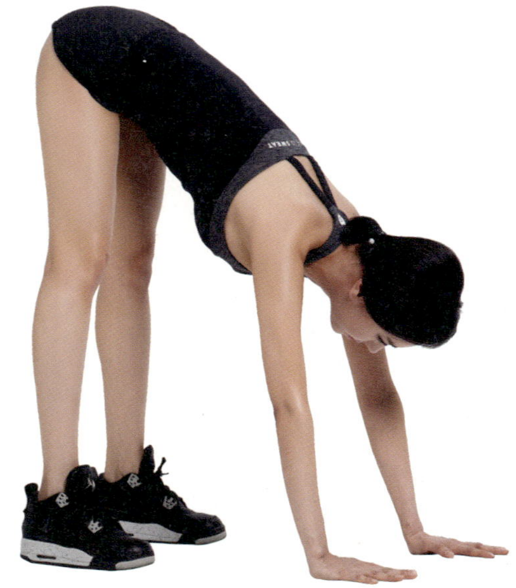

2 무릎이 구부러지지 않도록 다리를 최대한 편 상태에서 양 손바닥으로 바닥을 짚는다.

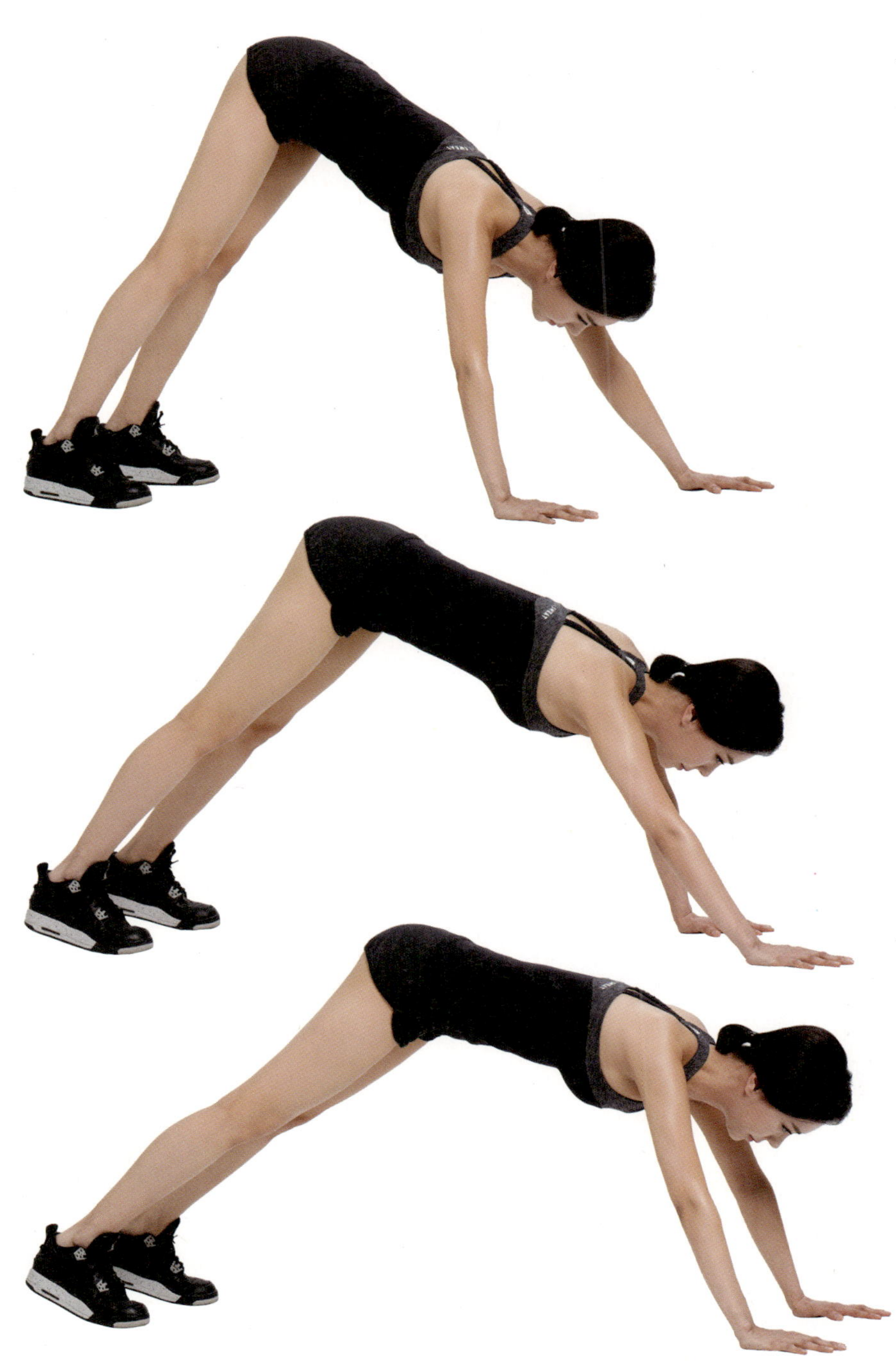

3 엎드려뻗쳐 자세가 될 때까지 한 손씩 번갈아가며 앞으로 짚어 이동한다. 더 이상 앞으로 나갈 수 없는 상태가 되면 그 자세에서 반대 순서대로 한 손씩 뒤로 짚어가며 이동한다.

D-day 5

하체 운동과 상체 운동을 한 번씩 돌아가며 했어요. 이제 몸이 전체적으로 바짝 긴장했을 거예요.
이럴 때 휘몰아쳐서 더 해야죠. 그동안 먹고 싶은 거 계속 먹은 것에 대한 속죄라고 생각하면 마음이 편할까요?

본 운동
슈퍼맨 20개 3세트
140쪽 참고
시티 드로우 20개 3세트
173쪽 참고
벤치 딥스 15개 3세트
174쪽 참고

워밍업
점핑잭 1분
155쪽 참고

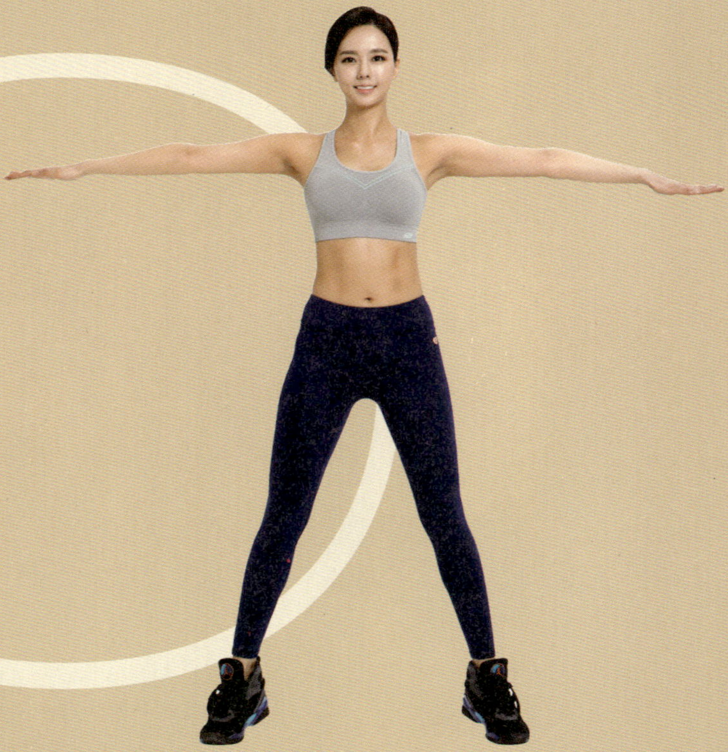

복근 운동
크런치 20개 3세트
136쪽 참고

시티 드로우

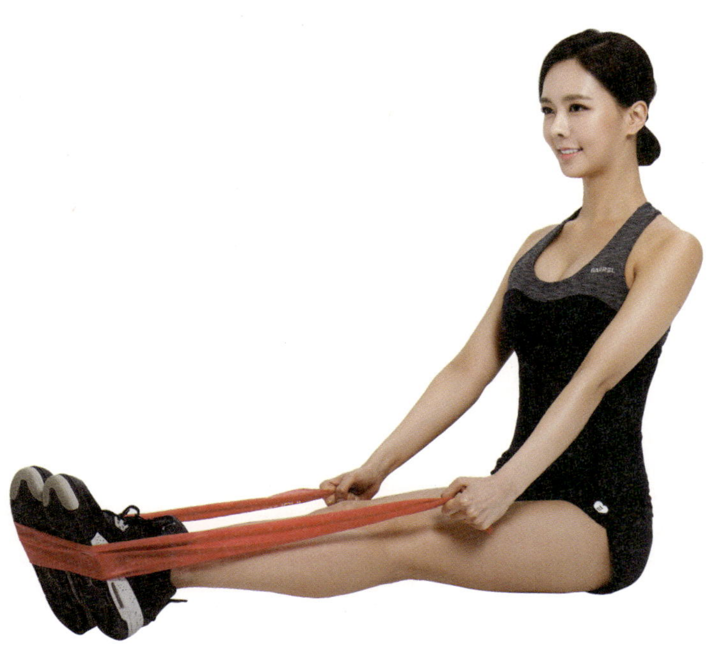

> 군살 없는 등 라인을 만드는데 좋은 운동이에요. 밴드가 없을 테니 신지 못하는 구멍 난 스타킹을 준비하세요. 20개씩 3세트 반복하세요.

1 양다리를 모아 무릎을 펴고 바닥에 앉는다. 스타킹을 양발에 걸어 양쪽 길이가 똑같도록 조정한 후 팔에 힘을 주어 잡는다.

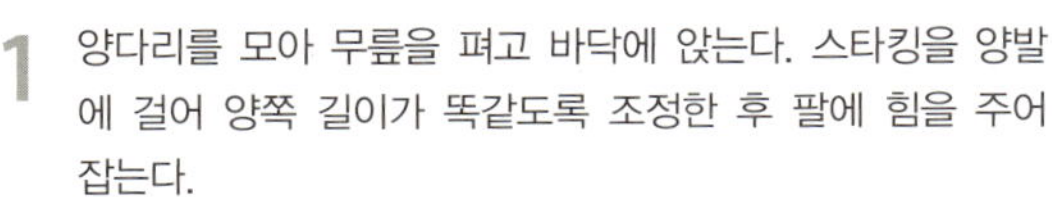

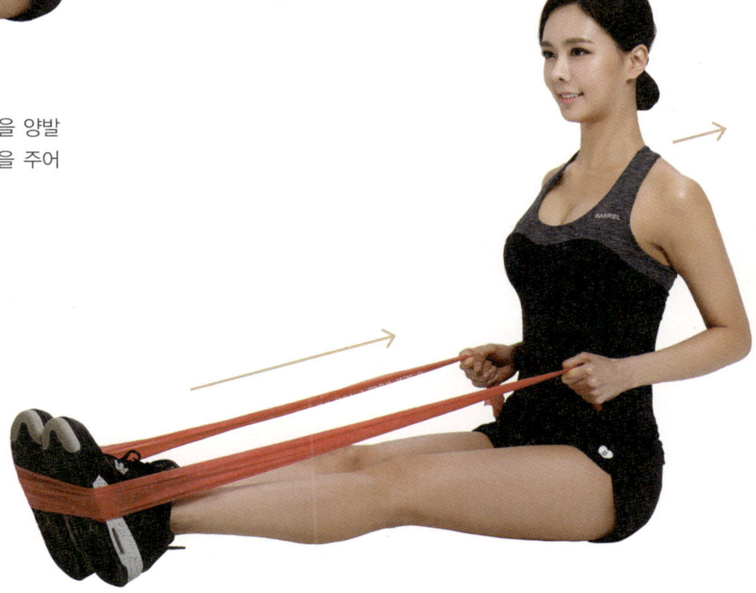

2 어깨와 상체를 고정한 상태에서 숨을 훅 내쉬면서 팔만 뒤로 잡아당긴다. 등과 허리가 자극되는 걸 의식하며 어깨가 구부러지거나 말리지 않도록 주의한다. ①과 ②의 동작을 반복한다.

벤치 딥스

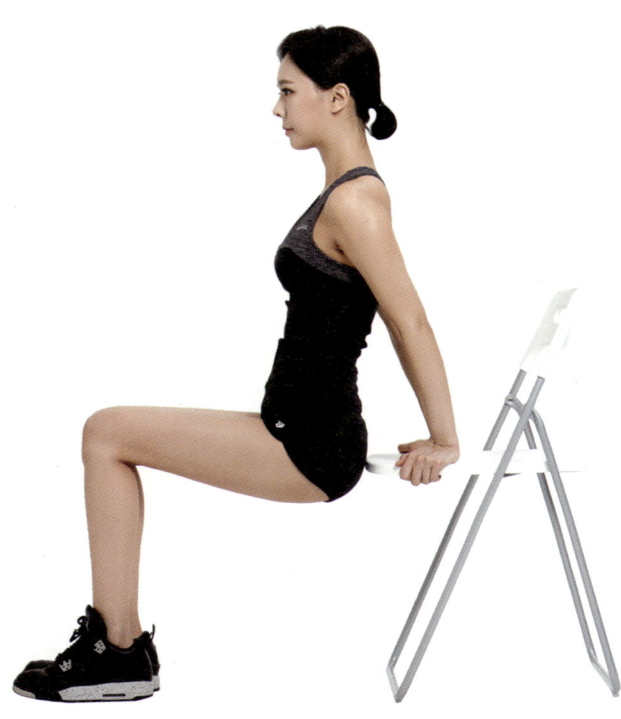

상체를 예쁘게 만들고 싶다면 단연 벤치 딥스죠. 팔뚝살은 물론 가슴도 예뻐지고, 하체 운동도 돼요. 의자나 테이블을 이용해 보세요. 15개씩 3세트 반복하세요.

1 양팔을 어깨너비보다 약간 넓게 해서 의자나 테이블 등의 끝을 잡는다. 팔은 곧게 펴고 양발은 가지런히 모아 허벅지와 종아리가 직각이 되도록 엉덩이를 내린다.

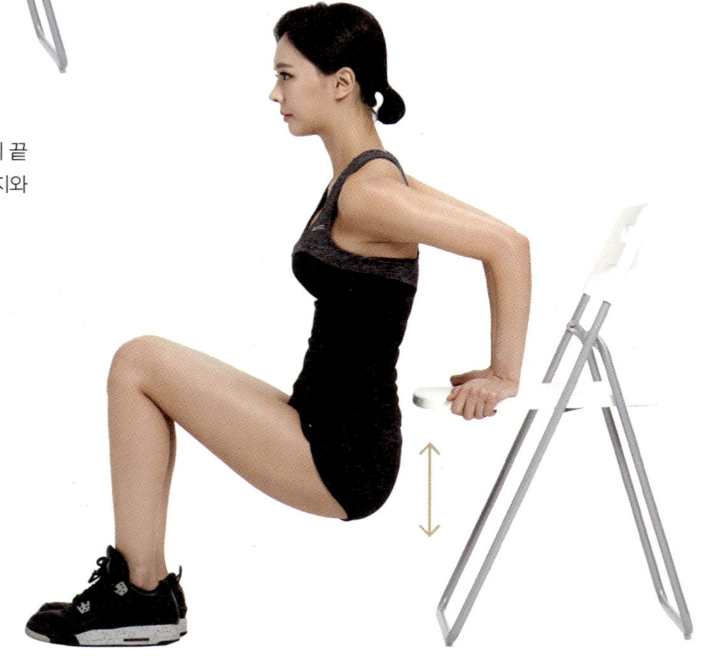

2 팔 위쪽에 힘이 들어가는 것을 느끼며 팔이 직각이 되도록 팔꿈치를 구부리며 아래로 더 내려간다음 원래 자세로 돌아온다. 동작 중 팔꿈치가 옆으로 벌어지지 않도록 주의한다. ① 과 ②의 동작을 반복한다.

D-day **4**

몸에 변화가 없는 것 같다고요? 아직 4일이나 남았잖아요.
섣부른 판단으로 중요한 날을 망쳐서는 안 되겠죠?

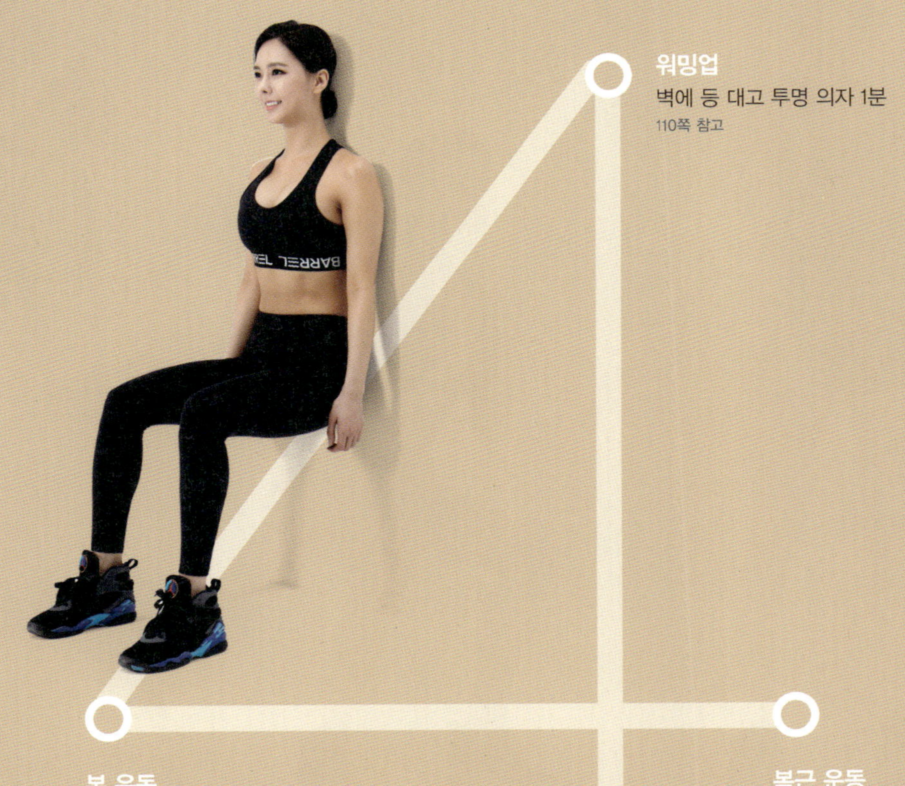

워밍업
벽에 등 대고 투명 의자 1분
110쪽 참고

본 운동
점프 스쿼트 12개 3세트
176쪽 참고
리버스 브이 런지 15개 3세트
113쪽 참고
사이드 스쿼트 15개 3세트
111쪽 참고
레그 킥백 15개 3세트
73쪽 참고

복근 운동
사이드 플랭크 각 1분씩 2세트
118쪽 참고

점프 스쿼트

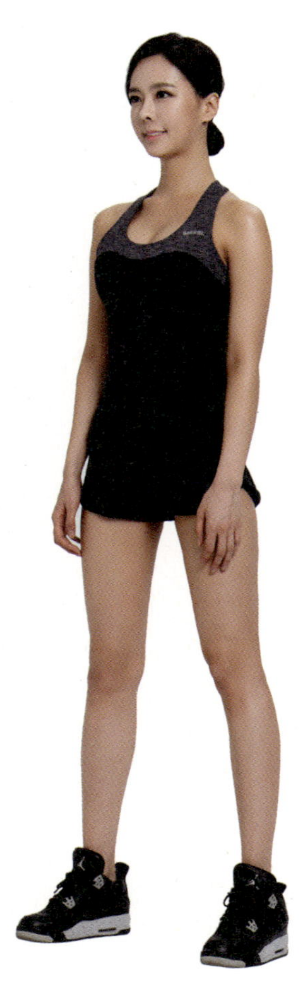

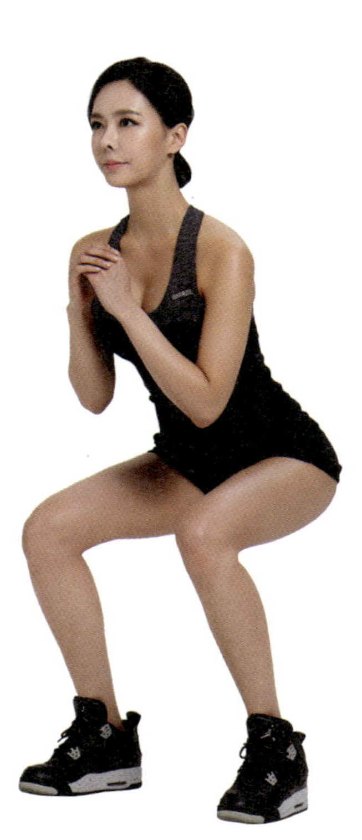

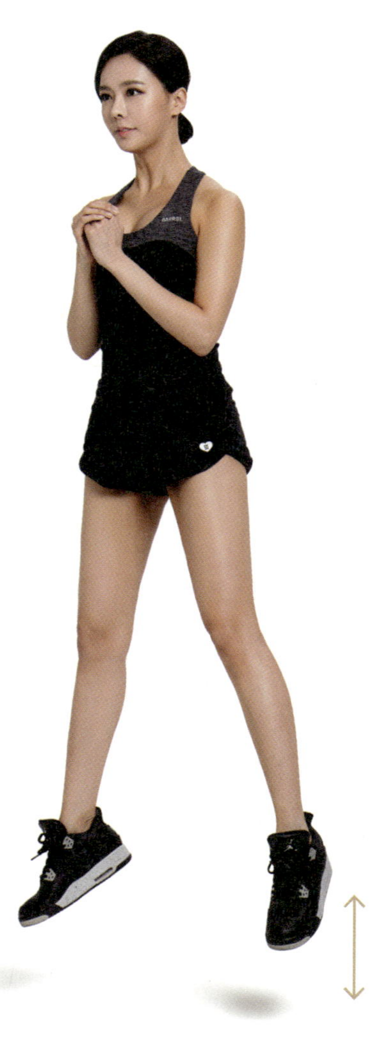

1 다리를 어깨너비로 벌리고 선다. 팔은 자연스럽게 늘어트린다.

2 숨을 들이쉬며 무릎이 발끝보다 앞으로 나오지 않도록 주의해 엉덩이를 뒤로 쭉 빼고 앉는다.

3 숨을 내쉬며 발바닥 전체로 바닥을 민다는 느낌으로, 허벅지에 힘을 줘 점프한다. 팔을 뒤로 힘껏 밀면서 뛰어올라도 좋다. 착지할 때는 발뒤꿈치에 체중이 실리지 않도록 주의한다. 발끝부터 바닥에 떨어져야 무릎 관절에 무리가 가지 않는다. ②와 ③ 동작을 반복한다.

D-day **3**

이제 사흘 남았어요. 여기서 포기하면 말짱 도루묵이에요. 버티기만 하면 분명 달라져요.
오늘은 전신 운동입니다. 파이팅!

워밍업
마운틴 클라이머 1분
139쪽 참고

본 운동
숄더 프런트+사이드 레터럴 레이즈 +런지 15개 3세트
178쪽 참고
암 워킹 15개 3세트
170쪽 참고
벤치 딥스 15개 3세트
174쪽 참고

복근 운동
크런치 20개 3세트
136쪽 참고
시티드 니업 20개씩 3세트
87쪽 참고

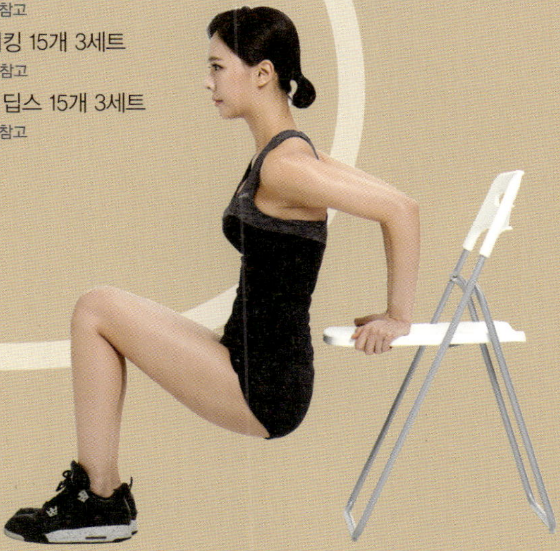

D-day 3 운동

숄더 프런트+사이드 레터럴 레이즈+런지

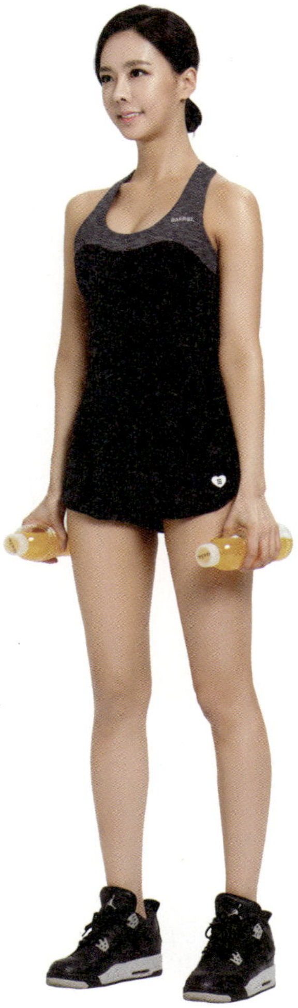

1 양손에 물병을 들고 양발을 어깨너비로 벌리고 선다.

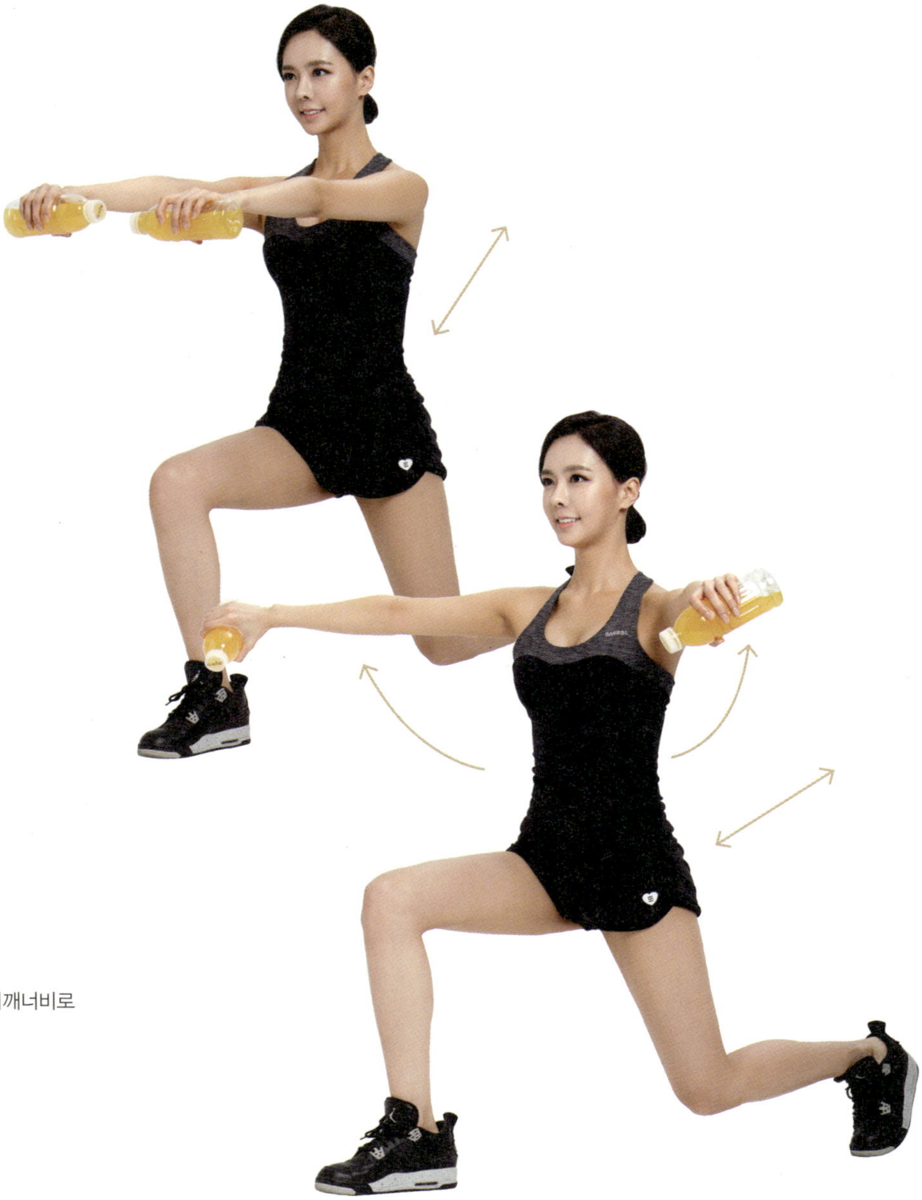

2 한쪽 다리를 70~100cm 앞으로 내딛는 동시에 뒤로 빠져 있는 다리의 무릎을 지면에 닿는다는 느낌으로 천천히 내리면서 양팔을 앞으로 쭉 뻗는다. 제자리로 돌아왔다 다시 천천히 무릎을 지면에 내리면서 양팔을 옆으로 쭉 뻗는다.

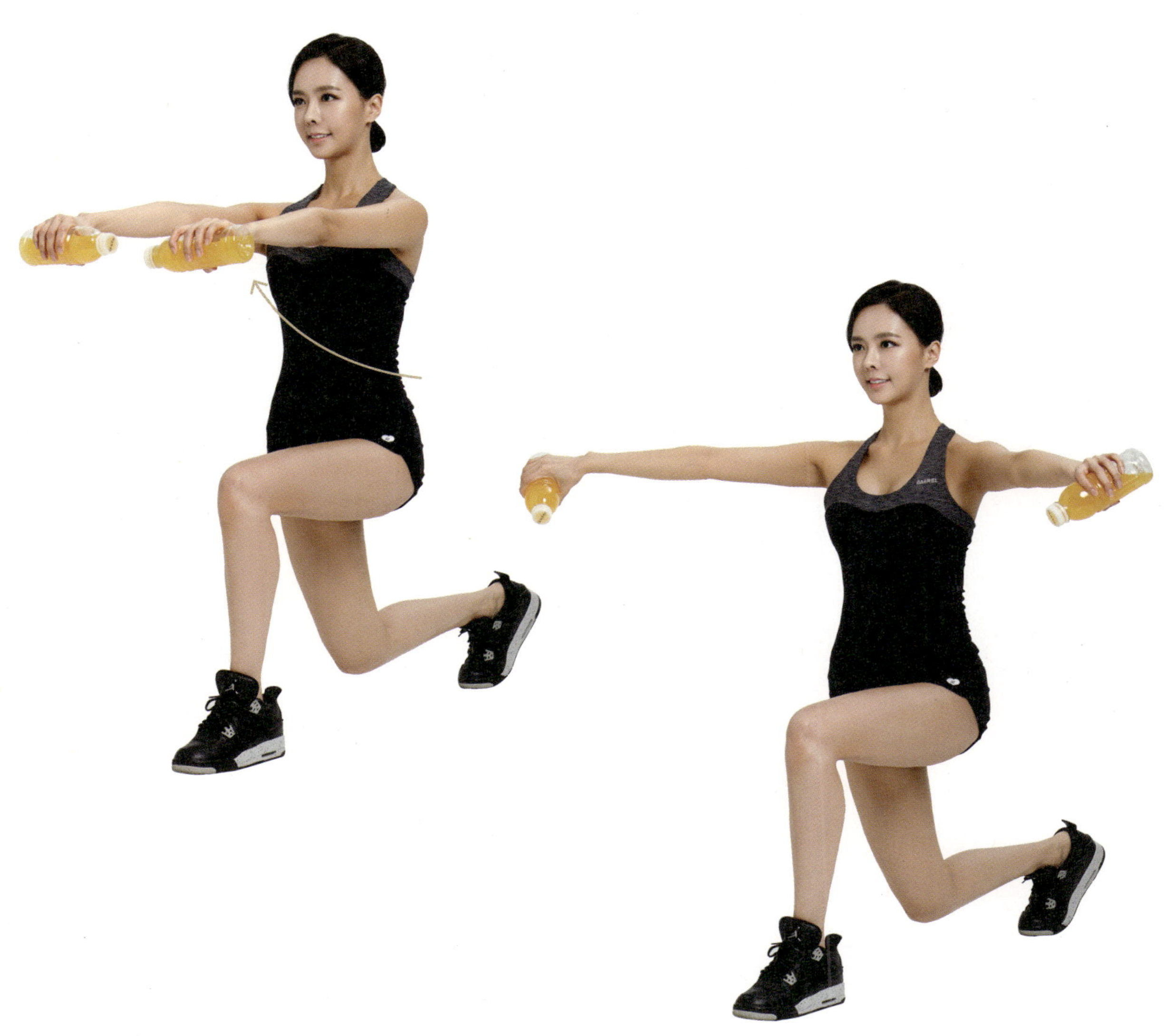

3 반대쪽 다리도 같은 방법으로 운동하며 양팔을 앞과 옆으
로 쭉 뻗는다.

D-day 2

팔다리가 탄탄해진 느낌이 드나요? 서킷은 중간에 쉬는 시간 없이 각각의 운동을 이어나가는 운동이에요.
유산소+전신서킷 운동으로 마지막까지 파이팅!

투명 줄넘기 1분
154쪽 참고

바운스 스쿼트 1분
71쪽 참고

점핑잭 1분
155쪽 참고

암 워킹 1분
170쪽 참고

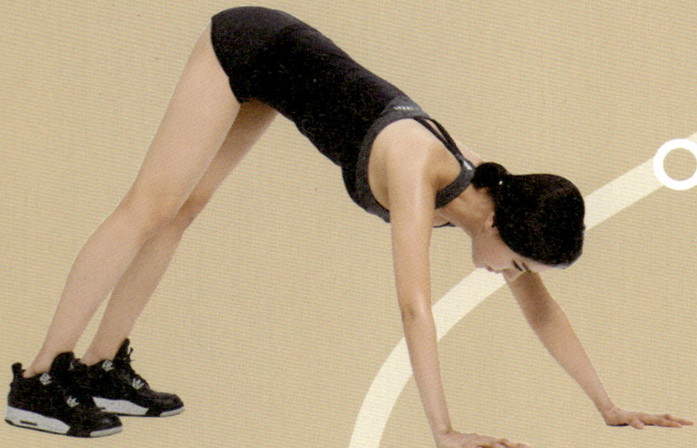

벽에 등 대고 투명 의자 1분
110쪽 참고

마운틴 클라이머 1분
139쪽 참고

플랭크 1분
117쪽 참고

D-day **1**

드디어 결전의 날이 하루 전으로 다가왔어요.
오늘은 휴식과 간단한 유산소 운동과 스트레칭으로 그동안 힘들었던 몸을 쉬게 해주세요.
그럴 만한 가치가 충분히 있잖아요, 당신은.

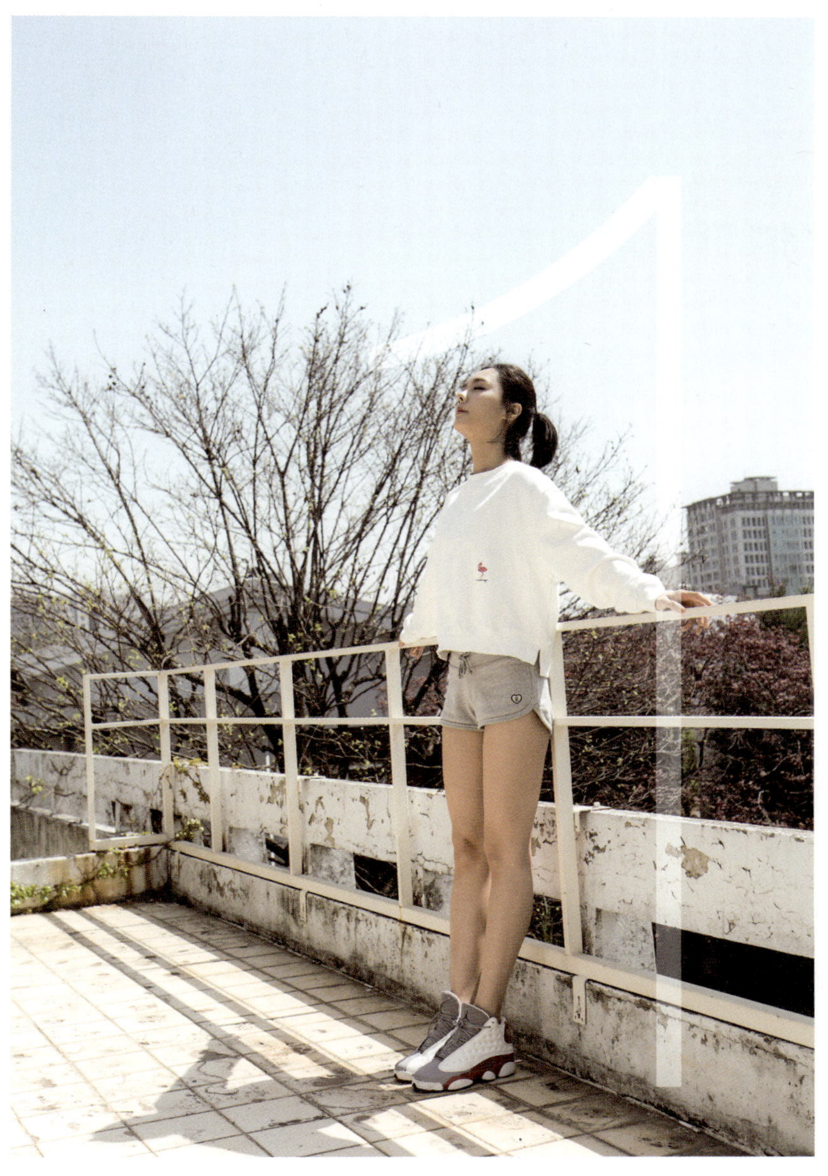

> **하루 전날은 충분한
> 휴식과 간단한 유산소
> 운동, 스트레칭으로
> 몸을 풀어주세요.
> 수분이 소실되는
> 과도한 운동과
> 사우나는 피하세요.**

D-day, 마법의 소환
'스피드 3분 펌핑 운동'

드디어 오늘이에요. 원하는 몸매는 아닐지 몰라도 "너, 뭔가 달라 보여. 뭐 했니?"라는 의심스러운 눈초리는 받을 수 있을 거예요. 당당하게 운명을 맞으러 가는 순간, 잠깐! 한 가지 빼먹은 게 있잖아요.

뜻밖에 도우미, 행복한 엔딩을 위하여

바로 그날, 떨리는 순간이에요. 아침부터 약간 긴장했을 텐데요. 일주일 동안 열심히 운동한 것이 조금이라도 도움이 되기 바라는 간절한 소망도 담았겠죠. 하지만 여기서 방심하면 곤란해요. 그동안 운동한 것이 무용지물이 되지 않기 위해 한 가지 관문이 남았네요. 바로 운명의 순간 30분~1시간 전 걸어야 할 마법의 소환, '펌핑 운동'이에요.

펌핑이란 반복 운동으로, 원하는 부위에 혈액을 모이게 해서 즉각적인 효과를 보게 만들어요. 다들 펌프 알죠? 처음에는 물이 안 나오지만 몇 번 펌프질을 하면 물이 콸콸 나오잖아요. 몸도 마찬가지예요. 짧고 굵게 반복 운동을 하면 순간적으로 탄력이 생기며 탱탱해 보여요. 어떤 사람은 펌핑 운동을 하면 알이 생기는 것 같다고 하지만, 굵어지는 게 아니라 순간적으로 탄력이 생기는 거예요. 부실한 다리는 탄력 있게 보이게 하고, 살이 많은 허벅지도 탄력 있고 볼륨감이 있어 보이게 하죠.

펌핑 운동의 비법은 바로 바운스! 쉬는 틈 없이 동작이 끊어지지 않게 3분간 계속 반복하는 거예요. 사람마다 차이가 있지만, 약 30분에서 2시간 정도 효과가 있어요. 이런 마법 같은 효과 때문에 피트니스 선수들도 대회가 있는 날, 대기실에서 저마다 펌핑 운동으로 분주하답니다. 일반인들이라면 더 필요하죠.

수영장의 남자 탈의실을 훔쳐볼 수 있다면 궁금증이 해결될 텐데요. 여자들에게 잘 보이려고 여기저기서 팔굽혀펴기를 하는 남자들 수두룩하답니다. 여자라고 못할 이유는 없죠. 다른 사람들이 긴장해서 땀만 흘리고 있거나 거울을 들여다보며 화장을 고치고 있을 때, 화장도 고치면서 3분간 펌핑 운동도 하는 거예요. 당당하게 하세요. 아무리 이상한 행동이라도 자신감이 넘치면 오히려 멋져 보이는 그런 경우도 많잖아요.

당당함, 섹시함, 날씬함… 오늘 당신에게 필요한 건 어떤 느낌인가요? 바로 한 가지를 골라 시험해보세요. 이런 물러설 줄 모르는 근성이라니! 왠지 내가 조금은 멋져진 것 같지 않나요? 운명은 예측할 수 없을 때 가치가 있다고 했어요. 오늘, 예감이 좋죠? 반응이 오죠? 그렇다면 지금 당장 폼 나고 당당하게 펌핑!

면접 · 프레젠테이션 · 클라이언트 미팅 날

> 살다 보면 당당함이 필요한 순간이
> 많잖아요. 이럴 땐 등, 허리, 목을
> 공략하세요. 허리와 등에 힘이 실리면
> 자연스레 자세가 좋아지고 목을
> 스트레칭하면 얼굴에 생기가 돌고
> 목소리에도 힘이 실려요. **"**

등 바운스

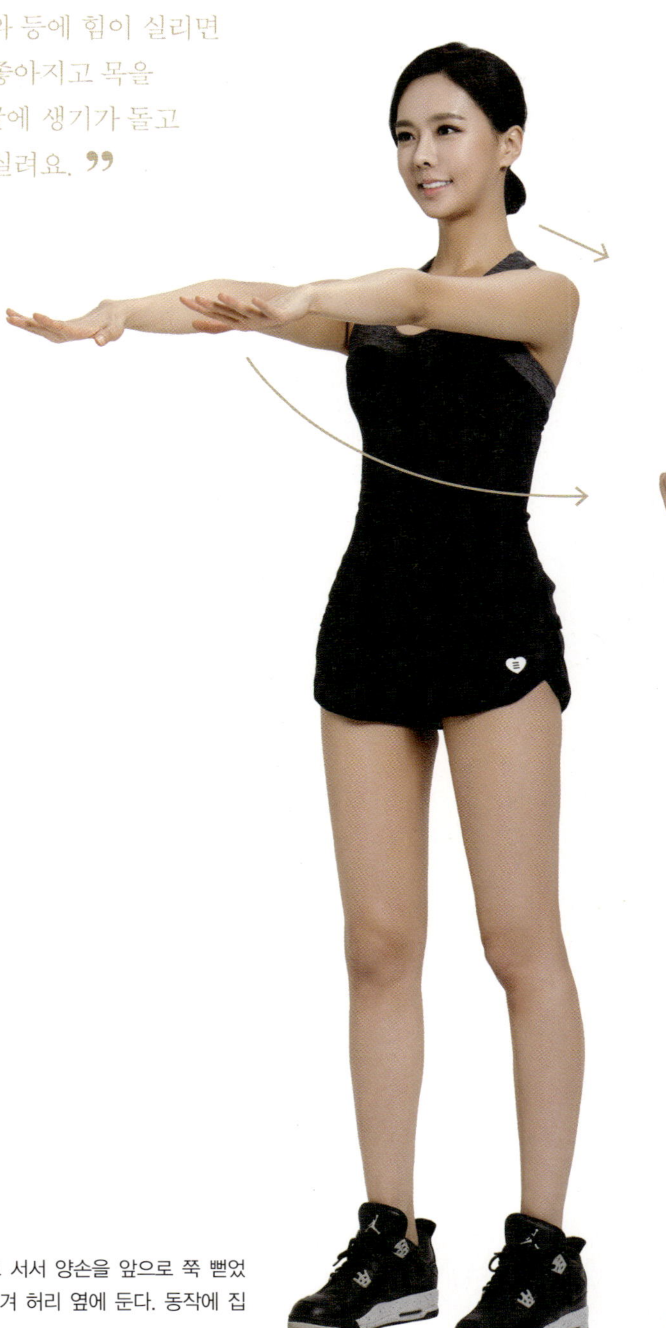

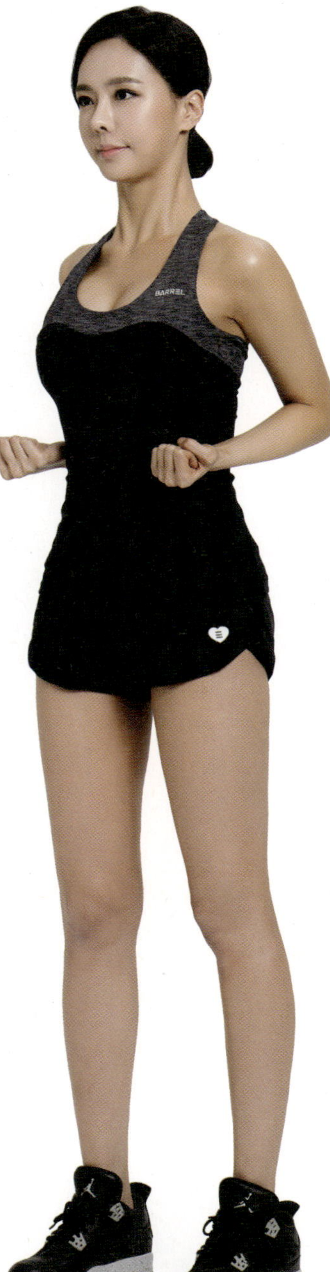

양손 로우 3분

양발을 어깨너비로 벌리고 서서 양손을 앞으로 쭉 뻗었
다가 주먹을 쥐며 힘껏 당겨 허리 옆에 둔다. 동작에 집
중해 반복한다.

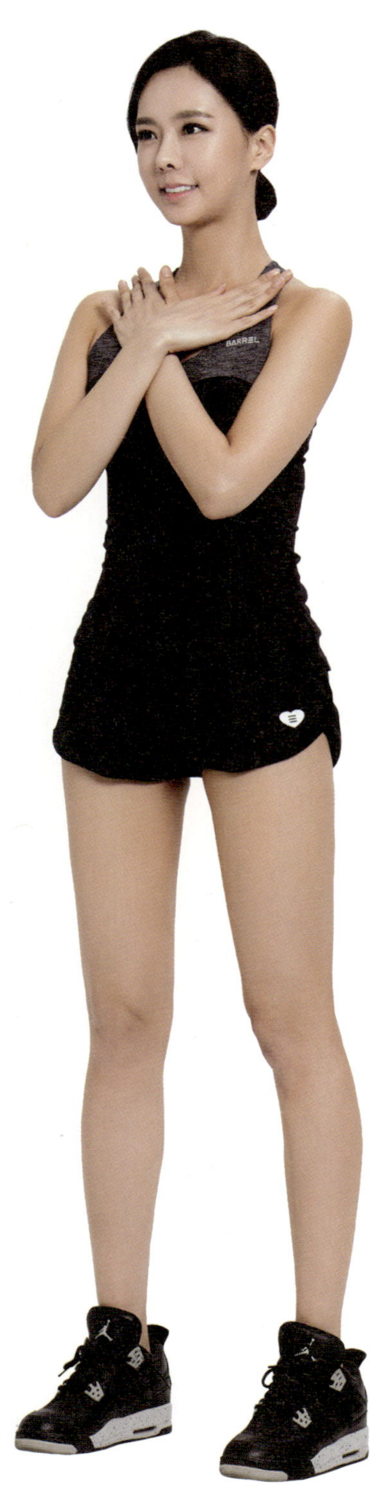

백 익스텐션 3분

양발은 어깨너비로 벌리고 양손은 가슴 위에 ×자 형태로 올린 후 허리를 곧게 세운다. 복부에 힘을 준 상태에서 허리가 구부러지지 않도록 신경 쓰며 90도로 숙인다. 동작에 집중해 반복한다.

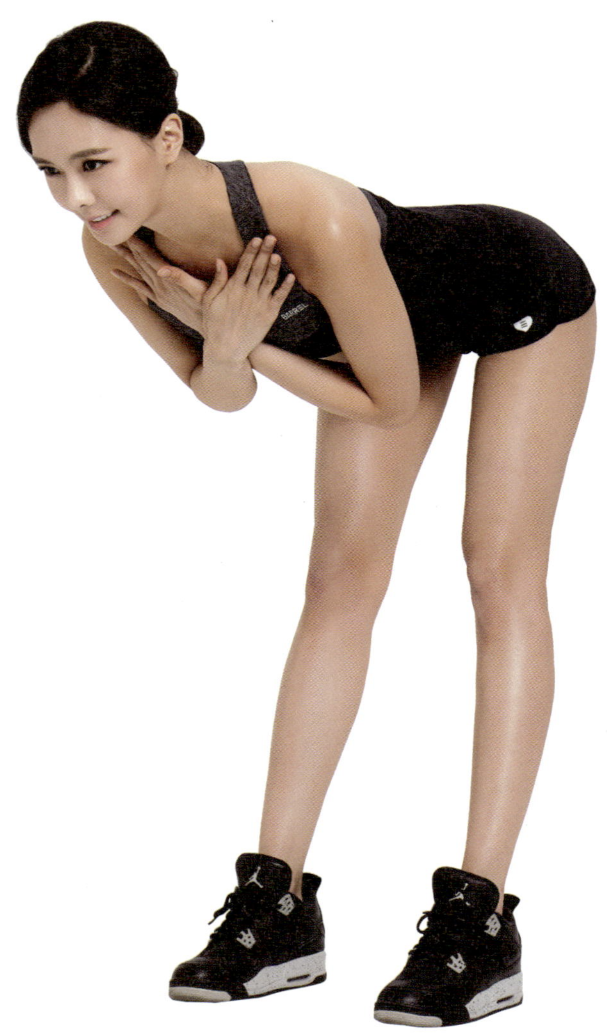

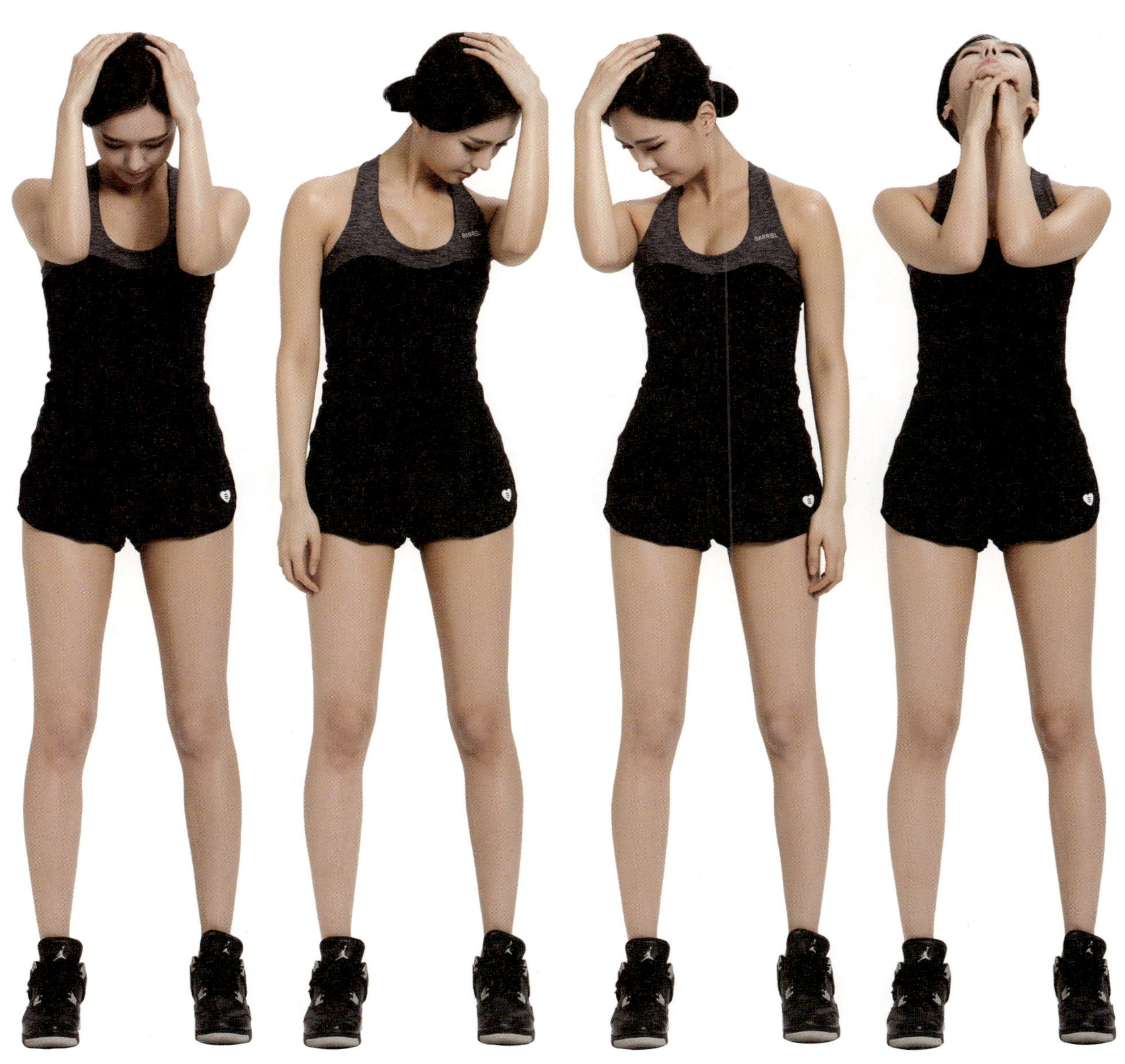

양손으로 머리를 감싸 아래로 천천히 당긴다. 왼쪽 손바닥으로 오른쪽 머리
주변을 감싸듯 목을 왼쪽으로 천천히 당긴다. 그 상태에서 10~15초간 정지
한다. 반대쪽도 같은 방법으로 한다. 양손의 엄지를 목 아래에 대고 쭉 위로
밀어 올린다. 마지막에 큰 소리로 "아!" 하고 소리를 낸다.

SEXY

수영장 · 클럽 · 특별한 데이트 날

힙 바운스

점프 스쿼트 3분

176쪽 참고

* 동작에 집중해 반복한다.

와이드 스쿼트 3분

108쪽 참고

* 동작에 집중해 반복한다.

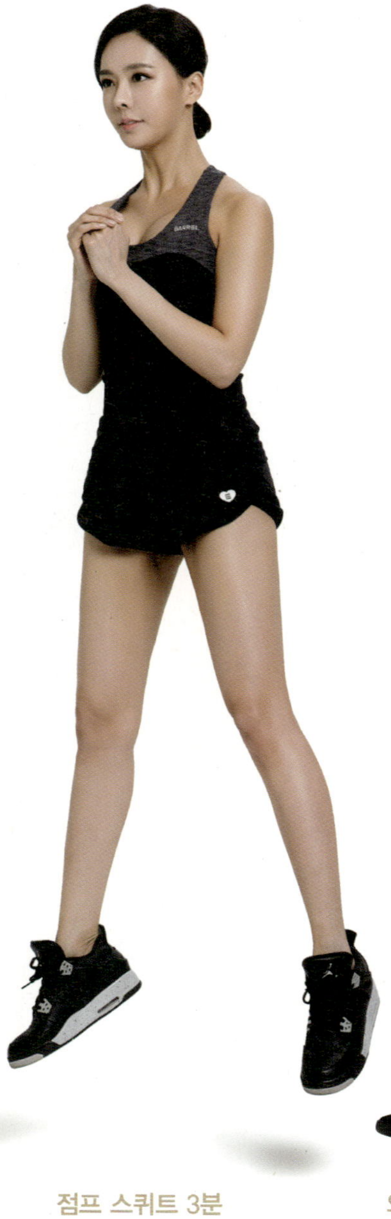

가슴 바운스

월 푸시업 3분

101쪽 참고

* 동작에 집중해 반복한다.

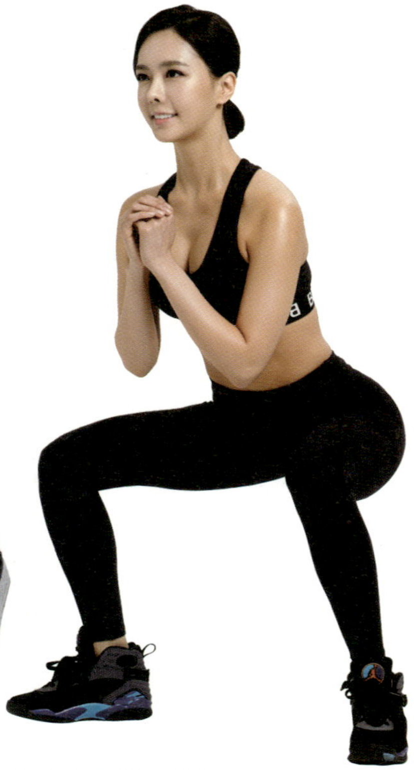

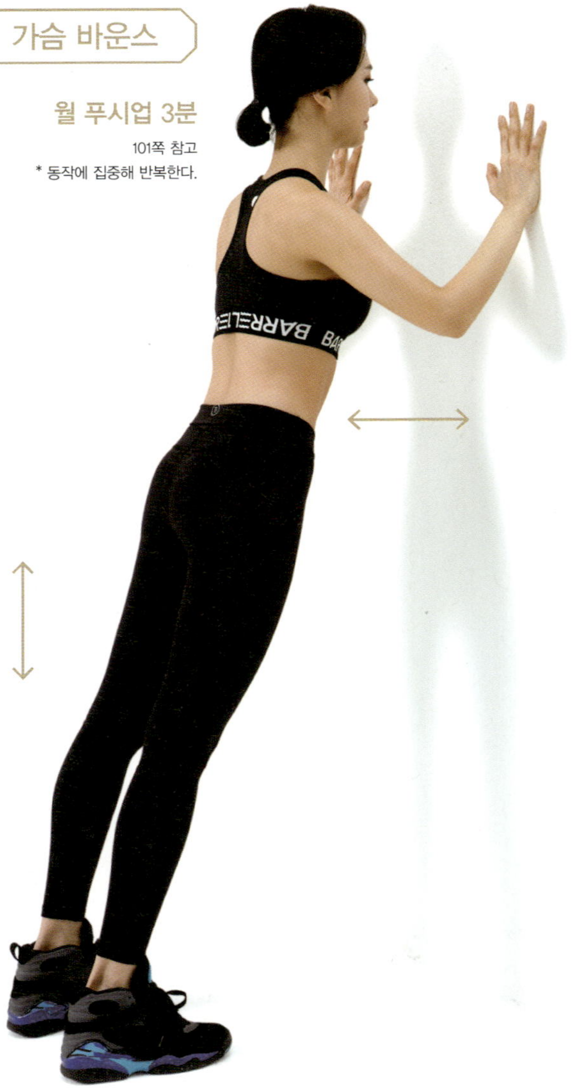

복근 바운스

사이드 밴드 3분

양발을 어깨너비로 벌리고 선다. 왼손은 허리에 대고 오른손은 살짝 주먹을
쥔 상태에서 복근에 힘을 주고 상체를 오른쪽으로 구부렸다 제자리로 돌아온
다. 왼쪽 하복부가 자극되는 것을 느낀다. 동작에 집중해 반복한 후 반대쪽도
같은 방법으로 운동한다.

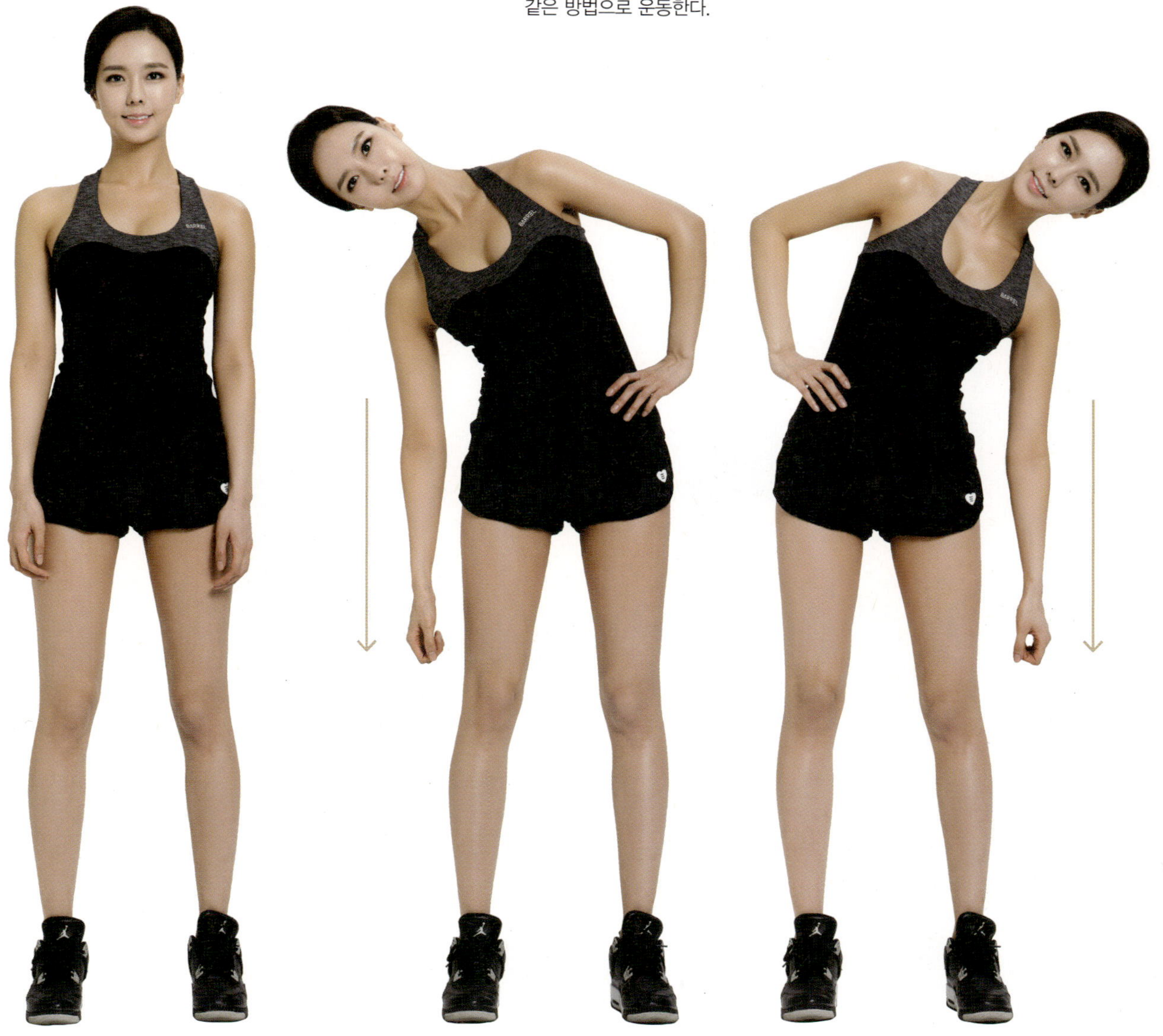

소개팅 · 결혼식 · 사진 촬영 날

팔 바운스

킥백 3분

양발은 앞뒤로 벌리고, 한 손에는 물병을 들어 팔뚝이 바닥과 수평이
되게 한다. 팔꿈치를 고정한 자세에서 물병을 뒤쪽으로 밀어내듯 팔을
뻗는다. 삼두가 자극되는 것을 느끼며 반복한 다음 팔을 스트레칭한다.
반대쪽 팔도 같은 방법으로 운동한다.

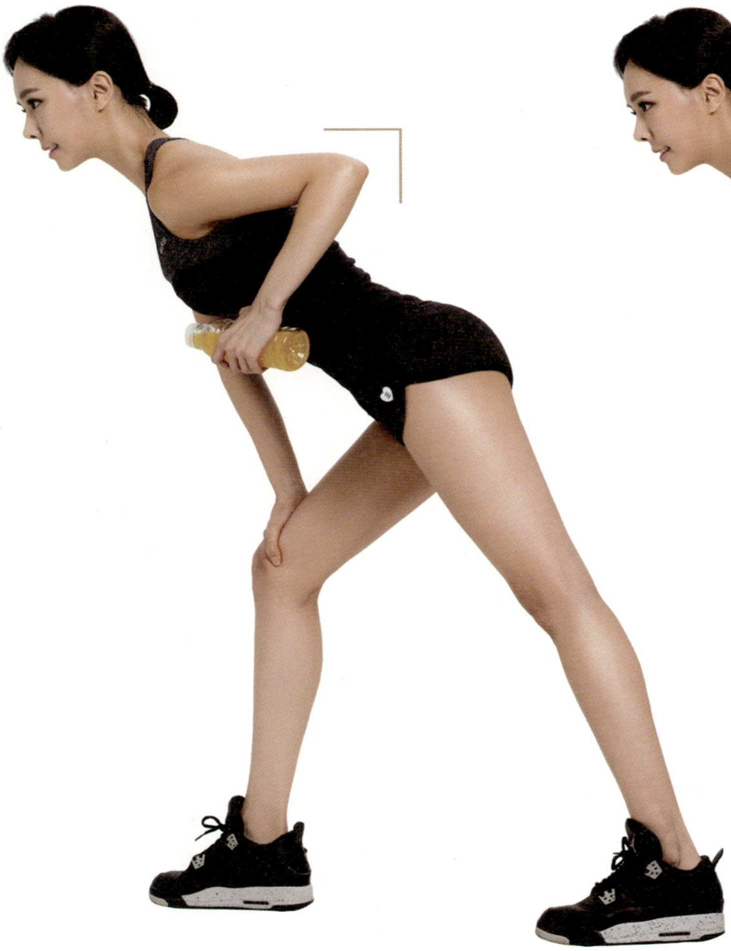

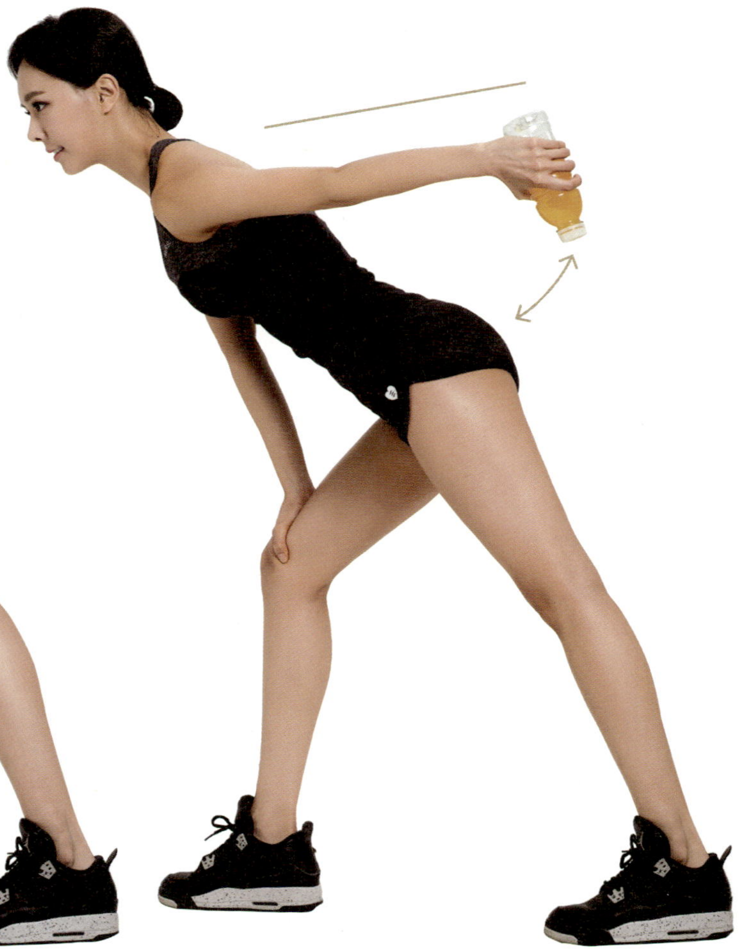

“ 소개팅, 친구 결혼식, 여행 중 사진 촬영….
드러내놓고 섹시미를 분출할 수 없지만
기품 있고 건강한 날씬함이 필요한 이런
순간이 얼마나 많나요. 신부보다 예뻐 보이고
싶고, 결혼할 건 아니라도 남자를 홀려보고
싶은 마음은 누구나 있잖아요. 원피스나
블라우스를 입을 때마다 항상 걸리적거리는
팔, 드러내놓기 민망한 하체….
펌핑 운동이 당신의 핏을 살려줄 거예요. ”

허벅지 바운스

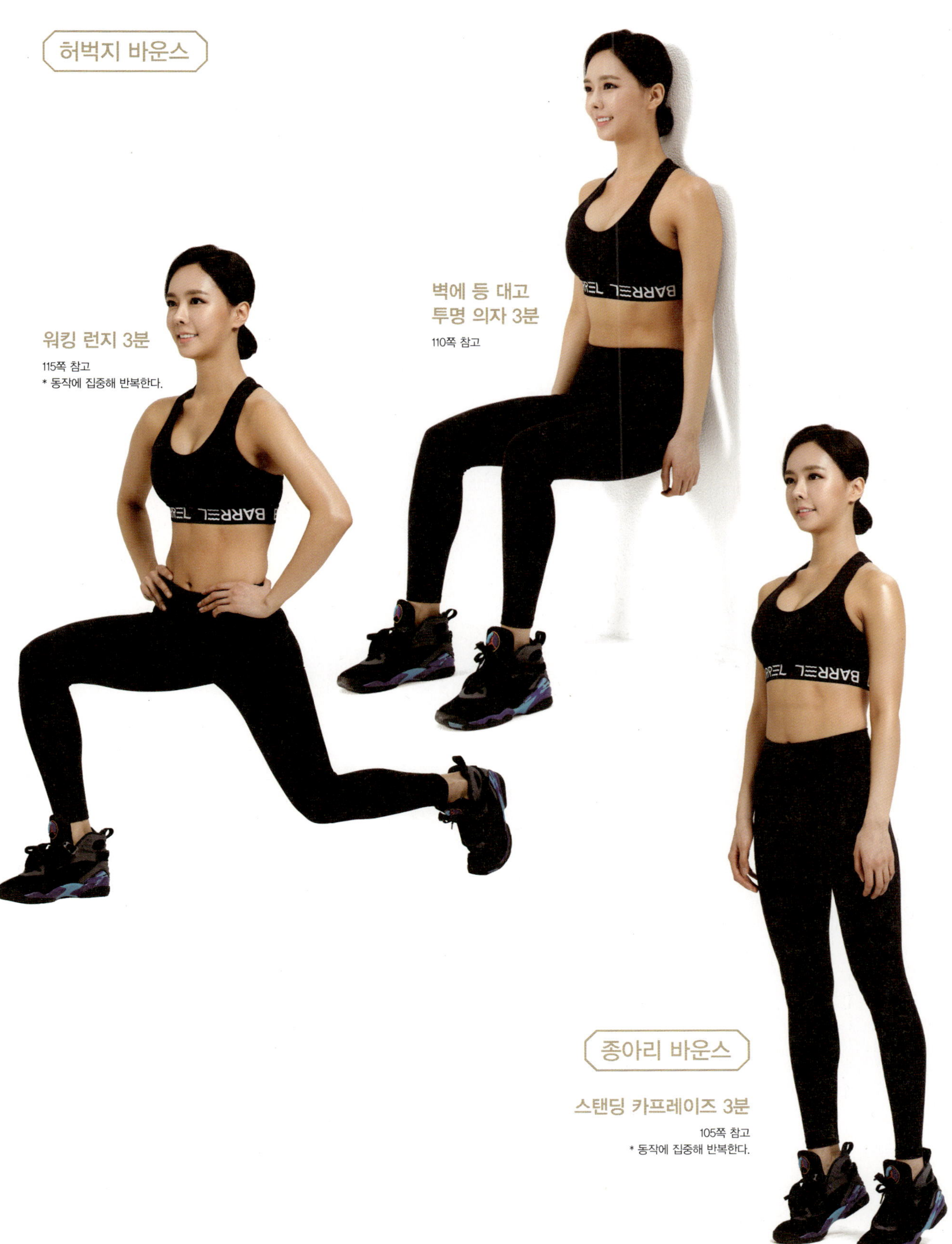

워킹 런지 3분
115쪽 참고
* 동작에 집중해 반복한다.

벽에 등 대고
투명 의자 3분
110쪽 참고

종아리 바운스

스탠딩 카프레이즈 3분
105쪽 참고
* 동작에 집중해 반복한다.

습관이 놀라운 기적을 만든다

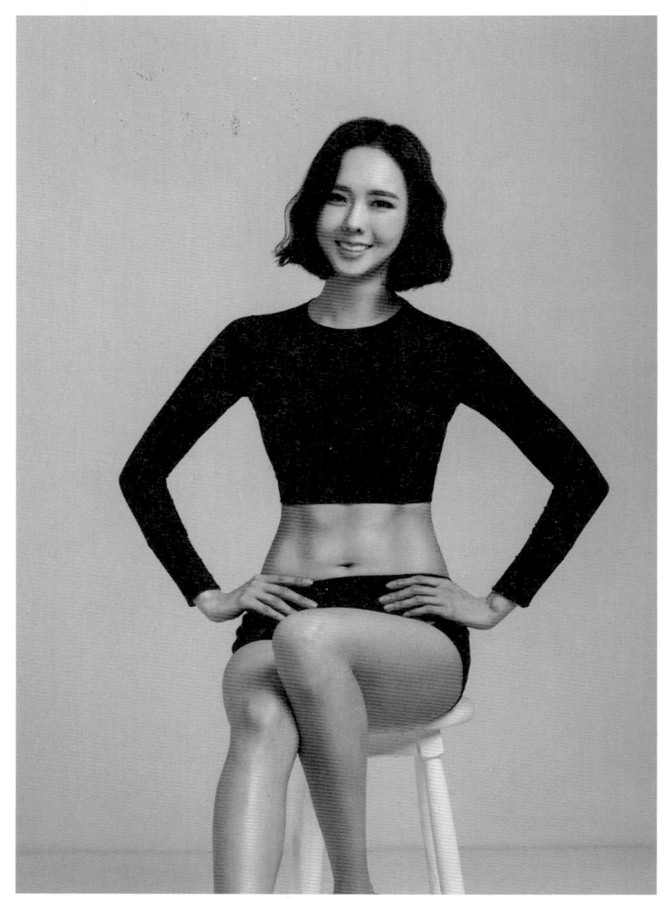

지금까지 하루를 열심히 달려오셨네요. 오늘 하루도 고생 많았습니다. 여기서 잠깐, 아주 잠깐만 시간을 내어 이 글을 읽어주세요. 다이어트에 성공하리라 이 책을 사서 펴들었을 당신의 초심을 되새기는 시간이 되길 바라기 때문이에요. 여러분에게 딱 하나만 질문을 할게요.

'당신은 책을 읽는 습관이 있는 사람인가요? 아니면 그냥 책을 읽어본 사람인가요?'
'당신은 야식을 먹는 습관이 있나요? 아니면 저녁 식사 후 아예 음식은 입에 대지 않는 사람인가요?'
'당신은 지금 다리를 꼬고 앉아 있나요? 아니면 바른 자세로 앉아 있나요?'

아마 매일 세안을 하지 않는 사람은 드물 겁니다. 특히 화장을 하는 여성이라면 습관처럼 꼼꼼하게 세안을 하겠죠. 하얗고 깨끗한 피부를 얻기 위해서요. 그런데 왜 몸에 배어 있는 좋은 운동 습관은 없을까요? 혹시 그동안 수많은 핑계로 운동을 멀리한 것은 아닌가요?
조금만 시야를 넓혀서 돌아보면, 조금이라도 의지를 지속할 수 있다면 우리가 운동할 수 있는 기회는 너무나 가까이 있습니다. 이제는 그 기회를 외면하지 말고 정면으로 바라보고 부딪혀 실천해야 할 때예요. 지금까지 이 책에 나온 동작을 매일 거르지 않고 한다면 일주일에 한두 번 헬스클럽에 가서 1~2시간 운동하는 것과는 비교가 되지 않을 정도로 큰 효과를 얻을 수 있어요.

얼마 전이었어요. 제가 소속된 회사가 24층인데 거기까지 올라가보기로 했어요. 그날은 스케줄 때문에 운동할 시간이 없었거든요. 평소 5층 정도는 아무렇지도 않게 잘 올라가는데, 24층은 제게도 첫 경험이었어요(지하 2층부터였으니 26층이네요). 보통은 지레 포기부터 할 거예요. 겁부터 먹겠죠. 하지만 전 생각했어요. '그까짓 거, 하루 종일 걸리겠어? 기껏해야 1시간이겠지.' 딱 20분이 걸리더라고요. 다리가 터지는 줄 알았어요.

그리고 다음 날은 생각도 못했던 온갖 근육이 비명을 질러대더군요. 명색이 피트니스 모델인데도 말이에요. 헬스장에서 쓰는 근육과는 또 다른 미세한 근육이 의도치 않게 사용됐던 거죠. 순간 너무 뿌듯했어요. '와, 대박! 일주일에 사흘만 해도 엉덩이가 척추에 달라붙겠구나. 뒤태가 장난 아니겠는걸.' 그리고 자만하고 방심하면 안 되겠구나 반성도 했죠.

이렇게 저의 몸 만들기도 항상 현재진행형이에요. 노력한 몸매인 거죠. 아기가 끊임없이 몸을 뒤집으려고 끙끙거리듯이 걷기 위해 연습하는 것처럼 저도 그렇게 끊임없이 연습한답니다. 한글을 처음 배울 때 공책에 몇 번씩이나 내 이름을 쓰며 글을 익혔던 것처럼 그렇게 반복해요. 그렇게 반복에 반복을 하다 보니 어느새 그 반복은 처음에 느꼈던 힘듦과 어려움을 스스로 느끼지 못할 정도로 당연한 일이 되었고, 전혀 힘들지 않게 된 것뿐이에요. 여러분도 마찬가지예요. 처음에는 어렵고 힘들게 느껴지겠지만, 포기하지 않고 반복하다 보면 운동도 양치하듯, 물을 마시듯 그렇게 익숙한 습관이 돼요. 그 누구도 걷는 걸, 글자 쓰는 걸, 양치하는 걸, 물 마시는 걸 힘들어하지는 않잖아요.

오늘 하루가 끝이 아니에요. 하루가 이틀이 되고, 이틀이 일주일이 되고, 일주일이 한 달이 되고, 한 달이 1년이 되는 습관을 만드는 것이 이 책의 진정한 목표죠. 이 책에 소개된 동작을 바탕으로 스스로 아이디어를 내어 더 많은 동작, 더 많은 순간에 운동을 할 기회를 만들어내는 게 포인트예요. 만약 이 책을 펼치고 하루, 혹은 일주일도 지나지 않아 먼지를 뒤집어쓴 상태로 방치한다면 당신은 정말 나쁜 습관에 젖어 있는 사람일 거예요.
좋은 습관은 조금씩 만들어가는 거예요. 밥을 먹듯, 달콤한 디저트를 찾듯, 사랑을 갈구하듯, 몸을 움직이세요. 그것만이 살을 빼고 아름다운 몸매를 얻을 수 있는 단 하나의 방법이에요.

이 책을 믿고 꾸준히 따라하다 보면 하루하루 건강한 에너지가 넘칠 거예요. 나도 모르게 라인이 좋아져 있을 거예요. 흘러내리던 살이 긴장감을 가져 탄탄해지고, 나올 데는 나오고 들어갈 데는 들어간 탄력 있는 몸매로 바뀌어져 있을 거예요. 시간이 없다, 나는 안 된다는 변명과 포기는 그만두고, 내게 주어진 1분 1초를 아끼세요. 그렇게 쪼개고 쪼개서 투자한 그 시간이야말로 그 어떤 것보다 당신에게 커다란 가치를 안겨줄 거예요. 내일 아침부터가 아니에요. 지금 당장 일어나세요. 그리고 따라하세요. 도중에 포기하지 말고, 아니, 중간에 잠깐 포기했더라도 다시 시작하는 좋은 습관이 이 책을 가까이 하는 동안 새겨져 있길 진정 바랍니다. 항상 여러분의 옆에서 응원하겠습니다.

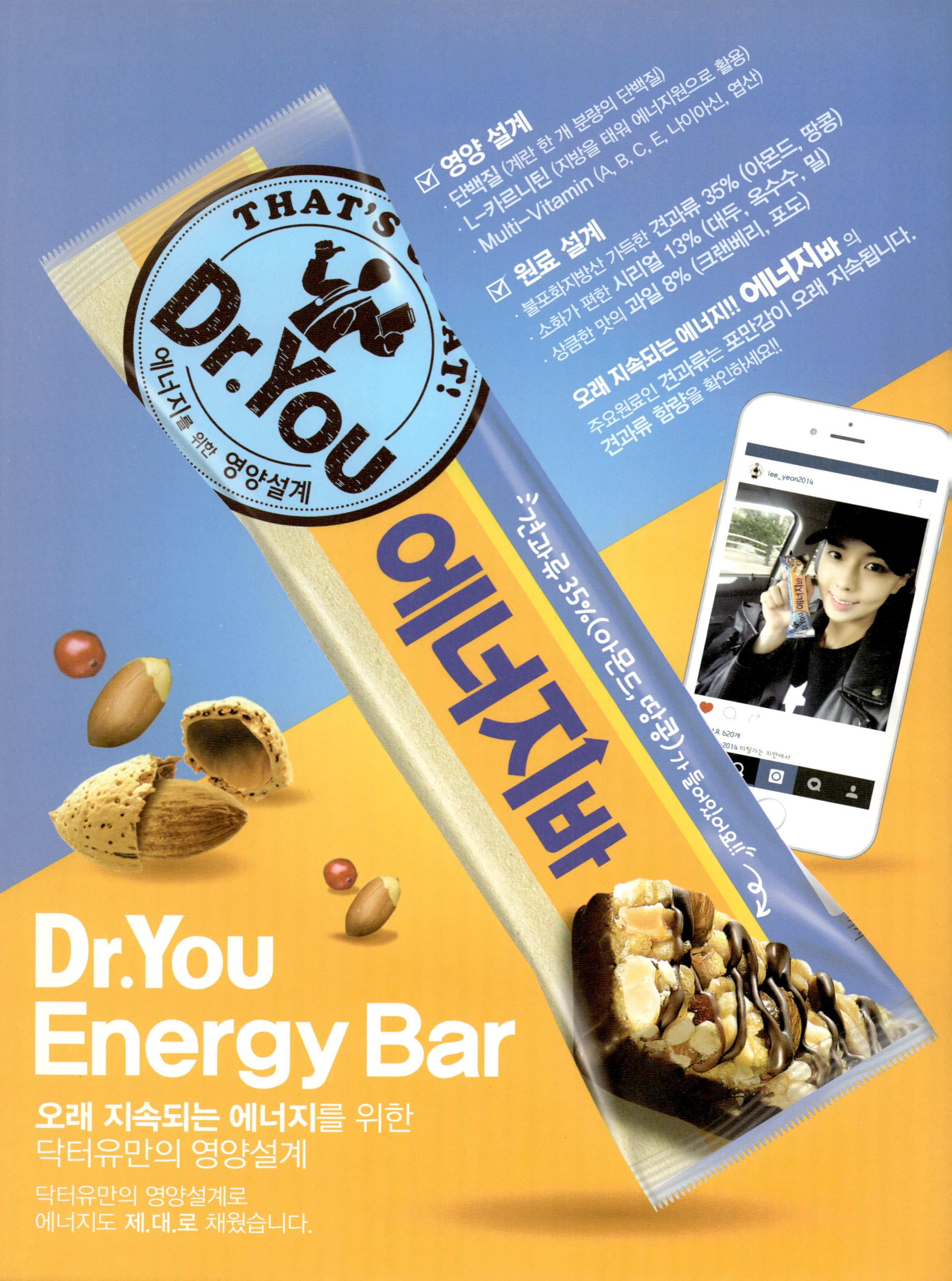
THAT'S GREAT!
Dr.YOU
에너지를 위한 영양설계

영양 설계
· 단백질 (계란 한 개 분량의 단백질)
· L-카르니틴 (지방을 태워 에너지원으로 활용)
· Multi-Vitamin (A, B, C, E, 나이아신, 엽산)

원료 설계
· 불포화지방산 가득한 견과류 35% (아몬드, 땅콩)
· 소화가 편한 시리얼 13% (대두, 옥수수, 밀)
· 상큼한 맛의 과일 8% (크랜베리, 포도)

오래 지속되는 에너지!! 에너지바 의
주요원료인 견과류는 포만감이 오래 지속됩니다.
견과류 함량을 확인하세요!!

에너지바

견과류 35% (아몬드, 땅콩)가 들어있어요!!

lee_yeon2014

좋아요 620개
2014 미팅가는 지안에서

Dr.You
Energy Bar

오래 지속되는 에너지를 위한
닥터유만의 영양설계

닥터유만의 영양설계로
에너지도 제.대.로 채웠습니다.

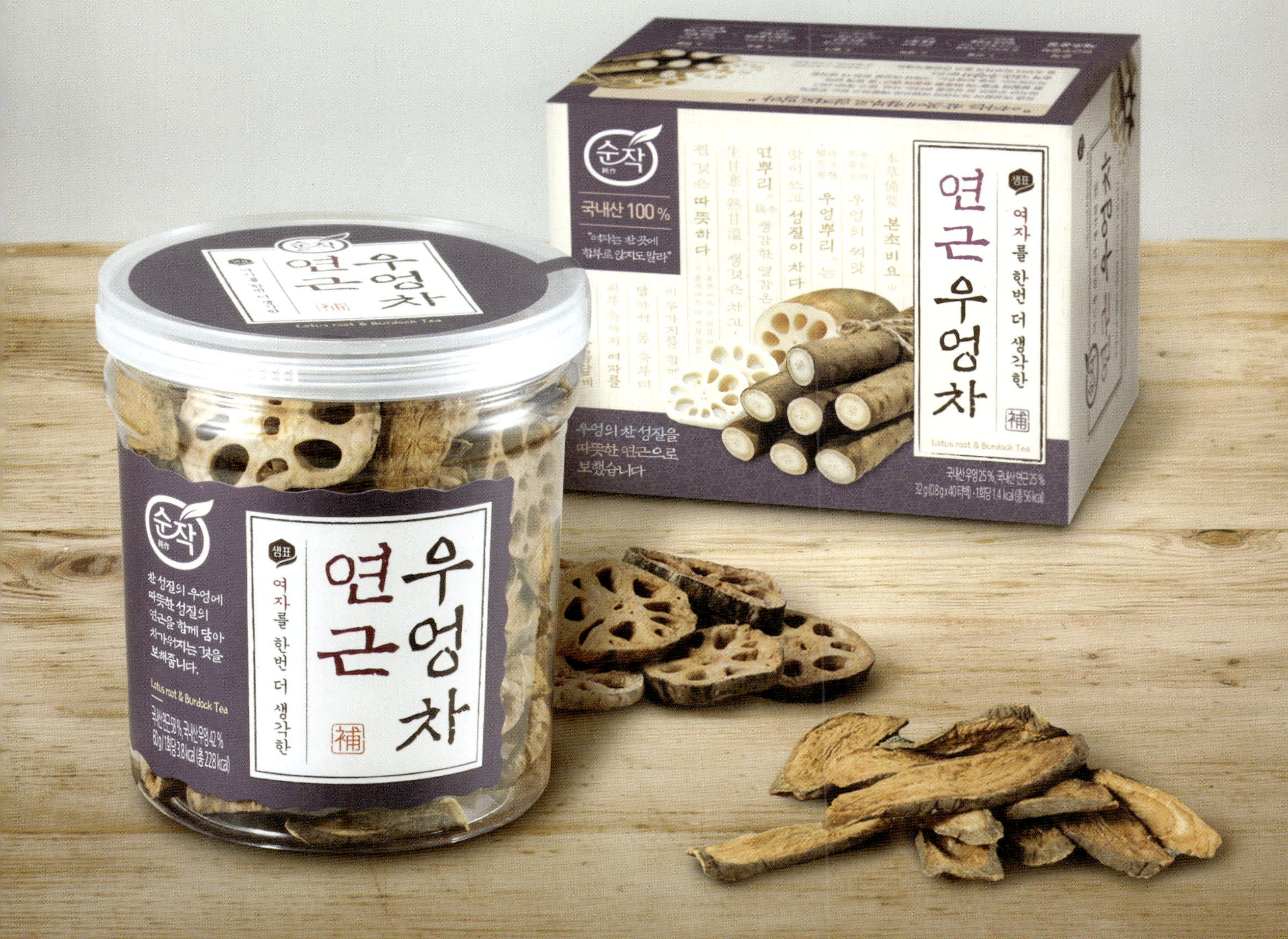

왜 순작 연근·우엉차를 마셔야 하나요?

- 찬 성질의 우엉에 따뜻한 성질의 연근을 담아 걱정없이 마실 수 있습니다.
- 연근을 넣어 우엉의 흙내를 잡아 맛과 향이 부드럽습니다.
- 100% 국내산 원료를 담았습니다.

이연의 **꿀바디** 프로젝트

1판 1쇄 인쇄 2016년 5월 9일
1판 1쇄 발행 2016년 5월 20일

지은이 이연
발행인 양원석

편집장 황혜정
책임편집 김기남
편집 한지윤, 차선화
교정·교열 홍주연
디자인 onmypaper 정해진
구성 김진
포토그래퍼 라운드테이블이미지컴퍼니 한제훈
영상촬영 J dot 서지원, 강동진
해외저작권 황지현
제작 문태일
영업·마케팅 이영인, 양근모, 이주형, 박민범, 김민수, 장현기

펴낸 곳 ㈜알에이치코리아
주소 서울시 금천구 가산디지털2로 53, 20층(가산동, 한라시그마밸리)
편집문의 02-6443-8827
구입문의 02-6443-8838
홈페이지 www.rhk.co.kr
등록 2004년 1월 15일 제2-3726호

ISBN 978-89-255-5915-5 13690

※이 책은 ㈜알에이치코리아가 저작권자와의 계약에 따라 발행한 것이므로
　본사의 서면 허락 없이는 어떠한 형태나 수단으로도 이 책의 내용을 이용하지 못합니다.
※잘못된 책은 구입하신 서점에서 바꾸어드립니다.
※책값은 뒤표지에 있습니다.